中西医结合护理学
在疾病康复中的应用

曾晓辉　　刘贤莉　　韩　琼　**主编**

闫　青　杨　晶　鲁　琦　钱　隆　许海燕　**副主编**

U0314832

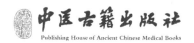

中医古籍出版社

Publishing House of Ancient Chinese Medical Books

图书在版编目（ＣＩＰ）数据

中西医结合护理学在疾病康复中的应用 / 曾晓辉，
刘贤莉，韩琼主编 . -- 北京：中医古籍出版社，2024.1
ISBN 978-7-5152-2784-9

Ⅰ . ①中… Ⅱ . ①曾… ②刘… ③韩… Ⅲ . ①中西医
结合—护理学—研究 Ⅳ . ① R47

中国国家版本馆 CIP 数据核字 (2023) 第 222660 号

中西医结合护理学在疾病康复中的应用

曾晓辉　刘贤莉　韩　琼　主编

责任编辑	陈　娟　牛梦静	
出版发行	中医古籍出版社	
地　　址	北京市东城区东直门内南小街 16 号（100700）	
电　　话	010-64089446（总编室）　　010-64002949（发行部）	
网　　址	www.zhongyiguji.com.cn	
印　　刷	北京中献拓方科技发展有限公司	
开　　本	710mm×1000mm　　1/16	
印　　张	19.625	
字　　数	304 千字	
版　　次	2024 年 1 月第 1 版　2024 年 1 月第 1 次印刷	
书　　号	ISBN 978-7-5152-2784-9	
定　　价	88.00 元	

编委会名单

前　言

随着社会的发展和人们对健康的需求不断增加，中西医结合护理作为一种综合性的护理方式，在临床实践中逐渐受到广泛关注。《中西医结合护理学在疾病康复中的应用》这本书主要由六个章节组成，分别是中西医结合护理学概述、中西医结合护理的基本理念与原则、中西医结合护理的疾病预防和健康促进、心血管内科护理、骨科护理和康复护理。

在第一章中，通过了解中西医结合护理学的定义和发展历程，为我们对中西医结合护理学的概念有了初步的认识和了解。接着进一步探讨了中西医结合护理学的基本原理和特点，有助于我们理解中西医结合护理学的基本理念和方法。本章还介绍了中西医结合护理学的应用领域和临床实践，让我们了解到中西医结合护理学在实践中的重要价值和作用。

第二章涵盖了中西医结合护理的基本理念与原则。了解中西医结合护理的哲学基础，为我们理解中西医结合护理学的本质提供了依据。接着，详细介绍了中西医结合护理的核心原则，这些原则是在实践中应当遵循和应用的基本准则。最后，本章还介绍了中西医结合护理的评估和制订护理计划的方法，这是在实践中必须具备的基本技能。

在第三章中，探讨了中西医结合护理的疾病预防和健康促进。了解中西医结合护理在健康教育和宣传中的应用，对有效促进健康意识和行为具有重要的意义。还介绍了中西医结合护理在生活方式干预中的作用，有助于在实践中帮助患者改善生活习惯，从而预防疾病和提升健康水平。

第四章和第五章分别介绍了心血管内科护理和骨科护理，包括疾病的概述与分类、中西医结合护理的原则与方法、护理实践与技术要点以及注意事项与常见并发症。这两个章节详细介绍了中西医结合护理在具体疾病护理中的应用，为读者提供了实用的指导。

第六章介绍了康复护理，包括中西医结合康复护理的理念和目标、评估和制订护理计划的技术和方法以及在神经系统康复和运动损伤康复中的应用。这一章节从康复的角度出发，介绍了中西医结合护理在康复中的应用。

通过阅读本书，读者将全面了解中西医结合护理学的相关知识和理论，并掌握在具体疾病护理和康复护理中的应用方法。本书通过结合理论与实践，旨在提高护理专业人员的综合素质和护理技能，促进中西医结合护理学的发展和应用。

目　录

第一章 中西医结合护理学概述

第一节 中西医结合护理学的定义和发展历程

一、中西医结合护理学的定义

护理按工作性质可分为临床护理和预防保健护理。临床护理包括基础护理和专科护理。基础护理的主要内容包括观察和记录病情、按照医嘱执行治疗、处理患者的个人卫生（如饮食、排泄、沐浴）以及管理病室环境的整洁。同时，基础护理人员还负责对患者进行卫生和保健方面的指导。根据不同专科的特点，护理人员还需要进行相应的专科护理工作。预防保健护理主要在居民区或患者家中进行，包括家庭访视、卫生宣教、预防接种、妇幼保健和卫生防疫等工作。在医院工作的护理人员有时也会兼任一些预防保健方面的工作。现代护理学是一门在自然科学与社会科学理论指导下的综合性应用学科，是研究有关预防保健与疾病防治康复过程中护理理论与技术的科学。现代护理则较注重局部器官与功能的病理变化，从细胞、分子水平探讨疾病的发生、发展规律，从而对疾病有一个全面的认识，其中护理理论中系统理论、需要理论、压力与适应理论、自护理论等为护理实践活动提供了总的方向和方法论指导。

中医护理是以中医理论为指导，结合预防、保健、康复、医疗活动，对患者及亚健康者加以照料，并施以独特的护理技术，以保护和促进人类健康。而西医护理则是增进和保持健康，预防疾病，有利于疾病的早期发现、早期诊断、早期治疗的活动，通过护理、调养以达到康复目的。中西医结合护理是一个涵盖内容丰富，多层次、多方位的学科，是指将中医药理论与现代护理理论相结合，以综合性的方法和策略来提供个性化的护理服务。它强调整体观念、平衡理论和个体差异，旨在促进患者的康复、预防疾病及提高生活质量。

— 1 —

中医药源远流长，注重整体观念和平衡理论。它认为人体是一个整体，内外环境相互作用，健康依赖于身心灵的和谐状态。而现代护理理论则强调全人护理、健康促进和疾病预防。中西医结合护理学将这两种理论相结合，通过借鉴中医的整体观念和调理方法，与现代护理的科学技术相结合，以提供更有效且个性化的护理服务。

中西医结合护理学的核心思想是"辨证施护"。即根据中医传统的辨证思维方式，通过分析和识别患者的病因、病理过程、症状等，结合现代护理的专业知识，制定出富有针对性的护理方案和措施。这种辨证施护旨在平衡身体健康，促进康复，预防疾病发生。

中西医结合护理学被应用于许多领域，包括各种疾病的治疗和康复，如慢性病管理、疼痛管理和康复护理。在慢性病管理方面，中西医结合护理可以通过综合运用中药、针灸和按摩等手段，调理患者的身体机能，缓解疾病症状，提高生活质量。在术后康复方面，中西医结合护理可以通过应用中药和中医推拿等方法，促进伤口愈合，加速康复过程。

二、中西医结合护理学的发展历程

自从西方医学传入我国之后，我国一些医家接受西方医学，接受科学真知，取彼之长，补己之短。唐宗海、张锡纯等医家提出了"折衷归一，衷中参西"等中西医汇通互参之论点。接受西方医学的新经验、新技术、新论点，实为中西医结合的尝试和先驱。汇通派开中西医结合的先河，在中西医结合的漫长曲折的历史中迈出第一步。

中医学与现代西医学在理论和技术方面虽各有优势和特点，但它们共同关注的都是对人的健康的护理。人的各个组织、器官、系统相互影响、相互作用，共同构成一个整体。所以，单纯依靠中医护理或西医护理都无法满足人类今天对高质量护理的需求。

在现代科学技术的迅速发展和新兴的综合性学科的巨大作用下，人类的思维逐渐摆脱形而上学而选择了唯物辩证法。这就注定了中医学与西医学的辩证结合，从而也促使护理学科必须走中西医结合的道路，以及中西医结合护理学必须与其他相关科学之间相互渗透，与社会科学相互渗透，与控制论、信息论、系统论相互渗透。同时在渗透的过程中又不断分化和综合，形成一个无限循环上升的辩证统一过程。如此，中西医结合护理学科才能得以不断发展和提高。

中西医结合护理学作为一门新兴的学科，其发展历程可以追溯到近几十年前。这门学科通过将中医药与西方医学原理和实践相结合，旨在提供更全面的、个体化的护理服务。

自 1950 年起，我国临床护理工作一直以疾病为中心，护理技术操作常规多围绕完成医疗任务而制定，医护分工明确。1980 年以后，随着改革开放政策的实施，国内外护理学术交流频繁，逐渐引入国外新的护理理念和护理理论，以及生物、心理、社会医学模式的转变，使临床护理开始探讨以患者为中心的整体护理模式，为患者提供积极、主动的护理服务。同时，护理工作的内容和范围不断扩大，新的护理技术得到普及，器官移植、显微外科、重症监护、介入治疗、基因治疗等专科护理技术正在迅速发展。此外，健康观念的更新，使护理工作的范围延伸到社区和家庭，健康教育的普及，家庭护理、社区护理的广泛开展，推动了护理实践的创新发展。以下是 20 世纪 80 年代后中西医结合护理学的主要发展历程。

（一）20 世纪 80 年代初

20 世纪 80 年代初，中西医结合护理学开始崭露头角。在这一时期，我国对护理学科的发展非常重视，此时的护理工作者、教育者和研究者意识到中医药的独特价值，开始将其理论和实践引入护理学的教学和研究之中。

在这个时期，护理工作者积极探索将中医药与西方护理学原理相结合的可能性。他们开始研究中医药在护理实践中的应用，例如中医经络理论、中药的应用等。这些护理工作者通过实践和研究，逐渐认识到中医药能够提供更全面、个体化的护理服务，同时，一些医学院校的教育者和研究者也开始关注中西医结合护理学的发展。他们积极组织研讨会、学术交流会和培训活动，将中医药的理论和实践纳入护理学的教学中。他们通过教学和科研，不断拓宽中西医结合护理学的领域，并为其在实践中提供了更多的支持和依据。

这个时期有一些探索性工作和实践案例相继出现。一些护理工作者开始尝试将中医药脉诊、穴位按摩等技术应用于护理实践中。他们观察和记录了这些技术在疾病治疗和康复方面的效果，并与西方护理原则相结合，以提供更优质的护理服务。

由于对中医药的关注，加之护理工作者的努力，中西医结合护理学在20世纪80年代初取得了重要进展。然而，当时仍存在知识体系不完善和实践经验有限的问题。

（二）20世纪90年代

在20世纪90年代，中西医结合护理学进入了一个新的发展阶段。这一时期主要是对中西医结合护理理论和临床实践的深入研究。许多研究者通过理论模型和对实践案例的探讨，逐步建立了中西医结合护理学的基本理论框架。

在这一时期，学术界对中西医结合护理学的研究逐渐深入。研究者们回顾文献、分析数据，并进行实践交流，不断拓展和丰富中西医结合护理学的相关理论。他们提出了一些理论模型，如以中医辨证为基础的护理模型，探讨了中医药在疾病预防、康复和健康促进方面的应用。同时，一些实践案例的研究也得到了更多关注，通过记录和总结中西医结合护理实践的经验，为该学科的发展提供了重要依据。

（三）21世纪初

随后，在21世纪初，中西医结合护理学进一步发展壮大。这时期，学术机构和医疗机构开始设立中西医结合护理学相关的专业或科室，提供相关的教育培训和服务。同时，政府出台了一系列文件和指导意见，鼓励并支持将中西医结合应用于护理领域。这为中西医结合护理学的发展提供了良好的政策环境。

1.学术研究

在学术研究方面，中西医结合护理学引起了越来越多学者和护理专业人士的关注和重视。他们开展了大量的科研项目和临床研究，致力于深入探索中医药在护理中的应用，并为中西医结合护理学的发展建立了坚实的理论基础。

这些学术研究涵盖了多个领域，包括中药的使用、针灸治疗、按摩和调理等。通过临床观察、实验室研究以及系统综述和荟萃分析等方法，研究人员深入研究中医药在护理实践中的作用机制和临床效果。例如，在中药的应用方面，研究人员通过筛选中药、提取有效成分，探索中药在各种疾病的护理中的应用潜力。他们研究中药的药理学特性、药效学特点以及药物相互作用等，为中西医结合护理提供了理论指导。

另外，针灸治疗也是学术研究的重点之一。研究人员通过设计临床试验、观察针灸治疗的效果，探讨其在各种疾病护理中的应用价值和机制。他们关注针灸对疼痛管理、康复促进以及心理健康等方面的作用，并逐步建立了相应的理论框架。

2.医学院校

在中西医结合护理学发展的过程中，越来越多的医学院校开始重视这一领域，并开设了中西医结合护理学专业，以满足市场需求和护理行业对人才的要求。医学院校在师资队伍的建设和教育资源拓展方面都加以改进，不仅聘请了具有丰富经验和专业知识的教授和研究人员来担任中西医结合护理学专业的教师，还为学生提供了丰富的教学材料、实验设备和临床实习机会，以确保学生能够获得系统和全面的中西医结合护理学知识。学生通过课堂学习和实践操作，了解中西医结合护理学的基本原理和技术，并培养相关的临床技能。同时，相关院校也鼓励学生参与实践和研究项目，使学生有机会参与到真实的临床工作中，与患者进行接触和护理，并运用中西医结合护理学的知识和技能为患者提供综合性的护理服务。

通过医学院校的不断努力与技术改进，中西医结合护理学专业在教育层面得到了更加完善和全面的发展。学生在毕业后能够掌握中西医结合护理学的核心概念、技术和方法，为患者提供更全面的、个体化的护理服务，并对中西医结合护理学的研究和实践做出积极贡献。

第二节　中西医结合护理学的基本原理和特点

中西医结合护理学是护理学专业的一个重要分支，旨在将中西医的优势相结合，全面提高疾病治疗和健康管理的效果。这门学科有着一系列基本原理和特点，以下将对其进行详细介绍。

一、基本原理

（一）整体观念和个体化护理原则

中西医结合护理学是指将中医与西医理论与实践相结合，形成一种综合的护理方法。其基本原理包括整体观念和个体化护理原则。下面将对这两个原理进行详细阐述。

1.整体观念原理

中西医结合护理学强调整体观念，即将人体视为一个整体，不仅包括身体方面的健康问题，还涉及心理、社会和环境等多个层面。这一观念与传统中医药理论相契合，中医认为身心是相互影响的，健康依赖于身心的和谐状态。而传统的西方医学则更注重疾病的特定器官或系统。

在中西医结合护理学中，护理工作者关注患者的整体健康需求，通过综合评估患者的生理、心理，并结合社会和环境等方面的因素，制订个性化的护理计划。例如，在治疗慢性疾病时，除了考虑身体症状的缓解，还要关注患者的心理压力、家庭支持以及生活质量等方面的问题。这种整体观念的护理方法能够更全面地满足患者的需求，促进康复和提高生活质量。

2.个体化护理原则

中西医结合护理学强调个体化护理，即根据个体的差异和需求，针对性地制定护理方案和实施护理措施。中医认为每个人有独特的体质、气质和病理表现，同样的疾病可能因人而异，因此治疗也应因人而异。而现代护理理论注重个体差异和需求的认可，在制订护理计划时应考虑到患者的健康目标、信仰、价值观以及社会文化背景等因素。

在中西医结合护理学中，护理人员和其他医务人员与患者进行密切互动，通过充分了解患者的个人情况，包括身体状况、心理状态、生活方式、社会支持等方面的信息，制订个性化的护理计划。例如，护理人员可以根据患者的食欲、体力活动能力和消化功能等情况，调整饮食内容和运动建议，提供个体化的营养指导和康复训练方案。这种个体化护理能够更好地满足患者的需求和期望，增强治疗效果和患者满意度。

（二）平衡理论

中西医结合护理学主张通过调节人体内外的阴阳、气血、五脏六腑等平衡关系来防治疾病。区别于单一应用中医或西医的方法，中西医结合护理学综合运用了中医和西医两种医学理论和实践，以平衡理论为基础，旨在提供更全面、个体化的护理服务。

中医学强调阴阳平衡的观念。阴阳是中医理论中的重要概念，指相对而言的两个对立面。人体的健康依赖于阴阳的平衡状态，任何一个方面的失衡都可能导致疾病发生。中医通过调整饮食、服用中药、针灸、按摩等方式来平衡人体的阴阳关系，从而提高人体的自愈能力。

西医强调通过药物、手术等方法来恢复人体的平衡。西医使用药物来干预由于疾病引起的生物化学过程或身体器官的功能异常。例如，对于高血压患者，西医会开具降压药物来控制血压水平，以恢复血压的平衡状态。此外，西医还使用手术、物理治疗等方法来修复破损的组织或器官，以恢复身体功能的平衡。

中西医结合护理学倡导了平衡理论，在护理实践中注重通过调节人体内外平衡关系来防治疾病。护理人员在评估和管理患者健康过程时，会综合考虑患者的整体情况，如生理、心理、社交和环境等因素，以便更有效地平衡患者的健康状况。

例如，对于代谢紊乱的患者，护理人员可能会指导患者进行适当的饮食控制和运动，以促进能量平衡和血糖平稳。同时，护理人员也会提供药物治疗方案并监测患者的生理指标，以保持机体内部的平衡状态。

中西医结合护理学的平衡理论强调了综合性和个体化的护理方式。通过综合运用中西医的优势，护理工作者可以更好地了解患者的健康需求，并制订出针对性的护理计划。这种综合护理方法能够更全面地满足患者的需求，提高治疗效果和患者满意度。

（三）预防为主

中西医结合护理学强调预防为主，既要重视疾病的防控，又要注重人体的整体健康管理。通过科学的饮食、运动等方式，可以提高人体的免疫力，减少疾病的发生。

预防是中西医结合护理学中的重要原则。传统中医注重养生和平衡，强调"治未病"。中医认为人体具有自愈能力，并通过调整饮食、锻炼、保持情绪稳定等手段来增强人体的抵抗力，减少疾病的发生。西医也强调预防性医学，通过疫苗接种、健康检查、良好的卫生习惯等方式来预防疾病的发生。

中西医结合护理学将中医和西医的优势相结合，提供全面的预防护理服务。在护理实践中，护理人员可以通过以下方式来进行预防工作：

1.促进健康教育

中西医结合是在我国中医与西医并存的历史条件下产生的，是我国卫生事业的一大特色。中西医结合健康教育，与我国中西医结合模式相适应，是指在为患者进行健康教育过程中，应用中医整体护理观，将中医知识、饮食起居、功能锻炼、康复护理、养生保健等相关内容，融入护理健康教育中，以达到促进患者康复，提高疗效的目的。中西医结合健康教育，是将中医特色健康教育融入患者健康教育中，以发挥中医"以人为本"的特色，本着维持健康，延缓疾病发展、促进疾病康复，从根本上改善人民生活质量的原则，从生活起居、情志调护、康复锻炼等多方面渗入健康教育中，传授防病、强身知识，以帮助患者缓解症状、促进康复，提高生活质量。

2.提供健康指导

在中西医结合护理学中，护理人员扮演着重要的角色，其中之一是协助医生进行健康评估和筛查，以及提供相应的干预措施。定期检查对于早期发现和治疗潜在的健康问题，降低疾病的发展风险起到至关重要的作用。

通过与患者进行面谈，收集患者的个人和家族病史，了解潜在的风险因素和健康问题。通过评估体征、测量血压、检查心率等方法，护理人员能够获取详细的健康信息，为医生提供全面的参考依据。根据定期检查结果，护理人员可以向患者提供个性化的健康指导，向患者解释检查结果，讨论异常或需要关注的问题，并提供相应的建议和干预措施，还可为患者制订健康计划，以改善生活方式、控制风险因素，减少潜在疾病的发展。

通过定期检查和护理人员的协助，潜在的健康问题可以得到早期发现和干预，从而降低疾病的发展风险。护理人员不仅成为了收集和评估健康信息的重要角色，还能够通过提供健康指导和管理慢性病来支持患者的整体健康。因此，在中西医结合护理学中，护理人员的定期检查至关重要，这样可以确保患者的整体健康与生活质量。

通过预防为主的护理工作，中西医结合护理学可在一定程度上减少疾病的发生和发展，提高个体和人群的整体健康水平。中西医结合护理学强调了全面性、个体化和科学性的护理方法，为患者提供更加综合、有效的预防措施，以改善整体健康状况，并促进健康的长期维持。

（四）综合治疗

综合治疗是中西医结合护理学中的一种重要治疗方法和原理，通过结合不同的治疗手段，包括药物治疗、手术治疗、心理治疗、物理治疗等，以达到最佳治疗效果。以下是对这些治疗手段在中西医结合护理中应用的更详细描述：

1.药物治疗

在综合护理中，药物治疗是一种常见且重要的治疗手段。护理人员在药物治疗中承担监测患者用药情况的责任，以确保患者正确使用药物并及时关注其药物反应和不良反应。

（1）监测用药情况

护理人员的职责之一是监测患者的用药情况，以确保患者按照医嘱正确用药。在这个过程中，护理人员会采取一系列措施来确认患者是否服用了正确的药物、正确的剂量以及通过正确的途径给药。

首先，核对患者的用药清单，确保患者收到正确的处方，并且清楚了解每种药物的使用方法和剂量要求。他们会与医生沟通，解答患者的疑问，并提供专业的建议。

其次，与患者交流，确认他们是否已经按照医嘱正确地服用药物，是否出现不适。这样能够帮助护理人员判断患者对于药物的依从性，并及时纠正错误的用药情况。记录患者用药的时间和剂量，以便医生在需要时进行参考和调整治疗方案。

最后，护理人员还会密切关注患者的用药依从性。如果发现患者有拒绝或忘记用药的情况，护理人员会采取措施提醒患者，并与医生协商制定更合适的用药方案。

（2）关注药物反应和不良反应

护理人员在监测患者用药情况的同时，还会密切关注患者的药物反应，询问患者是否出现新的症状或不良反应，并评估这些反应是否与药物治疗有关，确保患者安全地接受药物治疗，并能够及时调整治疗计划。

护理人员会仔细观察患者的身体状况和行为表现，特别是在开始使用新药或调整剂量后，密切注意患者的精神状态和其他可能的不适感，评估生理反应是否与药物治疗有关，并将这些药物反应和不良反应记录下来，并及时向医生报告。医生根据护理人员提供的信息，评估患者的药物疗效和安全性，并相应调整治疗计划。

（3）提供药物教育

护理人员是患者和家属的主要信息来源，负责向患者及家属提供关于药物的正确使用和注意事项的信息，教育内容涵盖了药物的用途、剂量、给药方式以及可能的副作用等方面。

护理人员会解释药物的用途，即药物被用来治疗什么样的疾病，并详细说明药物的治疗效果，让患者和家属了解药物如何帮助其改善健康问题。

护理人员会介绍药物的正确剂量和给药方式，告知患者和家属不要随意增加或减少剂量，以免影响疗效或出现不良反应。此外，护理人员还会说明药物的给药方式，如口服、注射或外用等，以确保患者正确使用药物。

护理人员还会针对药物可能的副作用和不良反应对家属进行用药教育，告知其如恶心、头晕、皮肤过敏等常见的副作用，并提醒患者和家属如果出现严重的不良反应，应立即就医或与医生联系。

除了上述内容，护理人员还会向患者和家属说明其他注意事项。例如，他们可能会告知患者在用药期间需要避免某些食物或药物相互作用，以确保药效的发挥。此外，护理人员还会强调按时服药的重要性，并提醒患者及其家属不要中断治疗，除非得到医生的指导。

（4）协调药物管理

护理人员通过与其他医护人员密切合作，确保患者按时获得所需的药物，并辅助医生制订和调整药物治疗计划。

护理人员负责收集和核对患者的用药信息时，他们会与患者交流，了解患者目前正在使用的药物以及过敏史等重要信息，确保患者安全地接受药物治疗，避免药物之间的相互作用或不良反应。

护理人员会根据医嘱和需要，准备和分发患者的药物，通过仔细核对医嘱，确保给予患者正确的药物、剂量和给药途径，监督患者用药过程，提供必要的帮助和指导，确保患者正确使用药物。记录患者用药时间，并定期进行药物清单的检查和更新，帮助医生了解患者的用药依从性以及治疗进展，为制订和调整治疗计划提供依据。

最后，护理人员会在药物治疗计划的制订和调整方面提供协助。他们与医生和其他医护人员密切合作，根据患者的病情和需求，共同制订个性化的药物治疗计划。护理人员也会协助医生进行药物的调整和更换，以确保患者获得最佳的治疗效果。

通过有效的药物治疗，护理人员能够帮助患者获得最佳的治疗效果。他们的监测和关注可以及时发现并处理药物相关的问题，从而减少不良反应的发生，并确保患者的用药安全。

2.手术治疗

在综合护理中，手术治疗是护理人员发挥重要作用的领域之一。他们在手术过程中负责多项工作，包括术前准备、手术过程中的协助和术后护理等。

（1）术前准备

术前准备是手术治疗过程中非常重要的一环，护理人员在其中扮演着至关重要的角色。他们负责对患者进行身体评估、病史采集和体征检查等工作，以确保患者适合接受手术治疗。

术前护理人员与患者和家属进行交流，提供有关手术治疗的信息和教育。他们会向患者解释手术的目的、过程，以及可能涉及的风险和并发症。护理人员还会回答患者和家属的疑问和顾虑，并提供必要的心理支持。通过这种沟通和教育，患者和家属能够更好地了解手术并做好心理准备。

术前可根据患者在手术等待期间出现的不良情绪，进行情志护理。主要方法有以情胜情法、劝说开导法等。巡回护理人员多与患者进行交流，避免表现出急躁、厌烦的心理，多与患者沟通，令其保持快乐的心境。根据患者的爱好、文化程度、性格特点，帮助患者选择"同质"的音乐，借助音乐来舒缓抑郁情绪，通过语言、行为等方式肯定患者，调动患者的积极性，让患者从内心肯定自己。

护理人员还要协助医生进行术前准备工作。准备手术所需的器械、药物和消毒设备，检查手术器械的完整性和功能性，并确保其按照规定的程序进行消毒和准备，核对药物的种类、剂量和有效期，以确保手术过程中使用的药物安全可靠。

（2）手术过程中的协助

手术过程中，护理人员与外科医生和麻醉师紧密合作，共同确保手术的顺利进行。他们承担着为医生递送和准备所需的手术器械、药物和其他材料的责任，并确保手术场景的清洁与消毒。此外，护理人员还监测患者的生命体征，提供必要的支持和安抚，确保患者在手术过程中的安全与舒适。

护理人员负责手术器械、药物和其他材料的递送和准备工作。根据医生的要求，护理人员会将需要使用的手术器械和药物准备好，并确保其符合手术的规范和要求。他们会核对器械和药物的种类、数量和有效期，并按照严格的操作规程进行摆放和组织。护理人员还会协助医生进行手术场景的清洁和消毒，以创造一个无菌的环境。

在手术进行过程中，护理人员会密切关注患者的生命体征。他们会持续监测患者的血压、心率、呼吸和体温等指标，并及时报告任何异常情况。护理人员会与麻醉师协作，确保患者在手术过程中的麻醉效果良好，保持足够的镇静和舒适。

此外，护理人员还负责给予患者必要的支持和安抚。他们会与患者进行交流，为其提供心理上的支持和安慰，缓解患者可能出现的紧张和焦虑。护理人员会向患者解释手术的进展、预期效果和可能的不适感，以使患者更加理解和配合手术过程。

在手术结束后，护理人员会与医生一起完成手术场景的清理工作。他们会将使用过的器械分类、清洁和回收，并确保手术室的消毒工作得到妥善执行。护理人员还会记录手术过程中的关键信息，包括操作步骤、用药情况和出血量等，以便于后续的病历记录和复查。

（3）术后护理

术后护理是手术治疗过程中至关重要的一环，护理人员在其中起着重要的作用。手术结束后，护理人员负责监测患者的康复情况，提供必要的护理和支持，以促进患者的恢复。

护理人员密切关注患者的生命体征，定期测量患者的血压、心率、呼吸和体温等指标，并及时记录和报告异常情况。通过对生命体征的监测，护理人员可以及早发现并处理可能存在的并发症或不良反应。

同时，护理人员还会关注患者的伤口状况，检查创面是否出现红肿、渗液、感染迹象或其他异常，根据医生的指示进行创面处理，如更换敷料、消毒和预防感染等，确保创面的清洁、干燥，以促进伤口愈合和减少感染风险。

除了伤口护理，护理人员还承担着促进患者功能恢复的责任。他们会协助患者进行适当的活动和体位改变，以预防并发症如血栓形成和肺部感染等。护理人员还会提供必要的疼痛管理，包括药物治疗、物理疗法和心理支持等，确保患者的舒适感和疼痛控制。

此外，护理人员会与患者和家属进行交流，提供有关术后护理的信息和指导，向患者解释术后注意事项，包括饮食、活动限制和药物使用等。通过这种沟通方式，护理人员可以帮助患者更好地理解和配合术后康复过程。

3.心理治疗

在综合护理中，心理治疗也起着重要的作用。护理人员通过提供情感支持和心理教育，帮助患者缓解压力、调节情绪，并培养积极的心态。他们与患者进行交流和倾听，了解患者的需求和困惑，并提供相应的心理干预和咨询服务。

（1）中医心理护理理论基础

中医护理学中，心理护理又称为"情志护理"，是以医学心理学的理论体系为指导，对健康人群进行护理治疗的一门学科。中医心理护理是指护理人员在工作过程中，关注患者的情志变化，了解患者心理动态，采取相应措施除去患者消极心理，使患者以最适宜的心理状态来战胜疾病。

中医心理护理以中医整体观与辨证施护为核心，强调"形神统一"，坚持"三因制宜"、身心兼顾、预防为主的原则，动态地、整体地看待人与疾病的反应状态，重视情志因素在疾病发生、转归中的作用，同时将阴阳五行、五脏五志、七情等理论贯穿其中。中医心理护理满足当今老年人"回归自然""崇尚自然疗法"的心理需求，对老年人群的特殊心理起到良好的治疗和改善作用。

（2）西医心理护理理论基础

现代心理护理理论与技术主要源于西方心理学，心理护理不同于心理治疗与思想工作，不仅限于护患交谈，还包括护理人员在工作中，运用心理学相关理论和技能积极引导患者心理活动，使患者达到最佳身心状态。其目的是使一切不利于护理对象的消极因素得到控制，帮助其在自身条件下获得最适宜的身心状态。但护理对象的适宜身心状态并非绝对的，其随护理对象的病程或可能影响护理对象主观体验的因素而上下波动。心理护理强调个性特征、共性化特征与可操作性特征。护理理论为心理护理提供了从专业角度认识患者心理问题的科学框架，也从护理角度解决患者心理问题提供了依据。

（3）情感支持

护理人员在医疗过程中不仅可以提供专业的医疗护理，还能够为患者提供情感上的支持。在面对疾病和治疗过程中可能产生的焦虑、恐惧和不安时，护理人员会与患者建立信任关系，倾听他们的内心体验，并给予理解和鼓励。

护理人员会注重与患者之间的沟通和交流。他们会耐心倾听患者的故事、顾虑和困惑，并尊重每个患者的个人感受和需求。通过有效的沟通，护理人员能够帮助患者表达自己的情绪和观念，减轻他们内心的压力和不安。

护理人员会展现温暖和友善的态度，以建立亲切的护理环境。他们会用温柔的语言和亲切的笑容与患者交流，让患者感受到被关怀和被尊重。向患者传递积极的信息和态度，鼓励他们保持乐观的心态，积极应对治疗过程中的困难。

最后，护理人员会与患者建立信任关系，并在整个医疗过程中持续地关注和支持他们的情感需求。通过情感上的支持，减轻患者的心理负担，提升其情绪状态，增强其应对困难的能力。护理人员的关怀和支持有助于患者更好地面对疾病和治疗，促进康复过程的顺利进行。

（4）心理干预

护理人员在提供护理的过程中，不仅关注患者的身体健康，还注重其心理健康。他们利用专业的心理理论技巧和方法，进行针对性的心理干预，以帮助患者应对疾病和治疗过程中的心理困扰。

护理人员可以引导患者通过深呼吸、渐进性肌肉放松等技巧，帮助其恢复内心的平静与宁静。放松训练可以缓解患者的紧张和焦虑，提升患者的自我调节能力。

护理人员还可以进行认知重构的心理干预。认知重构是一种通过重新评估和改变思维方式来调整情绪和行为的技巧。护理人员会与患者共同探讨和分析不健康的思维模式对身体的影响，帮助他们发现并改变负面的自我观念和认知误区，从而提升应对压力和疼痛的能力。

通过以上心理干预手段，护理人员可以促进患者的心理康复。他们的专业支持和关怀，可以帮助患者减轻焦虑、恐惧和抑郁等负面情绪，提升生活质量和治疗效果。

4.物理治疗

在综合护理中，物理治疗是一种通过运动、按摩、电疗和物理因素等方式来促进康复和改善功能的治疗方法。在物理治疗过程中，护理人员发挥着重要的协助作用，他们与医师密切合作，提供支持，监测患者的身体反应和进展。

（1）协助治疗过程

护理人员与医师密切合作，协助患者进行康复治疗。根据医师的指导，护理人员负责帮助患者进行各种康复训练。

护理人员会确保患者正确执行治疗方案。根据患者的具体情况和治疗计划，护理人员会监督和指导患者进行相应的运动和活动，确保他们按照正确的方法和步骤进行康复训练。护理人员会仔细观察患者的姿势和动作，纠正错误的操作，并为其提供必要的技巧和建议。

康复过程中患者可能面临身体不适或心理压力。护理人员会倾听患者的需求和反馈，给予患者情感上的支持和鼓励，解答患者关于治疗过程的问题，提供相关的信息和资源，帮助患者更好地理解和应对治疗。

此外，护理人员还会协助患者进行如行走训练、平衡训练、肌力训练等康复活动，为他们提供必要的护理支持和辅助，确保他们在康复过程中的安全和舒适。

（2）监测患者反应和进展

护理人员通过密切观察和记录患者的病情变化，为医师提供有价值的信息，以便调整治疗计划和方法。

护理人员会注意患者的身体反应，与患者进行交流，询问他们的感受并倾听他们的反馈，对患者进行如疼痛评估、功能评定等评估，以量化患者的康复进展情况。

护理人员会记录患者的康复进展，将观察到的数据和评估结果准确地记录下来，包括病情变化、治疗效果、患者的反应等信息。这些记录可以给物理治疗师提供参考，以便他们更好地了解患者的状况，做出适当的调整和决策。

除了监测身体反应和进展，护理人员还会与患者及其家属进行沟通，主动了解患者的感受、需求和期望，以及患者所设定的康复目标。通过与患者及其家属的交流，护理人员可以更好地理解他们的心理状态和康复需求，并相应地提供支持和指导。

最后，护理人员会将观察和记录的结果及时反馈给医生，帮助医生更好地评估治疗效果，了解患者的康复进展情况，并根据需要调整治疗计划和方法。

（3）康复指导和建议

护理人员会向患者提供正确的康复训练姿势和运动技巧的指导，以最大程度地减少不适和损伤风险。与医生沟通制定相应的拉伸、放松和活动练习，帮助他们恢复关节的灵活性和肌肉的力量。护理人员还会告知患者什么样的活动对于康复最为有益，并鼓励他们逐渐增加活动强度和频率。

护理人员还会给予患者日常生活中的自我照顾和功能训练的指导。他们会教授患者如何进行必要的活动，如个人卫生、穿着衣物、进食等。护理人员会提供适当的辅助工具和技术，帮助患者恢复或提高日常生活功能。通过功能训练，患者可以更好地应对日常生活中的各种活动和任务。

最后，护理人员鼓励患者积极参与康复活动，并提供支持。他们会向患者解释康复治疗的重要性和效果，并帮助他们制订康复目标和计划。护理人员会定期进行进展评估，与患者讨论康复进程，鼓励他们实现康复过程中的成就和病情改善。

5.营养治疗

在综合护理中，营养治疗是一项重要的工作，护理人员负责提供个性化的营养指导和饮食管理，以满足患者在健康方面的特殊需求。他们会根据患者的疾病情况、治疗计划和个人喜好制订相应的饮食方案，并监测患者的饮食摄入和营养状态。

（1）营养评估

在康复过程中，护理人员会进行全面的营养评估，以了解患者的营养状况和存在的问题，并为其制订个性化的饮食计划提供依据。

护理人员会记录患者的体重、身高和体重指数（Body Mass Index，BMI）等可以反映患者的整体健康状况和体重管理情况的指标。通过检查体重，护理人员可以明确患者是否存在体重偏低、超重或肥胖等问题，从而评估患者是否需要进行营养干预。

询问患者的饮食习惯和膳食摄入，了解患者的日常饮食结构等方面的信息。护理人员还可能询问患者的饮食偏好是否与康复目标相符，例如针对某一特定疾病或康复需求的饮食调整。

另外，护理人员也会注意患者的营养相关症状和问题。例如，如果患者存在食欲不振、消化问题、口腔溃疡等问题，护理人员会将这些问题纳入营养评估的范畴，并寻找相关的解决方案。

（2）制定饮食方案

根据患者的特殊需求和疾病情况，护理人员会制定适合他们的个性化饮食方案。制定饮食方案的目的是确保患者获得充足的营养，并满足其康复和健康需求。

护理人员可能需要控制患者的热量摄入。对于患有超重、肥胖或代谢性疾病的患者，护理人员会根据其基础代谢率和活动水平，制定合理的能量摄取目标。通过限制摄入的总热量，护理人员可以帮助患者减轻体重或维持适当的体重，以改善其健康状况。

护理人员可能会增加患者的蛋白质摄入。蛋白质对于康复过程中的组织修复和恢复至关重要。如果患者处于康复阶段，护理人员可能会建议增加蛋白质摄入量，以促进肌肉再生和康复进程。

护理人员还会考虑限制患者的钠摄入。对于患有高血压、心血管疾病或肾脏问题的患者，限制钠摄入可以控制血压。护理人员可能会建议减少盐的使用，并推荐低钠饮食，如选择新鲜食材、避免加工食品等。如果患者患有糖尿病则需要控制血糖水平，护理人员可能会建议限制糖分摄入。他们可能会指导患者选择低糖或无糖食物，控制碳水化合物的摄入。

此外，护理人员还需考虑患者的口味偏好、食物过敏或不耐受等因素。他们会与患者进行交流，了解其喜好和限制，并根据这些信息调整饮食方案，以确保患者能够接受和坚持饮食计划。

最后，护理人员通常会与专业的营养师或医生合作制定饮食方案。他们共同考虑患者的特殊情况和疾病需求，制订科学合理的饮食计划，确保患者获得均衡、全面的营养，并在康复过程中取得良好的效果。

（3）提供营养指导

护理人员不仅提供全面的营养评估和制定饮食方案，还向患者提供相关的营养知识和指导，帮助他们理解饮食对健康的重要性。

护理人员会解释饮食方案的目的和效果。他们会详细讨论为什么需要进行特殊的饮食调整，并说明这些改变对患者康复过程和健康的影响。通过了解饮食方案的目的，患者可以更好地理解其重要性，并积极加入到自己的饮食管理中。

护理人员会讨论如何合理选择食物，平衡营养摄入。他们会引导患者了解各种营养素（如蛋白质、碳水化合物、脂肪、维生素和矿物质）的作用，以及它们在各种食物中的来源。护理人员将指导患者如何根据自己的饮食需求，合理安排每餐的营养组成，确保各种营养素的均衡摄取。

护理人员可能会提供烹饪建议和食谱推荐。他们可以鼓励患者采用健康的烹饪方法，以减少油脂摄入和保留食物的营养价值。护理人员还可以为患者提供适合其特殊饮食需求的食谱和菜单建议，帮助他们在日常生活中更好地实施饮食方案。

（4）监测饮食摄入和营养状态

护理人员在康复过程中会定期记录和监测患者的饮食摄入和营养状态的变化，以评估饮食方案的有效性，并及时调整方案以满足患者的需求。

护理人员可能会使用饮食日记或食物记录表来记录患者每日的饮食摄入情况。这包括所摄取的食物种类、分量和时间等信息。通过准确记录患者的饮食习惯，护理人员可以全面了解患者的饮食结构，并进行营养评估。

护理人员会进行定期的营养评估，包括体重、身高、体脂含量等指标的测量。这些测量结果可以提供有关患者的整体营养状况的信息，例如体重的变化、肌肉质量的损失或恢复，从而评估饮食方案是否达到预期效果。

除了定期评估，护理人员还会与患者进行交流，了解他们的主观感受和反馈。通过询问患者的饮食偏好、饱腹感和消化情况等信息，护理人员可以更好地了解患者对饮食方案的接受程度和是否需要进行调整。

根据记录和评估的结果，护理人员会及时调整饮食方案，以满足患者的需求和目标。他们可能会增加或减少特定营养素的摄入量，调整饮食结构，或者提供进一步的营养建议。护理人员还可能与其他医疗团队成员合作，如营养师、医生等，共同制定更适合患者的饮食方案。患者通过合理的饮食计划和指导，能够获得足够的营养支持，增强免疫力，提高治疗效果和生活质量。

综合治疗的核心在于将不同治疗手段综合运用，以取得最佳治疗效果。护理人员在综合护理中承担着协调、监测和教育的责任，与医生、其他护理人员和家属紧密合作，共同制定和实施综合治疗方案。通过综合治疗，可以最大程度地提高治疗效果，改善患者健康状况。综合治疗不仅针对疾病的治疗，还注重患者的心理和生活质量的提高，是一种以患者为中心的全面护理方法。

（五）辨证论治

中西医结合护理学的基本原理之一是辨证论治。辨证论治是指在护理过程中，通过观察、问诊、检查等手段，综合分析患者的病情、症状以及整体身心状态，针对性地制订护理计划和治疗方案。

1.辨证

辨证，即辨别疾病的本质和特点，是中医诊断的重要方法。中医认为疾病是由于内外因素导致体内阴阳失衡而产生的，每个人的体质和病情都是独特的。在辨证过程中，中医会综合运用观察、问诊等方法，全面了解患者的体质和病情特点。

中医会通过观察患者的外在表现来获取信息。例如，面色的红润或苍白、舌苔的厚薄、颜色等可以反映患者的体质和病情。观察脉象也是一个重要的方法，通过触摸患者的脉搏，可以判断患者的体质和病情特点，如脉搏的快慢、强弱、滑数等。

中医还会进行详细的问诊，与患者交流并询问相关问题，以进一步了解患者的病情和身体状况。中医会询问患者的症状、病程、饮食习惯、睡眠情况等信息。通过患者自身的描述，中医可以获取更多关于病情的细节，从而更准确地判断患者的体质和病情特点。

综合观察和问诊的结果，可以初步确定患者的辨证类型，即疾病的本质和特点。根据不同的辨证类型，中医会制订相应的护理计划，包括调整饮食、控制情绪、使用中药治疗等，以帮助患者恢复健康。

2.论治

论治，即根据辨证结果，制订相应的护理计划和治疗方案。通过综合分析患者的病情、症状和身心状态，可以判断病因、病机以及是否存在寒热湿燥等不同类型的证候。在进行论治时，中医会应用中医经典理论和现代护理手段，制定针对性的护理干预措施。

根据辨证结果，中医会明确疾病的病因，并进一步了解病机，即疾病发展的过程和规律。例如，如果辨证结果显示病因是外寒侵袭，可以采取温散祛除体表寒邪的治疗方法；如果病机是气滞血瘀，可能会采取活血化瘀的治疗方法。在制定治疗方案时，需要考虑患者个体差异和具体情况，以确保治疗的准确性和有效性。

同时，护理人员也会综合运用现代护理手段，结合中医理论制定护理干预措施。例如，在调理饮食方面，护理人员可以根据辨证结果给出相应的饮食建议，如禁忌食物、宜食食物等，以帮助患者调理体质。在心理调节方面，护理人员可以采取心理疏导和心理支持等方法，缓解患者的焦虑和压力，提升治疗效果。

此外，护理人员还会结合中药治疗，根据患者的具体情况选择适当的中药进行治疗。中药可以通过调理阴阳平衡、疏通经络、活血化瘀等作用，改善患者的病情和身体状况。

在治疗过程中，护理人员可能会采用多种护理方法，如针灸、推拿按摩、中药熏蒸等中医疗法，也可能包括药物给予、营养调理、康复训练等现代护理手段。护理人员根据患者的具体情况和需求，合理选择和结合不同的治疗方法，以达到最佳的康复效果。

辨证论治强调整体性的观点，在护理过程中将患者视为一个整体，不仅关注疾病的症状，还注重了解患者的心理状况、社会环境等因素对病情的影响。这种综合性的分析与针对性的护理干预，可以帮助护理人员更全面地认识和处理患者的疾病问题，促进患者的康复和健康。

（六）自然疗法

自然疗法是中西医结合护理学的一个基本原理，强调通过利用自然资源和自然力量来促进健康和康复。

自然疗法的核心思想是认为大自然中存在丰富的资源和力量，可以对身体产生治愈和促进健康的作用。它倡导通过调整生活环境、改善生活习惯，以及利用自然的中药、食物等手段来促进康复和保健。

1. 生活环境方面

在自然疗法中，生活环境的重要性不可忽视。一个健康的居住和工作环境对于身心健康的恢复和维持至关重要。因此，自然疗法倡导创造一个良好的生活环境，为人们创造舒适的居住和工作氛围。

保持空气清新是生活环境的重要方面之一。室内空气质量直接影响着人们的健康状况。自然疗法鼓励开窗通风，及时消除室内污浊的空气，并引入新鲜的空气，以保持室内空气清新。这样可以有效地减少细菌、病毒和有害物质的滋生，改善呼吸系统的健康状况。

阳光充足也是一个健康生活环境中的重要因素。阳光中的紫外线是身体合成维生素 D 的重要来源，对于骨骼健康和免疫系统的正常功能起着至关重要的作用。自然疗法鼓励人们在适当的时候接受阳光照射，如早晨和黄昏时段，在户外活动或打开窗帘、窗户，让阳光进入室内。这样有助于增加身体的能量、改善心情，并促进身体内各系统的正常运行。

此外，适宜的湿度也是创造健康生活环境的关键。干燥或过湿的环境都可能对人体产生不利影响。自然疗法建议保持室内湿度在 40%~60% 的范围内，通过使用加湿器或除湿器等设备来调节湿度。适宜的湿度有助于防止皮肤干燥和呼吸道问题，并维持良好的精神状态和睡眠质量。

2. 生活习惯方面

自然疗法强调养成健康的生活方式，包括适度运动、均衡饮食和规律作息等方面。这些习惯可以促进身体健康的维护和疾病的预防。

适度运动对于身体健康至关重要。自然疗法鼓励人们进行有氧运动、力量训练或灵活性训练等，以提高心肺功能、增强肌肉力量和灵活性。适度运动可以促进血液循环，增加氧气和营养物质的供应，促进新陈代谢，同时也有助于排除体内的废物和毒素。此外，适度运动还可提高免疫力，改善心理健康，减少压力和焦虑。

均衡饮食是保持身体健康所必需的。自然疗法鼓励摄取各种营养物质，如蛋白质、碳水化合物、脂肪、维生素和矿物质等，保持饮食的多样性和均衡性。避免过多的加工食品和含有大量添加剂的食物。均衡饮食可以提供身体所需的营养，维持机体各器官和系统的正常功能。

最后，规律作息是保持身心健康的关键。自然疗法强调建立良好的生物钟节律，包括规律的睡眠时间和起床时间。保持固定的作息时间有助于身体内部的调节和恢复，促进身体各系统的平衡和正常运行。充足的睡眠可以增强免疫力，促进代谢和修复过程，提高注意力和思维能力，减轻压力和焦虑。

3. 中药与食物

自然疗法依赖于自然界提供的中药和食物来恢复健康，其中中药和健康饮食是重要的组成部分。

中药在自然疗法中发挥着重要的作用。中药以其独特的药性和治疗特点而闻名，通过合理选用不同的中药和中药方剂，以调整人体内部的阴阳平衡和气血流通。中药的使用需要根据个体情况进行精确的配伍和剂量控制，以确保安全和有效性。

在饮食方面，自然疗法强调选择新鲜、天然、健康的食材。蔬菜、水果、全谷物等被认为是营养丰富的食物，含有各种维生素、矿物质和纤维素等对身体健康至关重要的营养成分。这些食材可以满足人体对营养的需求，增强身体的抵抗力和免疫力，预防疾病的发生。此外，自然疗法也鼓励少食多餐，避免暴饮暴食，控制盐分和糖分的摄入量，保持饮食的平衡和适度。

二、中西医结合护理学的特点

（一）中医与西医相结合，治疗优势明显

中西医结合护理学通过综合运用中医和西医的方法，以便更全面地治疗疾病，提高疗效。

中医和西医在疾病认识、诊断与治疗等方面有着不同的理论和方法。中医强调整体观念和辨证施治，注重平衡阴阳、调和气血，并借助中药、针灸、推拿等手段调理人体，以达到防病、治病、养生的目的。而西医则以解剖学、生理学为基础，依靠先进的设备和技术进行疾病的精确诊断和手术治疗。

中西医结合护理学能够将中医和西医的优势相结合，形成一种综合性的护理模式。它既能利用西医的先进诊断技术，如影像学、实验室检查等，准确判断疾病的类型和程度，也能借鉴中医的辨证论治和个体化治疗方法，根据患者的整体情况制定个性化的护理方案。

例如，对于某些慢性疼痛的病症，中医注重通过调整气血、疏通经络等手段进行治疗，而西医则可以通过药物管理、物理治疗和康复训练等方法进行疼痛管理。中西医结合护理学则可以综合运用中医的针灸、推拿等技术和西医的药物治疗、康复训练等手段，以达到更好的疼痛缓解效果。

在癌症治疗方面，中西医结合护理学也具有显著的优势。中医强调调整人体的阴阳平衡，增强免疫力，并且可以减轻化疗、放疗等西医治疗的副作用。中西医结合护理学注重综合治疗，可以同时应用中西医的方法，提高抗癌治疗的效果并减少不良反应。

中西医结合护理学还可以应用于妇幼健康护理、心理健康护理等领域。在妇幼健康护理中，中医强调通过中药、针灸等方法调理女性生理周期和孕产期状况，西医则注重孕产妇的专业化护理和现代技术的应用。而中西医结合护理学可以综合运用中医的保健理念和西医的孕产妇管理知识，提供全面、个性化的妇幼健康护理。

（二）多元化的治疗技术

中西医结合护理学拥有多元化的治疗技术，综合运用了中医和西医的特色技术，旨在提供更全面、个体化的治疗手段，满足患者的需求。下面介绍几种常见的治疗技术：

1.中药疗法

中药疗法是中医的重要治疗手段之一，在中西医结合护理学中广泛应用。它通过使用中药的复方或单味药物，调节人体内部的阴阳平衡，促进气血流通，改善疾病症状。

中药可以根据患者的具体情况进行个体化的配方。中医辨证施治的原则在中药疗法中得到充分应用。根据患者的辨证类型，如寒热、虚实、湿燥等，医师会选择适合的中药组合，以恢复和调整身体的平衡。

中药可以通过内服和外用来达到治疗目的。内服中药常以汤剂、丸剂、颗粒剂等形式服用，经过消化系统吸收后起效。外用中药包括膏药、贴剂、洗剂等，直接作用于疾病发生的部位，起到消炎、止痛、杀菌等作用。中药疗法具有以下几个优势：

（1）个体化治疗

个体化治疗是一种根据患者的具体情况进行个性化治疗的方法。中药疗法作为一种传统医学形式，可以根据患者的病理特点以及体质差异等因素进行个性化的配方和治疗。这种个体化治疗方法能够更好地满足患者的需求，并提供针对性的治疗方案。

中药疗法在制定个体化治疗方案时，医师会根据患者的症状和体质特点等因素进行综合评估，并选择适合患者的中药组合。例如，对于同样患有消化不良的两个人来说，可能因为其体质的差异而需要不同的中药配方。一个人可能需要调理脾胃功能、促进消化的中药，而另一个人可能需要清热解毒、缓解胃痛的中药组合。

通过个体化治疗，中药疗法可以根据患者的具体病情和需求采用精准的治疗手段。这也是中医药疗法的优势之一。相比于一些通用药物，中药可以根据患者的体质和病情进行调整，降低不良反应的发生。

需要指出的是，个体化治疗虽然能够满足患者的个体差异，但其依旧需要严格的专业知识和经验。在接受中药疗法治疗时，患者应当选择有资质的医师进行指导，并按照医嘱进行治疗。

（2）综合调理

中药疗法在治疗上注重综合调理，旨在促进整体身体的平衡与健康。

中医理论认为，人体的健康和疾病都与阴阳失衡有关。中药疗法可以根据患者的病情和体质特点进行调配，以恢复阴阳平衡。当身体处于阴盛阳虚或阴虚阳亢等不平衡状态时，中药可以通过选择适当的中药组合来调节阴阳，使身体回归平衡状态。

此外，中药疗法还注重调理气血运行。中医认为，气血是维持人体正常生理功能的重要物质基础。如果气血运行不畅，会导致各类疾病的发生，可以通过选择具有活血化瘀、益气补血等功效的中药来改善气血循环，促进身体的自愈能力。

综合调理还包括对其他方面的关注。中药疗法在治疗过程中会综合考虑患者的心理、社会和环境等因素，以提高整体治疗效果。例如，在治疗失眠时，医师除了选用具有镇静安神功效的中药外，还会关注患者的作息习惯、饮食调节、心理因素等，并提出相应的建议和指导。

（3）广泛适用

中药疗法是一种广泛适用于多种疾病的医疗方法。它在治疗感染性疾病、慢性病以及代谢性疾病等方面都具有显著的疗效。中药可以作为主要治疗方法，也可以与西医药物治疗相结合，共同提高疗效。

对于感染性疾病，如感冒、咳嗽、发热等，中药可以通过改善机体免疫力、抗炎和解毒作用来缓解症状、促进康复。例如，中药常用的杏仁、连翘、金银花等具有清热解毒、消炎抗菌的功效。

对于慢性病，如糖尿病、高血压、哮喘等，中药可以通过调节身体内部的阴阳平衡、改善气血循环来控制病情，并减少相关并发症的发生。比如，黄芪、人参、当归等中药常用于增强体质、调节免疫功能、降低血糖和血压等。

对于代谢性疾病，如肥胖、高血脂等，中药可以通过调节新陈代谢、促进脂肪分解和消耗来帮助减轻体重、改善血脂水平。荷叶、山楂、莲子等中药常被用于降脂减肥。

此外，中药还广泛应用于心脑血管疾病、消化系统疾病、神经系统疾病等方面。例如，丹参、川芎、三七等中药常被用于改善血液循环，预防和治疗心脑血管疾病；枸杞子、山楂、白术等中药常被用于治疗消化不良、胃痛等问题；延胡索、天麻、郁金等中药常被用于缓解焦虑、失眠等神经系统疾病。

需要注意的是，中药治疗需要根据个人情况进行配方选择和剂量调整，并在专业的医师指导下进行。同时，对于一些严重疾病，仍需要结合现代医学进行综合治疗。

2.针灸疗法

针灸疗法是中国传统医学的独特治疗方法之一。它通过刺激人体特定穴位，调整和平衡气血的流动，以达到治疗和调理身体健康的目的。针灸涉及多种技术，包括经络针灸、耳针和头皮针等。

（1）经络针灸

经络针灸是一种常见且被广泛应用的针灸技术，它在中医理论中扮演着重要的角色。中医认为，人体内部存在一套复杂的经络系统，这些经络贯穿全身，并与各个器官组织相连。

经络针灸通过在特定的穴位上插入细针来刺激经络，从而达到调节和平衡气血运行的目的。针灸疗法可以改变经络的状态，调整身体的阴阳平衡，以恢复身体的正常功能。这些穴位位于经络的特定位置，根据不同的疾病和症状选择不同的穴位进行刺激。

经络针灸被广泛应用于临床实践中，具有多种疗效。首先，它可以缓解疼痛。当身体遭受刺激或受伤时，会导致疼痛的感觉。通过针灸刺激相关的穴位，可以激活神经系统，促进内啡肽等物质的释放，从而减轻疼痛症状。

其次，经络针灸可以促进血液循环。经络系统与血管系统密切相关，通过针灸刺激穴位可以扩张狭窄的血管，增加血液供应量，并促进氧气和营养物质的输送，有助于改善组织的供氧和营养状态。

经络针灸还可以调整内分泌功能。中医认为，经络系统与人体的内分泌系统相互关联。通过针灸刺激穴位，可以激活或抑制相应的内分泌腺体，调节激素的分泌，从而平衡身体的生理功能。

需要注意的是，经络针灸作为一种辅助治疗方法，具有一定的局限性。在选择穴位和施针技术时，需要根据个体的病情和体质特点进行科学合理的选择，并由专业的医师进行操作。此外，对于严重的疾病，仍需结合其他治疗方法进行综合治疗。

（2）耳针

耳针是一种常见的针灸技术，它是通过将针或其他刺激物放置在耳部特定的穴位来实现治疗效果的。根据中医理论，耳部的反射区与身体的各个部位相关联。通过刺激耳部的穴位，可以影响相应部位的功能。

耳针疗法被广泛应用于缓解各种疼痛症状，比如头痛、颈肩痛、腰痛等，都可以通过刺激耳部相应的穴位来减轻疼痛。此外，耳针疗法也被用于帮助人们戒烟和戒酒。在这方面的应用中，耳针被用于特定的穴位，以减少戒断症状和渴望感，帮助患者更好地戒掉烟酒。

除了疼痛管理和成瘾治疗，耳针疗法还可以用于情绪调节。耳部穴位与情绪和心理状态有关联。适当刺激这些穴位可以促进身体内部的平衡，缓解患者的压力和焦虑，改善睡眠质量，提升情绪。因此，耳针疗法常被用于调整情绪，缓解焦虑和抑郁症状。

（3）头皮针

头皮针是一种相对较新的针灸技术，它通过在头皮上插入微细的针来刺激头皮和脑部的神经和血液循环。这种方法被广泛应用于各种神经系统疾病以及头痛、失眠等问题的治疗。

头皮针疗法的原理是在头皮上选取特定的穴位进行刺激。这些穴位与人体的神经系统和脑部相关联。通过插入微细的针，可以刺激这些穴位，改善头皮的血液循环、增加神经传导、调节脑内化学物质的释放，从而达到治疗效果。

头皮针疗法被广泛应用于治疗神经系统疾病，如帕金森、癫痫、中风后遗症等。通过刺激头皮上的穴位，可以促进神经细胞的恢复和再生，改善神经功能，减少症状和不适感。

此外，头皮针疗法也被用于缓解头痛和失眠等问题。根据中医理论，头痛和失眠往往与头部的血液循环不畅有关。通过刺激头皮上的穴位，可以增加头皮的血液供应，促进局部代谢，减少炎症反应，从而缓解头痛和改善睡眠质量。

3. 推拿按摩

推拿按摩是一种独特的中医物理疗法，通过对人体脉络和经络进行推拿和按摩来调整气血运行，舒缓肌肉和神经系统。它广泛应用于改善血液循环、缓解疲劳、放松紧张情绪等方面，并常与其他治疗技术相结合使用，以取得更好的效果。

推拿按摩的治疗原理基于中医经络学说，认为人体经络是气血运行的通道，在经络上存在许多穴位，通过刺激这些穴位可以调节身体的气血流动。

推拿按摩师运用推、拿、揉、按等手法，通过对经络和穴位的刺激来促进气血的循环，消除气滞血瘀，促进新陈代谢和废物排泄，从而达到调整身体机能的目的。

推拿按摩具有多种益处。首先，它可以改善血液循环，促进氧气和营养物质输送到各个组织和器官，同时也有助于废物和毒素的排出，提高身体的自然康复能力。其次，推拿按摩可以缓解疲劳和肌肉酸痛，增加肌肉的灵活性和弹性，减轻肌肉紧张和僵硬感。此外，它还能舒缓神经系统，促进身心放松，改善睡眠质量，减轻焦虑和压力带来的不适。

推拿按摩常常与其他治疗技术相结合使用，以提高疗效。例如，结合针灸疗法可以在穴位刺激的基础上进一步调理气血，加强治疗效果。此外，推拿按摩也经常与中药疗法相辅相成，通过内外兼顾，全面促进健康恢复。因此，在接受推拿按摩治疗时，根据具体情况，医生会制定个性化的治疗方案，综合运用多种治疗手段。

4.西药治疗

西药治疗在中西医结合护理学中扮演着重要的角色。通过使用现代药物，可以有针对性地干预疾病的具体病因和病理机制，快速缓解症状，控制疾病的进展。与中医的辨证施治相结合，可以提高疗效，并减少不良反应的发生。

西药治疗主要通过使用合成药物来治疗疾病。这些药物经过严格科学研究和临床试验，具有明确的药理作用和治疗效果。根据疾病的类型和表现，医生会选择适当的西药进行治疗。

西药治疗的优势之一是疗效迅速显著。许多西药具有快速缓解症状的作用，能够在短时间内改善患者的健康状况。例如，抗生素可以有效杀灭细菌，抗炎药可以减轻炎症反应，降压药可以调节血压等。这些药物可以迅速控制疾病的进展，减轻患者的痛苦。

西药治疗还可以针对特定的分子靶点进行干预，调节机体的生理功能。例如，抗癌药物可以靶向肿瘤细胞，阻断其增殖和扩散；抗凝血药可以抑制血栓的形成；抗抑郁药可以调节神经递质的平衡等。这些药物通过作用于特定的分子靶点，改变生物体内的生化反应，达到治疗疾病的目的。

在中西医结合护理学中，西药治疗通常与中医辨证施治相结合使用，以取得更好的疗效。中医强调个体化的辨证施治，注重调整人体的整体平衡。而西药治疗则更加直接针对疾病的具体病因和病理机制。通过将两种疗法结合起来，可以充分发挥各自的优势，提高疗效，并减少不良反应的发生。

值得注意的是，虽然西药治疗具有显著的快速效果，但也可能带来一定的不良反应。因此，在接受西药治疗时，患者应该严格按照医生的指导进行用药，并及时报告不适或副作用的情况。

除了以上几种常见的治疗技术，中西医结合护理学还可以综合运用其他如瑜伽、气功、心理疏导等方法，通过对身体和心理的调节，达到促进健康和治疗疾病的目的。

中西医结合护理学具有较好的治疗效果和防病保健效果，为疾病预防和健康管理提供了新的思路和方法。与传统的西医护理学相比，中西医结合护理学更注重个体化护理、预防和整体观念，发挥了中医独特的治疗理念和技术。尽管中西医结合护理学在理论和实践方面仍有不足之处，但其独特的原理和特点为护理学的发展带来了新的机遇和挑战。

第三节　中西医结合护理学的应用领域和临床实践

中西医结合护理学是一种将中医和西医相结合的综合性医学模式，旨在通过综合运用中西医的理论和治疗方法，提供更全面、个性化的护理服务。这种综合的护理模式已经在多个领域展开了广泛的应用和临床实践。

一、慢性病管理

中西医结合护理学在慢性病管理方面具有广泛的应用和临床实践。慢性病是指持续时间较长、进展缓慢、反复发作或需要长期治疗的疾病。中西医结合护理学通过综合运用中医和西医的理论和治疗方法，以个体化、综合性的护理模式来管理和控制慢性病，提高患者的生活质量。以下将重点介绍中西医结合护理学在慢性病管理中的应用。

（一）高血压

高血压是一种常见的慢性疾病，如果不进行有效的管理，可能导致心脑血管并发症。中西医结合护理学在高血压管理方面具有重要的作用。它综合运用了中医和西医的理论和治疗方法，以个体化、综合性的护理模式来管理和控制高血压，从而帮助患者降低血压、减少并发症的风险。

中西医结合护理学中，中医注重整体观念，强调身心平衡和阴阳调节。中医认为高血压是由于阴阳失衡、气血不畅所引起的，因此治疗的关键是调节阴阳平衡和促进气血流通。常用的中医治疗方法包括针灸、推拿按摩、中药调理等。针灸用来调节神经系统和内分泌系统，从而达到降压的效果。推拿按摩可以促进气血流通，改善血液循环，减轻血管紧张度。中药调理则通过中药的配伍调配，以及中药的特定功效来调节阴阳平衡和气血运行，从而帮助降低血压。

西医在高血压管理中主要采用药物治疗的方法。根据患者的具体情况，可以使用不同类型的降压药物，如钙通道阻断剂、利尿剂、β受体阻断剂等，以达到降低血压的效果。此外，西医还会进行定期监测和评估患者的血压变化，以便及时调整治疗方案。

中西医结合护理学通过综合运用中医和西医的优势，能够更全面地管理高血压。中医注重强调预防和调理；西医则借助药物治疗和现代医疗技术，能够迅速有效地降低血压，控制病情发展。通过中西医结合护理学的应用，患者可以获得更全面、个性化的高血压治疗方案，提高疗效，降低心脑血管并发症的风险。

（二）糖尿病

糖尿病是一种慢性代谢性疾病，需要终身管理和治疗。中西医结合护理学在糖尿病管理中发挥着重要作用。能帮助患者控制血糖，减轻相关症状，预防并发症的发生。

中医注重整体调节和平衡，强调饮食控制对于糖尿病管理的重要性。中医推崇根据体质类型和病情特点进行个性化的膳食调理，如控制碳水化合物摄入量、选择低糖食材等。此外，中医还将中药应用于糖尿病治疗中，如山药、苦瓜等具有降血糖作用的中药，通过调节体内气血、阴阳平衡来改善糖尿病患者的症状和血糖控制。

西医在糖尿病管理中采用药物治疗、胰岛素注射和血糖监测等手段。根据患者的具体情况，可以选择口服降糖药物或胰岛素来控制血糖水平。此外，西医还强调血糖的自我监测，通过定期检测血糖，了解个体差异和药物疗效，以便及时调整治疗方案。

中西医结合护理学通过综合运用中医和西医的优势，能够更全面地管理糖尿病。中医注重整体调节和饮食控制，通过调理体质、调节阴阳平衡来改善糖尿病患者的体内环境；西医则通过药物治疗和现代医疗技术，能够有效控制血糖水平。同时，中西医结合护理学还强调对患者的教育和生活方式干预，帮助患者正确管理疾病，包括合理饮食、适量运动、心理支持等。通过中西医结合护理学的应用，可以提高糖尿病患者的血糖控制水平，减轻相关症状，预防并发症的发生。

（三）慢性肾病

慢性肾病是指肾功能逐渐减退、进展缓慢的一类疾病。中西医结合护理学在慢性肾病管理中发挥着重要作用。中西医结合护理学能够提供更全面、个体化的慢性肾病管理方案，帮助患者延缓病情进展，提高生活质量。

中医认为肾脏是人体的主要器官之一，调理肾脏对于慢性肾病的治疗具有重要意义。中医常用的治疗方法包括中药调理和针灸。中药调理可以通过中药的配伍调配和特定功效来改善肾脏功能，促进气血循环，达到延缓疾病进展的目的。针灸调节身体的气血运行，帮助改善肾脏功能。

西医在慢性肾病管理中侧重辅助药物治疗、透析和肾移植等技术手段。根据患者的具体情况，可以使用降压药物、利尿剂等药物进行治疗，以控制血压和减轻肾脏负担。对于晚期慢性肾病患者，透析和肾移植是常见的治疗选择。透析通过人工方式清除体内的废物和多余液体，起到替代肾脏功能的作用。肾移植则是将健康的肾脏移植到患者体内，取代功能受损的肾脏。

中西医结合护理学通过综合运用中医和西医的优势，能够更全面地管理慢性肾病。中医帮助改善肾脏功能；西医则借助药物治疗和现代医疗技术，控制病情进展。通过中西医结合护理学的应用，可以提高慢性肾病患者的生活质量，延缓疾病进展，减少并发症的发生。

（四）慢性呼吸系统疾病

慢性阻塞性肺疾病（Chronic Obstructive Pulmonary Disease，COPD）和支气管哮喘是常见的慢性呼吸系统疾病，对患者的呼吸功能造成严重影响。通过综合运用中医和西医的理论和治疗方法，帮助患者控制症状，改善呼吸功能，提高生活质量。

中医注重调理气血、改善肺功能对于慢性呼吸系统疾病管理的重要性。中医常用的治疗方法包括针灸、中药调理等。针灸通过刺激特定穴位，促进气血流通，从而改善呼吸系统疾病的症状和肺功能。中药调理则通过使用具有清热解毒、润肺止咳等功效的中药来改善肺脏状况，减轻炎症反应，缓解支气管哮喘和 COPD 的症状。

西医在慢性呼吸系统疾病管理中侧重于药物治疗、吸入疗法和物理治疗等手段。根据患者的具体情况，可以使用支气管扩张剂、抗炎药物、抗过敏药物等进行治疗，以控制症状和预防急性发作。吸入疗法常用于 COPD 和支气管哮喘的治疗，包括吸入短效或长效支气管扩张剂、吸入类固醇等，以提高药物的靶向性和减少不良反应。物理治疗如呼吸康复训练、氧疗等也可以帮助患者改善呼吸功能和增强身体抵抗力。

中西医结合护理学通过综合运用中医和西医的优势，能够更全面地管理慢性呼吸系统疾病。中医注重调节气血、改善肺功能；西医则借助药物治疗和现代医疗技术，控制症状和预防急性发作。中西医结合护理学还帮助患者正确管理疾病，包括合理饮食、戒烟、适量运动等。通过中西医结合护理学的应用，可以提供更个体化的呼吸系统疾病管理方案，帮助患者控制症状，改善呼吸功能，提高生活质量。

（五）骨质疏松症

骨质疏松症是一种常见的慢性骨代谢疾病，患上此病后容易导致骨折。中西医结合护理学能够提供全面的骨质疏松症管理方案，帮助患者增强骨密度，减少骨折风险。

中医常用的治疗方法包括中药调理、推拿按摩、气功等。中药调理可以通过中药的配伍调配和特定功效来改善骨代谢，促进骨骼生长和修复，从而增强骨密度。推拿按摩和气功则通过刺激和调整经络和气机，促进气血流通，帮助改善骨质疏松症的症状和预防骨折。

西医在骨质疏松症管理中侧重于药物治疗、营养指导、运动疗法等手段。根据患者的具体情况，可以使用抗骨质疏松药物如双膦酸盐、雌激素等进行治疗，以增加骨密度和减少骨折风险。营养指导包括合理的钙和维生素 D 摄入，以促进骨骼生长和修复。运动疗法也是重要的管理手段，适量的有氧运动和力量训练可以帮助增强肌肉力量和骨骼稳定性。

中医注重调整气血、改善骨代谢；西医则借助药物治疗和现代医疗技术，增加骨密度和强化骨骼。同时，中西医结合护理学还强调患者必须进行健康的饮食、戒烟、减少饮酒等。通过中西医结合护理学的应用，可以帮助患者增强骨密度，预防骨折，提高生活质量。

中西医结合护理学在慢性病管理中以其综合性和个体化的特点得到广泛应用。通过整合中医和西医的优势，综合运用不同的治疗手段，能够更好地控制慢性病的症状，延缓疾病进展，提高患者的生活质量。然而，对于具体的患者来说，选择何种治疗方法需要与医生进行深入的交流和讨论，并根据实际情况制定个体化的治疗方案。

二、骨伤科疾病

中西医结合护理学在骨伤科疾病的应用领域和临床实践具有重要意义。骨伤科疾病包括骨折、关节炎、软组织损伤等，这些疾病对患者的生活质量和功能有较大影响。中西医结合护理学通过综合运用中医和西医的优势，能够提供更全面、个体化的管理方案，促进病情康复，提高患者的生活质量。

（一）骨折

骨折是骨骼在外力作用下发生断裂或破碎的情况，常见于骨伤科疾病中。中西医结合护理学在骨折的应用领域和临床实践中具有重要意义，可以提供全面、个体化的管理方案，促进骨折愈合和功能恢复。

中医在骨折的管理中注重调整气血、促进自体修复。中医常采用中药调理、推拿按摩等方法加速骨骼愈合和恢复功能。针对不同类型的骨折，中医使用不同的中药配伍，以促进骨骼生长和修复。推拿按摩能够通过刺激经络、调和气血，促进局部血液循环和组织修复，来减轻疼痛和肌肉痉挛。

西医依靠先进的影像技术和手术技术，对骨折进行精确的诊断和治疗。通过 X 光、CT（计算机断层扫描）、MRI（磁共振成像）等影像技术，可以明确骨折的类型和程度，为制定治疗方案提供依据。对于复杂的骨折，西医常采用手术治疗，通过骨钉、钢板等器械来修复骨骼，并保持骨折部位的稳定。手术后，物理疗法如康复训练、理疗等也是重要的配合治疗手段，可以帮助患者恢复肌肉力量和关节稳定性。

在中西医结合护理学中，针对骨折的管理方案往往是综合运用中医和西医的优势。通过综合考虑患者的具体情况，制定个体化的治疗方案。中西医结合护理学注重以患者为中心，综合运用中医和西医的治疗方法，既强调促进骨骼愈合和自我修复的中医手段，又借助西医的先进技术和手术治疗来达到更好的治疗效果。

除了药物治疗和手术治疗，中西医结合护理学还注重疼痛管理、并发症预防和康复指导。中医药常用于缓解骨折引起的疼痛和不适，西医则通过药物和物理疗法来控制炎症反应和促进恢复。并发症预防方面，中西医结合护理学强调合理的床旁护理、饮食指导、避免压疮等，以预防感染和其他并发症的发生。康复指导包括康复期的运动训练、功能恢复和生活方式的改善，帮助患者尽快恢复正常生活。

（二）关节炎

中西医结合护理学在骨伤科疾病中的应用领域和临床实践是非常广泛的，其中关节炎是一个重要的领域。关节炎是指关节的炎症性疾病，主要包括风湿性关节炎、骨关节炎等。中西医结合护理学采用了综合治疗的方法，通过中医经络理论和西医疾病诊断理论相结合，以及中药、针灸、按摩、康复运动等手段，来改善患者的症状和生活质量。

中西医结合护理学在关节炎的早期预防和干预方面起到重要作用。通过中医的辨证施治，可以对关节炎的发展趋势进行准确判断，并采取相应的措施进行干预，从而延缓疾病的进展。同时，结合西医的影像学和实验室检查手段，可以更全面地评估疾病的严重程度和影响范围，制定个体化的治疗方案。

中西医结合护理学在关节炎的治疗中具有独特的优势。中药作为传统中医的重要组成部分，通过调理气血、活络止痛等作用，可以改善患者的关节炎症状，减轻疼痛和肿胀。针灸作为一种非药物治疗手段，通过刺激穴位，调整人体的生理功能，促进关节的恢复和修复。同时，按摩和康复运动可以增强关节周围肌肉的力量和稳定性，提高患者的活动能力和生活质量。

中西医结合护理学在关节炎康复阶段也非常重要。关节炎是一种长期性的疾病，需要持续的治疗和康复护理。中西医结合护理学可以通过综合评估患者的身体状况和康复需求，制订个体化的康复计划，并采取相应的康复措施，旨在恢复患者的关节功能和生活自理能力。

（三）软组织损伤

软组织损伤包括肌肉、韧带、关节囊以及其他连接组织的损伤，常见的有扭伤、肌肉拉伤、关节脱位等。中西医结合护理学通过综合运用中医和西医的优势，以及各种治疗手段的组合，来改善患者的症状和恢复进程。

在软组织损伤的早期干预和急救中，中西医结合护理学起到了重要作用。中医的辨证施治可以通过辨别损伤的类型和程度，采取相应的中药、针灸、拔罐等治疗手段，减轻疼痛、消肿止血，促进伤口愈合。同时，结合西医的损伤评估和影像学检查，可以更全面地了解损伤的情况，制定个体化的治疗方案。

在软组织损伤的康复阶段，中西医结合护理学也发挥了重要作用。康复阶段的治疗主要包括恢复活动功能、增强肌肉力量和稳定性、预防并发症等。中医的推拿按摩可以通过刺激穴位、调理经络，促进局部血液循环，缓解肌肉紧张和疼痛。同时，物理疗法如电疗、热敷、冷敷等也常用于软组织损伤的康复治疗，以增加局部血流、减轻疼痛和改善关节活动度。

中西医结合护理学还注重患者的个体化护理需求和心理支持。在软组织损伤的康复过程中，患者面临身体疼痛、运动障碍、生活质量下降等问题，需要提供恰当的心理支持和指导。中医提倡"治未病"，注重身心平衡，通过中医养生理念和心理疏导的方法，能够帮助患者积极应对康复过程中的困难和压力。

三、癌症护理

中西医结合护理学在癌症护理领域的应用正在不断发展，并已经取得了一定的成果。中西医结合护理学将中医和西医的理论与实践相结合，以提供更全面、个性化的护理服务，帮助癌症患者提高生存质量、减轻痛苦，并促进其康复。以下是中西医结合护理学在癌症护理中的具体应用领域和临床实践。

（一）疼痛管理

癌症患者常伴有不同程度的疼痛，而中西医结合护理学在疼痛管理方面发挥着重要作用。通过综合运用中医针灸、按摩、中药等方法，配合西医镇痛药物，可以帮助癌症患者有效缓解疼痛，提高生活质量。

针灸作为一种传统的中医疗法，在疼痛管理方面有着悠久的历史。通过刺激特定的穴位，改善局部血液循环，缓解痛感。对于癌症患者的疼痛管理，针灸可以作为辅助手段，协助减轻疼痛，提高舒适感。

中医按摩技术包括推拿、拔罐等，通过按摩和刺激相应的穴位和经络，缓解疼痛。中医按摩可以促进局部血液循环，舒缓紧张的肌肉，减轻炎症反应和痉挛感，从而达到缓解疼痛的效果。

中药在疼痛管理中也有一定的应用。例如，乌药、川芎、延胡索等中药具有活血化瘀的功效，可以缓解癌症患者因气血瘀滞引起的疼痛。中药可以通过口服、外用、泡脚等方式使用，帮助患者缓解疼痛症状。

西医提供了多种不同类型的镇痛药物，包括非处方药和处方药。这些药物可以通过作用于中枢神经系统或局部止痛，减轻癌症患者的疼痛症状。在中西医结合护理学中，护理人员根据患者的疼痛程度和疼痛类型，结合医生的建议，合理选用镇痛药物，并进行监测和评估。

中西医结合护理学在癌症疼痛管理中的应用是个体化的，需要根据患者的具体情况和需求进行调整。专业人员在疼痛管理中起着重要的作用。他们会详细了解患者的疼痛感受、疼痛类型和疼痛程度，与医生密切协作，为患者制定个性化的疼痛管理方案，并及时观察和记录患者对治疗的反应和不良反应。

护理人员还应向患者提供相关的教育和支持，帮助他们更好地理解癌症疼痛管理是中西医结合护理学的重要应用领域之一。针对癌症患者普遍存在的疼痛问题，中西医结合护理学通过综合运用中医和西医的方法，可以帮助患者有效控制疼痛，提高生活质量。

（二）免疫调节

中西医结合护理学在癌症治疗中的免疫调节方面发挥着重要作用。中医认为，癌症是因机体阴阳失衡、气血瘀滞等导致，因此强调通过调整机体的免疫功能来治疗癌症。中西医结合护理学通过综合运用中药、养生保健等方式，辅助西医化疗、放疗等方法，可以增强患者的免疫力，提高治疗效果。

1.中药

中药在免疫调节中发挥着重要作用。许多中药具有调节免疫系统的功效，可以帮助患者改善免疫功能，提高机体抵抗力。

人参是一种常见的中药，被广泛应用于免疫调节中。人参具有大补元气，生津养血的作用，可增强机体的阳气，提高免疫力。

黄芪也是免疫调节中常用的中药之一。黄芪具有补气升阳、益卫固表和利水消肿的功效。它可以补充身体的气血，提高免疫细胞的数量和活性，增强机体对外界病原体的抵抗力。

除了人参和黄芪，党参、枸杞子、山楂等中药也被广泛应用于免疫调节中。党参具有益气固表、健脾益肺的功效，可以使机体的气血充盈，提高机体抵抗疾病的能力。枸杞子被认为具有滋阴补肾、明目等作用，能够调节机体的免疫功能。山楂则具有消食健胃、化浊降脂的作用，可以强化脾胃功能，增强人体对营养的吸收，提高免疫力。

在中西医结合护理学中，护理人员会根据患者的具体情况和需求，合理选用中药进行调理和治疗。护理人员需要了解不同中药的功效和适应证，并注意患者的体质差异，避免不良反应和药物的相互作用。

2.养生保健

通过合理的饮食、适度的运动和良好的心理状态，可以增强机体的免疫力，提高身体的抵抗力。

维持良好的营养状况是免疫调节的重要方面之一。摄入富含维生素、矿物质和抗氧化剂的食物有助于增强机体的免疫功能。例如，富含维生素 C 的柑橘类水果、富含锌的海产品和富含抗氧化剂的蔬菜水果都是提高免疫力的良好选择。此外，适量的优质蛋白质来源如鱼、豆类和坚果也对免疫系统的正常运行至关重要。

适度的运动也对免疫调节有积极影响。运动可以改善血液循环，促进免疫细胞的产生和活性，增强机体的免疫防御能力。适宜的运动形式可以增强肺功能，提高机体对感染的抵抗力。但是过量的运动可能会导致免疫系统的抑制，因此需要根据个体情况选择适度的运动强度和时间。

良好的心理状态对免疫调节同样至关重要。长期的精神压力和焦虑状态会削弱机体的免疫功能。因此，保持积极的心态、有效应对压力、参与放松活动如冥想和瑜伽等都有助于改善免疫功能。

3. 传统中医方法与现代西医治疗相结合

中西医结合护理学注重将传统中医方法与现代西医治疗相结合，以达到更好的治疗效果。对于癌症患者进行放疗、化疗等西医治疗时，可以综合运用中药、针灸、按摩等中医方法，辅助减缓西医治疗的不良反应，提高患者的耐受性和治疗效果。

在中西医结合护理学中，护理人员需要根据患者的具体情况和治疗方案，综合运用中医方法进行个性化护理。护理人员需要了解不同中药的功效和适应证，掌握针灸、按摩等技术的操作要点，确保安全有效地应用这些中医疗法。

中西医结合护理学在癌症治疗中的免疫调节是一个渐受关注的领域。护理人员在免疫调节中起着重要作用，因为护理中需要具备相关的知识和技能，结合患者的具体情况进行个性化评估和制定治疗方案。此外，护理人员还应与医生、营养师等专业团队密切合作，共同为患者提供全面的免疫支持和护理服务。

（三）营养支持

营养支持是中西医结合护理学中重要的一环，特别在癌症患者中常见营养不良问题的情况下更为重要。中西医结合护理学可以根据患者个体的情况，综合运用中医膳食疗法、补益中药和西医营养支持措施，帮助患者保持良好的营养状况，提高身体抵抗力。

中医膳食疗法在营养支持中具有重要的作用。根据中医理论，不同的食物具有不同的性味和功效，可以用来调理人体功能，并改善患者的营养状况。例如，在癌症患者中常见的食欲不振、消化不良等问题中，可以选择具有开胃、健脾、益气作用的食材，如山药、黄芪、神曲等，通过中医膳食疗法来促进患者的食欲和消化功能的恢复。

补益中药也是营养支持中常用的中医方法之一。中药，如人参、黄精等，被广泛应用于癌症患者的营养支持中。这些中药具有滋养身体、增加能量、提高免疫力的功效，可以帮助患者调整机体功能，改善营养不良问题。可以根据患者的具体情况，选择适当的补益中药进行配方和调理。

西医营养支持措施也非常重要。这包括通过口服营养补充剂或静脉营养输注等方式，为患者提供所需的营养物质。根据患者的需要，护理人员会制定个性化的营养配方，并密切监测患者的营养状况和反应，及时调整营养支持计划。

（四）心理支持

癌症患者在治疗过程中常常面临巨大的心理压力和抑郁情绪。中西医结合护理学可以通过采用中医心理疏导、音乐疗法、医学按摩等方式，辅助西医心理治疗，帮助患者减轻焦虑和抑郁，提高心理健康水平。

中医心理疏导在中西医结合护理中具有重要的作用。中医认为，身心是相互关联的，情绪的不顺畅会影响人体的功能和健康。通过使用中医理论和技巧，可以与患者进行情感交流，并针对不同的心理问题给予相应的指导和调理方法。例如，根据中医理论，一些具有疏肝理气、安神定志作用的中药如柴胡、香附等，可以用于缓解焦虑、烦躁等情绪问题。

音乐疗法也被广泛应用于癌症患者的心理治疗中。音乐有着独特的情绪引导和放松效果，可以帮助患者缓解焦虑和抑郁，改善心理健康。可以通过播放柔和、舒缓的音乐，或者引导患者参与音乐活动如合唱、音乐治疗等，帮助患者转移注意力，减轻心理压力。

医学按摩也是一种常用的中西医结合心理治疗方法。按摩可以通过调节经络、促进气血流通，达到舒缓身心、促进心理放松的效果。护理人员在实践中可以学习相关的按摩技巧，针对患者的具体需求进行按摩疏导。例如，脚底按摩被认为可以改善情绪波动，头部按摩则有助于缓解压力和焦虑情绪。

需要指出的是，中西医结合护理学在癌症护理中仍处于探索阶段，还存在一定的局限性。在具体实践中，护理人员应根据患者的具体情况和治疗方案，合理选择和应用中西医结合的方法，并与医生、其他专业人员密切合作，共同制订和实施综合护理计划，以达到最佳的护理效果。

四、妇幼保健

中西医结合护理学在妇幼保健中的应用非常广泛，可以涵盖从孕前到产后、婴幼儿期的各个阶段。以下是关于中西医结合护理学在妇幼保健中的应用和临床实践的详细介绍。

（一）孕前保健

孕前保健是指为准备怀孕的女性提供全面的身体和心理支持，以调整体质，提高生育能力。在中西医结合护理学中，孕前保健的主要目标是通过中医辨证施治、针灸调理和中药调理等方法，改善激素平衡、调整内分泌系统，从而增加受孕的成功率。

1. 中医辨证施治

在孕前保健中，中医辨证施治是一种常用的方法。通过对女性体质进行辨证分类，中医可以根据不同的症状和体质特点采取相应的治疗措施。例如，如果女性存在气虚血瘀的体质特点，医师会通过补气活血的方法，为患者受孕创造良好的内在条件。

在中医理论中，气虚和血瘀被认为是导致生殖系统问题的重要因素之一。气虚表示体内气血不足，容易导致月经不调、排卵异常等问题；而血瘀则指血液循环不畅，可能影响子宫内膜的营养供应和新陈代谢，从而影响受精卵着床和胎儿的发育。

针对气虚血瘀的体质，中医辨证施治会运用一系列的中药和针灸疗法来改善体质。中药方剂中常用的药材有当归、川芎、黄芪等，这些药材具有活血化瘀、调理气血的作用。针灸疗法通常会选择一些特定的穴位进行刺激，如关元、足三里等，以增强气血运行和调节内分泌功能。

通过中医辨证施治，可以改善气虚血瘀的体质特点，调理内分泌系统，增加受孕的机会。这种方法在孕前保健中得到了广泛应用，并取得了一定的临床效果。

需要注意的是，每个人的体质和情况都不同，所以在进行孕前保健时，建议咨询专业的医师或产科医生，根据自身情况制定个体化的护理方案，并配合健康的生活方式，为顺利怀孕打下良好的基础。

2.针灸调理

针灸调理月经周期是孕前保健的重要内容。通过刺激特定的穴位，针灸可以对女性的月经周期进行调节，促进排卵，从而增加受孕的机会。此外，针灸还能够改善子宫内膜厚度，增加子宫血流量，提高受精卵着床的可能性。

针灸通过刺激穴位，影响身体的神经和内分泌系统，调节女性的月经周期。在实践中，医师会根据具体的体质和症状选择不同的穴位进行针灸。例如，在调节月经周期方面，常用的穴位有足三里、关元、神阙等，这些穴位与生殖系统相关，能够刺激卵巢功能，促进排卵。

除了调节月经周期，针灸还有助于改善子宫内膜的质量。子宫内膜是胚胎着床的关键环境，优质的内膜有利于受精卵的发育和着床。针灸可以通过增加子宫血流量，改善子宫内膜的厚度和质量，提高受精卵着床的可能性。

此外，针灸还可以调节女性的神经内分泌系统，帮助患者减轻压力和焦虑，提高生育的成功率。压力和焦虑对于生殖功能有不良影响，可以干扰月经周期和卵泡发育，降低受孕机会。针灸作为一种综合治疗方法，可以通过调整身体的神经内分泌平衡，缓解压力和焦虑，创造良好的身心状态来促进受孕。

（二）孕期保健

孕期保健对于孕妇和胎儿的健康发展至关重要。中医在孕期保健方面有着丰富的经验和独特的方法。以下是一些常用的中医孕期保健措施。

1.中医推拿缓解妊娠反应

在孕早期，许多孕妇会经历不适的症状，如恶心、呕吐等，这被称为妊娠反应。中医推拿可通过调理经络和促进气血流通来缓解这些症状，提高孕妇的舒适度。

中医认为，妊娠反应主要与脾胃虚弱和气血运行不畅有关。通过推拿的手法刺激特定的穴位和经络，可以调整体内的气血运行，改善脾胃功能，从而减轻恶心、呕吐等症状。

常用的推拿手法包括按摩、揉捏和点按等。医师会根据孕妇的具体症状和体质特点选择适合的穴位和手法进行推拿。例如，通过刺激腕部内关穴可以缓解恶心和呕吐的症状。此外，大椎穴、足三里穴等穴位也常被用于缓解妊娠反应。

中医推拿可以通过刺激穴位和经络来调整气血运行，改善脾胃功能。这有助于减轻妊娠反应的症状，并提高孕妇的舒适度。推拿还可以促进身体的放松和平衡，缓解情绪压力，改善睡眠质量。

2.中药改善孕妇体质

中药在改善孕妇体质方面具有独特的优势和价值。根据孕妇的体质特点和症状，医师可以开具个性化的中药处方，以增强体力、提高免疫力，并促进整体健康。在选择和使用中药时，必须遵循医生的指导，确保安全性和适应性。

中药还可以针对孕妇可能出现的一些常见不适症状进行调理。例如，如果出现水肿问题，医师可能会开具利水消肿的中药处方，如茯苓、山药等；如果出现皮肤瘙痒或过敏反应，医师可能会选择清热解毒的中药，如连翘、黄芩等。通过针对特定问题进行调理，中药能够帮助孕妇缓解不适症状，并促进身体的健康平衡。

3.结合针灸、推拿等方法调整脊柱和骨盆

在孕期，由于子宫扩大和激素变化等原因，许多孕妇会经历背部、腰骶部的疼痛不适。中医的针灸和推拿是一种有效的治疗方法，可以通过调整脊柱和骨盆的位置来缓解这些症状，提高孕妇的舒适度。

在针灸中，医师会选择特定的穴位，如腰阳关等，使用细针进行刺激。这些穴位位于腰部和骶部，刺激时可以促进局部的血液循环，舒缓肌肉的紧张，减轻疼痛。

推拿则通过手法的揉捏、按摩、点按等，刺激脊柱和骨盆周围的敏感区域。这些手法可以调整脊柱和骨盆的位置，缓解压力，舒缓肌肉的紧张度，并促进气血运行。

在进行针灸和推拿时，需要专业医师的指导。孕妇应咨询专业的医师或产科医生，根据具体症状和体质来确定适合的穴位和手法，并确保操作的安全性。

除了针灸和推拿，孕妇还可以结合其他方法来缓解背部、腰骶部的疼痛。例如，适当的休息和睡眠姿势，正确的姿势和体位调整，以及适度的运动和体育活动，都可以减轻症状和改善舒适度。

4. 给予合理营养的饮食指导

在孕期，母体和胎儿对于营养的需求量增加，合理的饮食对于保障孕妇和胎儿的健康非常重要。医师可以根据孕妇的体质特点和营养需求，给予个性化的饮食指导，合理安排膳食结构，确保母体和胎儿所需的各种营养物质的摄入，并防止过度或不足造成的问题。

中医强调"阴阳平衡"的理念，认为孕妇在饮食上应注意均衡摄取各类食物。每天的膳食应包括五谷杂粮、肉类、蔬菜、水果、豆类、奶类等多种食物，以满足孕妇身体所需的碳水化合物、蛋白质、脂肪、维生素、矿物质等多种营养元素。

孕妇应多食用一些易消化的食物，如小米、红豆、山药等，有助于增强脾胃功能。同时，还需要适量增加富含铁、钙、叶酸、维生素 C 等营养物质的食物，如绿叶蔬菜、水果、牛奶、豆制品等，以满足孕期特殊的营养需求。

此外，中医认为冷热食物的搭配也要注意。孕妇应尽量避免食用辛辣刺激、生冷性凉的食物，如辣椒、生鱼片等，以免对脾胃产生不良影响。

当然，在给予饮食指导时，医师将综合考虑孕妇的个体情况和偏好，并结合现代营养学的知识进行合理安排。因此，建议孕妇在孕期接受专业医师或产科医生的指导，根据自身情况制订合理的饮食计划，并保持适度的运动、良好的饮食习惯，以维持良好的营养状况和健康。

（三）产前准备

产前准备对于孕妇的健康和胎儿的发育至关重要。从中医和西医的不同角度，产前准备可以从不同的方面进行考虑。

中医的产前准备注重调理母体的阴阳平衡和气血充盈。中医建议孕妇在怀孕前就开始调整饮食习惯，保证营养均衡，并避免生冷和刺激性食物的摄入。此外，适当的运动也是重要的，可以选择一些轻度的运动方式，如散步或瑜伽，以促进气血流通和身体的柔软度。中医还强调孕妇需要合理安排自己的作息时间，保证充足的睡眠，避免过度劳累和情绪波动。

西医的产前准备则更加侧重于检查和筛查，以确保母婴的健康。孕妇需要进行全面的体格检查，包括测量身高、体重和血压等基本指标。还需要进行一系列的实验室检查，如血液常规、尿液分析和肝功能等，以评估母体的健康状况。在筛查方面，孕妇还需要进行一些特定的检查，如唐氏综合征和先天性心脏病等常见遗传疾病的筛查。

无论是中医还是西医，在产前准备中都非常重视孕妇的营养补充。中医建议孕妇食用一些具有滋补作用的食物，如红枣、黑芝麻、核桃等，以补充身体所需的营养物质。西医则推荐孕妇补充叶酸、铁剂、钙剂等营养素，以确保胎儿正常发育。

此外，产前准备还包括接种疫苗和防疫措施，以预防孕妇和胎儿患上某些传染病。中医强调保持良好的环境卫生和个人卫生习惯，避免感染病菌。西医则根据具体情况给予孕妇相应的疫苗接种建议，并采取一些特殊的防护措施，如避免接触有害物质和传染源。

（四）产后保健

产后保健是指针对女性在分娩后进行的一系列保健措施，旨在帮助女性恢复身体健康、调整心理状态，并提供适当的护理和指导。传统中医和现代西医在产后保健方面有着不同的方法和理念。

中医注重身体的阴阳平衡，认为人体在怀孕和分娩过程中会出现阴阳失衡的情况。因此，中医强调通过饮食调理、中药治疗和针灸等手段来恢复阴阳平衡。例如，中医推崇食疗，根据产妇的体质和需要，选择合适的食材和烹饪方法，以促进产后恢复。同时，中医强调经络通畅，认为通过针灸和推拿可以调理气血运行，促进产后康复。

与之相比，西医更注重科学的检查和治疗手段。在产后保健中，西医会进行身体检查，评估产妇的生理状况和潜在的健康风险。如果有必要，他们会使用药物治疗和手术等现代医学技术来处理并预防产后并发症。此外，西医还提供针对产妇的营养指导、生活习惯调整和康复运动等方面的建议。

妇幼保健机构在产后保健中起着重要的作用。它们通过开展产后访视、科学指导和护理，为产妇提供全面的支持和帮助。这些机构综合中医和西医的优点，制订个性化的产后保健计划。例如，根据产妇的需要，可以采用中医的针灸配合西医的康复运动，以加速康复进程。

（五）婴幼儿期保健

中西医结合护理学将传统中医和现代西医的理论与护理实践相结合，为婴幼儿提供综合性的保健服务。在婴幼儿保健中，中西医结合护理学可以有效促进婴幼儿的身心健康发展。

中西医结合护理学注重全面评估婴幼儿的生长发育情况，包括体格、认知、语言、社会情绪等方面。通过中西医结合的方法进行综合分析，能够更准确地了解婴幼儿的健康状况和潜在问题，从而制订个性化的保健计划。

在喂养方面，中西医结合护理学倡导母乳喂养，并提供详细的指导和支持。中医认为母乳具有丰富的营养成分和免疫因子，能够促进宝宝的免疫力和消化功能发育。西医则提供科学的喂养技巧和注意事项，如哺乳姿势、喂养频率等，以确保宝宝得到适当的营养和生长发育。

中西医结合护理学还注重宝宝的身体保健，包括预防传染病、保持皮肤卫生、维持良好的睡眠等方面的指导。中医通过按摩、中药汤剂等方法促进宝宝的血液循环和消化功能。西医则通过免疫接种、定期体检等手段防范和监测潜在的健康风险。

心理健康也是婴幼儿保健的重要方面。中西医结合护理学注意到宝宝情绪管理的重要性，通过安抚技巧和亲子互动等方法提供支持和指导。同时，家长教育也是其中的一部分，帮助家长正确理解宝宝的发展特点和需求，培养积极的育儿观念。

中西医结合护理学的临床实践在妇幼保健中发挥着重要作用。在实践过程中，护理人员需要根据患者的具体情况和需求，采用合适的中西医结合方法进行护理。

五、儿科疾病

中西医结合护理在儿科疾病的治疗中表现出良好的效果。例如，在小儿感冒发烧方面，中医可以采用中药汤剂来清热解毒，改善症状；西医可以使用退热药物控制体温。在小儿哮喘治疗中，中医可以通过针灸和中药治疗，西医可以使用雾化吸入药物来缓解症状。

通过综合运用传统中医和现代西医的理论与实践，中西医结合护理学为儿童提供全面、个性化的诊疗和护理服务。下面将详细介绍中西医结合护理学在儿科疾病的常见应用以及临床实践。

（一）儿童呼吸系统疾病

中西医结合护理学综合运用了中医理论和现代西医的药物治疗和康复训练方法，改善儿童的呼吸状况。

中药在中西医结合护理学中也起到重要作用。根据儿童的具体情况，中医医生会开具针对性的中药方剂，通过清热解毒、平喘止咳、润肺化痰等方法进行治疗。这些中药可以通过口服或者加工后进行雾化吸入的方式，能有效改善儿童的症状，促进儿童肺部康复。

中西医结合护理学还充分发挥了现代西医在儿童呼吸系统疾病治疗中的优势。西医常用的治疗药物包括支气管扩张剂、抗炎药物等，能够迅速缓解症状、降低炎症反应，并通过减轻支气管痉挛和扩张支气管，提高儿童的通气功能。

中西医结合护理学在儿童呼吸系统疾病的治疗中，通过综合运用中医和西医的理论与实践，能够全方位地改善儿童的呼吸状况。因此，中西医结合护理学在儿童呼吸系统疾病的临床实践中发挥着重要作用，为儿童的健康提供有效的护理措施。

（二）儿童消化系统疾病

儿童消化系统疾病包括腹泻、便秘、胃炎等，中西医结合护理学可以应用中医理论，通过饮食调理、按摩和中药治疗等方法改善儿童的消化功能，促进其肠道健康。同时结合西医的常规检查和药物治疗，辅助儿童恢复消化系统正常功能。

中医理论认为，儿童消化系统疾病多与消化功能失调有关。其中饮食调理是一种常用的方法。根据儿童具体的病情，中医医师会制定个性化的饮食方案，包括合理搭配食物、控制饮食量和频率等。对于腹泻、便秘等问题，饮食中可适当增加膳食纤维和水分摄入，帮助调节肠道功能。而对于胃炎等问题，则需要避免刺激性食物和过度油腻食物，保证饮食清淡易消化。

中药治疗常被应用于儿童消化系统疾病的护理中。根据儿童的具体病情，中医医生会开具针对性的中药方剂来改善消化功能。这些中药可以制成汤剂、颗粒或丸剂供儿童口服，有助于调理消化系统，促进康复。

同时，结合西医的常规检查和药物治疗能够提供更全面有效的治疗。西医通过常规检查如血液、尿液、粪便等检查，评估儿童消化系统的病情。药物治疗如抗生素、止泻药、缓泻剂等可以针对具体病因进行治疗。

（三）儿童皮肤疾病

儿童皮肤疾病如湿疹、疱疹等，中西医结合护理学可以综合运用中医理论和现代西医的诊断技术和药物治疗来改善症状。

中医理论认为，皮肤疾病常常与体内环境失衡有关，因此调节体内环境对于治疗皮肤症状至关重要。在中西医结合护理学中，中药外治是一种常用的方法。根据儿童具体的病情，中医医生会开具针对性的中药方剂外用，如中药浸泡剂、药膏等，以祛湿清热、润燥止痒等作用改善皮肤症状。这些中药可以直接涂抹或者加工后制成浸泡剂来进行外治，能够有效舒缓儿童的皮肤症状。

穴位按摩也是中医在儿童皮肤疾病护理中常用的方法之一。通过刺激特定的穴位，如太冲、郄门等，可以调节体内的气血运行，促进皮肤的血液循环，改善皮肤症状。穴位按摩一般是由专业的医师进行操作，可以根据儿童的具体情况制定个性化的按摩方案。

此外，西医的诊断技术也起到重要作用。现代西医通过对皮肤疾病的病理变化进行分析，一方面能够确诊疾病类型，另一方面还可以评估病情的严重程度。在治疗过程中，西医常会采用药物治疗，包括外用药和口服药物。外用药物如激素类药膏、抗生素药膏等，可以直接作用于皮肤表面，缓解皮肤症状。口服药物如抗组胺药、免疫调节药物等，能够从内部影响皮肤的炎症反应和免疫功能，有助于控制皮肤病情。

中西医结合护理学在儿童皮肤疾病的治疗中发挥着重要作用，能够全面应对儿童的皮肤症状，为儿童的皮肤健康提供有效的护理措施。

（四）儿童免疫系统疾病

儿童免疫系统疾病，如过敏性疾病、自身免疫性疾病等，在中西医结合护理学中可以通过中医养生理念和中药治疗来调整儿童的免疫系统功能。同时结合西医的免疫调节剂和其他药物治疗，帮助儿童缓解疾病症状，改善免疫系统的稳定性。

中医养生理念注重平衡身体的阴阳气血，以增强身体的自我修复能力。在儿童免疫系统疾病的护理中，中医常强调合理饮食和生活规律的调整。对于过敏性疾病，中药具有抗炎、免疫调节、抗过敏等作用，可以通过内服或外用的方式应用于儿童的治疗中。

除了中医养生理念和中药治疗，西医的免疫调节剂和其他药物治疗也起到重要作用。西医常根据免疫系统疾病的具体类型和严重程度，选择合适的免疫调节剂进行治疗，如皮质类固醇、免疫抑制剂等。这些药物可以调节免疫反应，减轻炎症反应和过敏反应，帮助儿童缓解症状。除了免疫调节剂，西医还可以根据具体病情选用其他药物进行辅助治疗，如抗组胺药物、抗炎药等，以帮助儿童控制疾病进展。

中西医结合护理学在儿童免疫系统疾病的治疗中通过综合运用中医养生理念、中药治疗以及西医的免疫调节剂和其他药物治疗等方法，能够综合改善儿童的免疫系统功能，帮助他们缓解疾病症状。

（五）儿童神经系统疾病

儿童神经系统疾病，如癫痫、注意缺陷多动障碍（Attention Deficit and Hyperactive Disorder，ADHD）等，在中西医结合护理学中可以运用中医经络理论和针灸技术来调整儿童的神经系统功能，改善症状，促进儿童的神经发育。同时结合西医的药物治疗和行为训练，为儿童提供全面的神经系统护理。

中医经络理论认为，人体的经络系统是传导气血和信息的通道，与神经系统密切相关。

可以通过针灸在特定穴位施加刺激，调整神经系统的功能状态。对于癫痫、ADHD 等疾病，医师会制定个性化的针灸方案，选择适合儿童的穴位和刺激手法进行治疗，以减轻症状、稳定神经系统功能。

除了中医经络理论和针灸技术，结合西医的药物治疗也是儿童神经系统疾病护理中重要的一环。西医常根据具体疾病类型和病情选择合适的药物进行治疗。对于癫痫，抗癫痫药物是主要的药物治疗方式，可以通过抑制异常兴奋神经元的活动，减轻或预防癫痫发作。对于 ADHD，常使用刺激类药物如托莫西汀来调节神经递质的水平，改善症状。这些药物需要根据儿童的年龄、体重和具体病情进行合理剂量和用药时机的调整。

此外，行为训练在儿童神经系统疾病的护理中也非常重要。ADHD 等疾病常伴随着注意力不集中、冲动行为等问题，行为训练可通过建立积极的行为模式、提高自我控制能力、学习社交技巧等，帮助儿童更好地适应环境和改善症状。行为训练可以结合家庭、学校和专业人员的配合，采用认知行为疗法、奖励系统等方法进行。

中西医结合护理学在儿童神经系统疾病的治疗中能够全面调整儿童的神经系统功能，改善减轻症状，促进神经发育。这需要专业的医务人员根据儿童的具体情况制定个性化的治疗方案，并定期跟踪评估疗效。综合治疗能够帮助儿童获得更好的疗效和生活质量。重要的是，家长和监护人应积极配合医务人员的指导，提供良好的治疗环境和支持，以促进儿童的神经系统健康发展。

第二章　中西医结合护理的基本理念与原则

第一节　中西医结合护理的哲学基础

中西医结合护理作为一种综合运用中医和西医理论、诊断和治疗方法的整体护理模式，其哲学基础涉及中医哲学和西医哲学两个方面。在这个模式中，中医哲学强调整体观念、辨证施治，而西医哲学则注重科学证据和实证思维。下面将分别介绍中西医结合护理的哲学基础。

一、中医哲学基础

中医哲学基础是中医学的理论框架和思维方式，对于中医理论和实践具有重要的指导作用。中医哲学基础主要包括阴阳学说、五行学说等方面。

（一）阴阳学说

阴阳学说是中医哲学的核心概念之一，它贯穿于中医理论和实践的方方面面。阴阳学说起源于古代中国对自然界变化规律的观察和总结，并被运用于解释人体健康和疾病的本质。

阴阳学说认为宇宙万物都可以分为阴和阳两个相对而又统一的方面。阴阳之间相互依存、相互制约，并通过平衡来维持事物的正常运行。在中医护理中，阴阳观念被广泛应用于评估、诊断和治疗疾病，以及促进人体健康。

1. 阴阳的含义

阴阳是对生命现象进行分类和描述的概念。它被用来描述事物中相对而又统一的两个方面。阴具有向内、收敛、静态、负向、柔性等特性，通常象征着地、水、阴冷等元素；阳则表现为向外、扩张、动态、正向、刚性等特性，通常象征着天、火、阳热等元素。阴与阳并非绝对存在，而是相对的关系，且在事物中同时存在。

阴阳学说认为，宇宙万物都包含了阴阳的因素。例如，在自然界中，昼夜交替、四季更迭、阴阳盛衰都是阴阳变化的体现。同样，在人体内部，阴阳也起着重要作用。人体的器官、组织和生理功能都有阴阳属性。例如，心肺属于阳性，而肾脾则属于阴性。阴阳之间相互依存、相互制约，并通过平衡来维持身体的正常运行。

阴阳观念广泛应用于中医理论和实践中。中医认为，健康是阴阳平衡的状态，而疾病往往是由于阴阳失衡引起的。中医护理通过观察患者的阴阳表现，如面色、舌苔、脉象等，判断阴阳失衡的情况，并采取针对性的治疗方法来恢复阴阳平衡。例如，当患者出现阳盛阴虚的症状时，可以通过中药调理来平衡阴阳。此外，中医饮食调养也注重阴阳平衡，通过摄入不同性质的食物来调节身体的阴阳状况。

2. 阴阳的相互转化与平衡

阴阳是中国古代哲学中一个重要的概念，它不仅存在于自然界中的万物之间，也存在于人体内部。阴阳之间相互依存、相互作用，并且能够相互转化，这种转化与平衡对于维持健康至关重要。

在自然界中，阴阳代表着一切事物的相对性和对立统一。阴阳是相互对立但又相互依赖的两个方面，如太阳（阳）和月亮（阴）、白天（阳）和黑夜（阴）等。阴阳之间的相互转化可以通过四季变迁、昼夜更替等现象来体现。例如，白天阳气旺盛，而夜晚则是阴气占主导。这种相互转化与平衡使得自然界保持着稳定和谐的状态。

在人体内部，中医学认为人体的生理和病理现象也是由阴阳相互作用所引起的。人体的健康与疾病都与阴阳的平衡有关。当人体的阴阳失去平衡时，就会出现各种疾病。例如，体内阴气过盛可能导致寒证，而阳气过盛则可能引发热症。因此，中医护理注重通过调节阴阳的相对平衡来治疗疾病，并且通过中药、针灸、推拿等手段来实现这一目标。

为了维持人体的健康，我们需要注意保持阴阳的相对平衡。饮食习惯、生活作息、情绪调节等方面都可以影响阴阳的平衡。在饮食上，如食用寒凉性食物可以增加体内阴气；而食用温热性食物则可增加体内阳气。合理的锻炼和休息也有助于调节阴阳平衡。此外，合理管理情绪、避免过度劳累和压力也是维持阴阳平衡的关键。

3. 阴阳在疾病中的应用

根据中医哲学，阴阳失衡是导致疾病发生和发展的重要原因。中医护理在诊断和治疗过程中，广泛应用阴阳概念来分析疾病的特点，并采取针对性的治疗措施来恢复阴阳平衡，以达到治疗疾病和促进健康的目的。

在中医理论中，疾病往往是由于阴阳失衡引起的。当阴阳处于相对平衡状态时，人体就处于健康状态；而一旦阴阳失去平衡，就会导致疾病的发生。

中医护理在诊断和治疗过程中，通过观察患者的表现来确定阴阳失衡的情况。例如，面色苍白、四肢冰凉等表现可能表示阴气偏盛；面色红润、口渴等表现可能表示阳气偏盛。此外，舌苔的颜色、湿度以及脉搏的强弱、速度等也可以用来评估阴阳平衡的情况。通过综合分析这些信息，中医护理能够判断疾病的性质和阴阳失衡的程度，并采取相应的治疗措施。

为了恢复阴阳平衡，中医护理采取了多种方法。其中包括中药治疗、针灸、推拿、气功等。中药常用于调节阴阳、改善人体机能。针灸则通过刺激穴位来调节经络和气血循环，以促进阴阳的平衡。推拿和气功则通过按摩和运动来调整气血流通，从而恢复阴阳的平衡。

4. 阴阳与饮食调养

阴阳学说在中医饮食调养中具有重要作用。根据中医理论，食物也具有阴阳属性，而不同的食物对人体的阴阳平衡有着直接影响。通过合理选择和搭配阴阳食物，中医护理可以帮助改善阴阳失衡所引起的疾病，从而促进身体的健康。

在中医饮食调养中，阴阳食物的选择基于其性质、味道和功效。一般来说，阴性食物具有寒凉特性，能清热解毒、滋阴润燥；而阳性食物则具有温热特性，能补益元气、暖身驱寒。通过食用适当的阴阳食物，可以调节体内阴阳平衡，从而实现预防和治疗疾病的目的。

对于阴虚体质的人来说，适宜食用一些具有滋阴清热作用的食物，如绿豆、冬瓜、百合等。这些食物可以帮助此类体质的人清热生津，滋阴降火，对于口干、咽痛、失眠等症状有一定的改善作用。而阳虚体质的人则适宜食用具有温补作用的食物，如红枣、黄豆、羊肉等。这些食物能够补益阳气，有助于改善寒凉体质带来的症状。

此外，在中医饮食调养中，还应注重阴阳食物的合理搭配。例如，将具有滋阴作用的食物与具有温补作用的食物相结合，可以达到平补阴阳的效果。例如，将绿豆与红枣煮粥，既能滋阴清热又能温补元气。这种搭配不仅可以调节阴阳平衡，还能提高食物的营养价值和药用功效。

需要注意的是，阴阳食物的摄入应根据个体情况进行调整。每个人的体质和疾病状况都不同，因此在选择阴阳食物时，最好咨询专业医师的建议。此外，中医饮食调养并非单一依靠食物，还包括饮食结构、进食习惯、烹饪方式等因素。综合考虑这些因素，可以制定出适合个体的阴阳调养方案。

（二）五行学说

中医哲学是一种源远流长的传统医学系统，其理论基础包括五行学说。五行学说是中医的核心概念之一，它描述了自然界和人体内部各个组成要素之间相互作用、相互制约的关系。下面将就五行学说进行详细阐述。

五行学说最早可以追溯到先秦时期，是中国古代哲学的重要组成部分。它描述了自然界万物的产生、发展和转化规律，同时也应用于中医领域。五行分别是木、火、土、金和水，每个元素都具有特定的属性和功能。

1.木

木代表着生长和发展的特性。在中医学中，木对应春季，与肝脏、筋、眼睛等器官和组织相关联。

木具有向上生长、扩张的特性。类似于大树或植物，木象征着生命力的萌发和苗壮成长。在自然界中，春季是一年四季中万物复苏和生机盎然的季节，此时木的能量得以最好的体现。

在人体内部，肝被称为"将军之官"，有着重要的调节和储存功能。肝脏参与消化代谢、血液循环、情绪平衡等多个方面的生理过程。当木的能量充足时，肝脏能够正常运转，促进新陈代谢和细胞再生，保持身体的健康状态。

此外，木元素还与筋、眼睛等组织和器官相关联。筋与木的属性相符，它们都具有柔韧、弹性和伸缩性的特点。良好的筋络系统可以保持身体的灵活性和协调性。眼睛也被称为"肝之窍"，与肝脏密切相关。充满木的活力能够维护眼睛的健康，并保持良好的视力。

除了生理上的联系，木元素还与情绪状态有关。根据中医理论，愤怒是与木元素相应的情绪状态。当木能量过旺或不足时，可能会导致情绪波动、易怒或决断力不足等问题。因此，保持木的平衡对于情绪的稳定和健康至关重要。

为了保持木的平衡，人们可以通过一些方法进行调节。适当的运动和体育锻炼能够促进血液循环，提高肝脏的功能。均衡的饮食和调节作息也对木元素的平衡有益。此外，冥想、舒缓压力等方法也有助于平衡情绪和舒缓木的紧张状态。

2. 火

火是五行学说中代表热量和活跃的元素。在中医学中，火对应夏季，并与心脏、血液、心理活动等相关。

火象征着热量和能量的向外扩散。类似于太阳的火焰，火具有温暖和灼热的特性。在自然界中，夏季是一年四季中阳光明媚、温度升高的季节，正是火元素得以最好地表现出来的时候。

在人体内部，心被称为"君主之官"，具有重要的调节和推动血液的作用。心脏是血液循环的中枢，负责将氧气和营养物质输送到全身组织和器官。火的能量充足时，心脏就能够有效地发挥其功能，保持血液循环的顺畅和心脏健康。

火元素还与血液、心理活动等相关联。血液代表着生命的活力和营养物质的载体，在火的作用下能够产生热量和动力。心理活动也受到火元素的影响，喜悦和兴奋是与火相应的情绪状态。

然而，当火元素失衡时，可能会出现一系列问题。过旺的火元素可能导致心慌、口干、失眠等症状。相反，火能量不足可能表现为心理冷淡、情绪低落等现象。因此，保持火的平衡对于心理和生理的健康十分重要。

为了保持火的平衡，可通过适度的有氧运动提高心肺功能，促进血液循环。同时，合理的饮食习惯也能够支持火元素的平衡，如选择具有清热作用的食物和适度摄入水分。舒缓压力、保持良好的情绪状态也对火元素的平衡至关重要。

3.土

土是五行学说中代表稳定和支持的元素。在中医学中，土对应季节的过渡期，并与脾胃、肌肉和消化系统相关。

土象征着稳定和承载的特性。类似于大地一样，土具有收纳和滋养万物的能力。在自然界中，季节的过渡期通常是万物开始生长、收获和准备休眠的时候，正是土元素得以最好地体现出来的时候。

在人体内部，脾胃被称为"仓廪之官"，具有重要的消化和营养吸收功能。脾胃可以将食物转化为营养物质，供给全身的需要。土的能量充足时，脾胃能够正常运转，维持消化系统的平衡和健康。

此外，土元素还与肌肉和消化系统相关联。肌肉是人体的主要支撑组织，在土的作用下能够保持力量和稳定。消化系统也受到土元素的影响，土能够提供养分和支持，使消化系统得以正常运行。

土元素还与情绪状态有关。根据中医理论，思考和担忧是与土相应的情绪状态。当土能量过旺或不足时，可能会导致思虑过度、担忧不安等问题。因此，保持土的平衡对于情绪的稳定和健康至关重要。

为了保持土的平衡，人们可以通过一些方法进行调节。良好的饮食习惯和规律的作息时间有助于脾胃功能的平衡和消化系统的健康。适度的运动和休息也能够支持肌肉的发展和放松。同时，积极应对并减少压力和焦虑，有助于平衡土元素的影响。

4.金

金是五行学说中代表收敛和坚固的元素。在中医学中，金对应秋季，并与肺、皮肤、呼吸系统等相关。

金象征着收敛和坚固的特性。类似于坚硬的金属，金具有向下收敛和保持稳定的能力。在自然界中，秋季是一年四季中温度下降、自然界开始准备进入休眠状态的季节，正是金元素得以最好地体现出来的时候。

在人体内部，肺被称为"相傅之官"，具有重要的呼吸功能。肺是呼吸系统的核心器官，负责吸入氧气并排出废物。金的能量充足时，肺能够正常运转，维持呼吸系统的平衡和健康。

金元素还与皮肤和呼吸系统相关联。皮肤作为人体最大的器官之一，具有保护和调节体温的功能，在金的作用下能够保持坚固和弹性。呼吸系统也受到金元素的影响，金能够促使气息向下走，使呼吸更加深长和稳定。

为了保持金的平衡，人们可以通过一些方法进行调节。注意保湿和保护皮肤，避免外界的刺激和干燥。积极面对悲伤和压力，寻求适当的支持和调节方式，有助于平衡金元素的影响。

5. 水

水是五行学说中代表流动和储存的元素。在中医学中，水对应冬季，并与肾、骨髓、生殖系统等相关。

水象征着流动和储存的特性。类似于江河湖海一样，水具有向下流动和聚集的能力。在自然界中，冬季是一年四季中温度最低、自然界进入休眠状态的季节，正是水元素得以最好地体现出来的时候。

在人体内部，肾被称为"先天之本"，具有重要的调节和储存功能。肾是人体的主要储藏器官，负责存储体内的精气和液体。水的能量充足时，肾能够正常地调节体内的水分平衡，保持生理功能的正常运转。

水元素还与骨髓和生殖系统相关联。骨髓是人体产生造血和免疫细胞的重要组织，在水的作用下能够保持润滑和活跃。生殖系统也受到水元素的影响，水能够提供湿润和滋养，维持生殖系统的健康。

除了生理上的联系，水元素还与情绪状态有关。根据中医理论，恐惧和沉默是与水相应的情绪状态。当水能量过旺或不足时，可能会导致情绪紧张、恐惧不安等问题。因此，保持水的平衡对于情绪的稳定和健康至关重要。

为了保持水的平衡，我们要保持充足的水分摄入和适度的运动，这有助于肾功能的平衡和体内液体的循环。同时，保持良好的饮食习惯和规律的作息时间也能够支持肾和生殖系统的健康。积极面对各种情绪问题，寻求适当的支持和疏导方式，有助于平衡水元素的影响。

五行学说强调了自然界和人体内部各个组成要素之间相互依存、相互制约的关系。它通过描述五行元素之间的生成、克制、相生和相克关系，来解释和理解疾病的发生和发展。

根据五行学说，当五行元素之间处于平衡状态时，人体就处于健康状态，当五行元素之间存在失衡时，就可能导致疾病的出现。例如，心火太旺可能会引起口舌生疮，而肾水不足可能导致腰膝酸软等症状。

在中医诊断和治疗中，医师会通过观察患者的舌苔、脉搏等来判断五行元素的平衡情况，并采取相应的调理方法来恢复五行的平衡。比如，如果土属性（脾胃）失去平衡，医师可能会建议患者通过调整饮食结构、采用中药疗法等来恢复土的功能。

二、西医哲学基础

西医哲学基础是西医学的理论基础和思维方式，对于西医理论和实践具有重要的指导作用。西医哲学基础主要包括科学证据和疾病观念等方面。

（一）科学证据

西医学的哲学基础可以追溯到科学证据的观念。作为一门现代医学体系，西医强调依据科学方法和实证研究来解释和治疗疾病。

科学证据是指通过科学研究所获得的有力数据和客观事实，这些证据被认为是决策和行动的基础。西医通过严格的实验设计、随机对照试验和大样本的临床研究等方法，收集、分析和验证医疗相关的数据，以确定并评估疾病的发生机制、病理变化和治疗效果。科学证据在西医学中起着至关重要的作用。

1.提供客观、准确的信息

科学证据提供了客观准确的信息，帮助医生深入了解和认识疾病的本质。医生通过对患者进行详细的病史采集、体格检查和实验室检查，获得有效的科学数据，从而制定更合理的治疗方案。

在面对患者时，医生会仔细询问患者的病史，包括症状的起始时间、发展过程以及患者的家族病史等。这些信息有助于医生初步判断疾病的可能性，并为进一步的医学评估提供指导。

体格检查是医生观察和检查患者的身体状况，包括测量身高、体重、血压、心率等重要生理参数，检查器官的结构和功能异常。通过体格检查，医生可以发现一些表面上不易察觉的异常情况，为病情分析提供线索。

实验室检查是通过对患者血液、尿液、组织等样本的化学、生物学和微生物学分析，获得更具体的科学数据。例如，血液检查可以检测生物标志物的水平，评估器官功能和身体健康情况。组织活检可以确定疾病的病理变化和诊断。

通过详细采集患者的病史、进行细致的体格检查和实验室检查，医生能够获取更准确全面的信息，从而更好地了解和认识疾病的本质。这些科学数据有助于医生制定个性化的治疗方案，并选择最适合患者的药物、手术或其他治疗方法。

2.帮助医生进行准确诊断

科学证据对于医生进行准确诊断起到重要作用。通过将患者的症状、体征和实验室检查结果与已有的科学证据进行比较，医生能够快速而准确地对疾病进行诊断，从而提高诊断的准确性，并为患者提供有根据的治疗方案。

在临床实践中，医生需要综合分析患者的各种信息，包括主诉、病史、体格检查和实验室检查等。这些信息常常是复杂而多样的，仅依靠主观的经验和直觉可能会存在误判的风险。因此，依靠科学证据来支持诊断过程显得尤为重要。

科学证据建立在大量的研究和数据积累的基础上，具有普适性和代表性。通过与已有的科学证据进行对比，医生可以更加客观地评估患者的病情，并确定最可能的诊断。这有助于医生避免主观臆断和误诊，并能够为患者提供更加精确和有效的治疗方案。

同时，科学证据也为医生提供了治疗决策的依据。基于临床试验和研究的结果，医生可以评估不同治疗方法的安全性、有效性和副作用等因素，并选择最合适的治疗方案。这样，患者能够得到个性化的治疗，最大限度地提高治疗效果。

3. 指导临床实践和治疗决策

科学证据不仅指导着临床实践，还对治疗决策起到至关重要的作用。通过对大规模、随机对照试验的研究结果进行系统回顾和荟萃分析，医生能够评估各种治疗方法的安全性和有效性，并制定最佳的治疗指南。这样，医生根据具体情况可以推荐最适合患者的治疗方案，提高治疗效果并降低不必要的风险。

随机对照试验是一种科学严谨的研究设计方法，旨在比较治疗措施的效果。通过将患者随机分配到不同的治疗组和对照组，以及对照组接受安慰剂或常规治疗，研究人员可以明确各种治疗方法的优劣。这些试验数据形成了科学证据的基础。

系统回顾和荟萃分析则是整合和评估多个研究的结果，以进一步增加证据的可靠性和权威性。通过综合分析多个研究的数据，医生可以更加准确地评估治疗方法的安全性和有效性，并形成更全面的治疗指南。

以这些科学证据为基础，医生可以根据患者的具体情况推荐最合适的治疗方案。例如，在面对不同临床情况和疾病特征时，医生可以依据相关指南和研究结果，选择最具效果和安全性的治疗方法。这样不仅能够提高治疗的成功率，还可以减少患者可能面临的不必要的风险。

（二）疾病观念

西医学的哲学基础根植于对人体和疾病的观念。在西方医学中，疾病被视为一种具体的生理或病理状态，其产生是由于机体内部某些异常情况引起的。下面将从西医学的疾病观念、致病因素等方面进行详细阐述。

1. 疾病观念

西医学观念中，疾病被视为一种异常的生理或病理状态，其产生是由于机体内部的病理过程或外界因素的影响。在西医学中，疾病的诊断和治疗依赖于对病因、发展过程和与正常生理状态的差异的理解。

西医注重对疾病进行客观的观察和研究。医生通过仔细收集患者的病史、进行体格检查以及实验室检查等，以确定疾病的存在和性质。这些客观的观察和测量数据有助于确定疾病的类型、严重程度和发展趋势，并为制定个体化的治疗方案提供依据。

西医学关注疾病的病因，即导致疾病发生的原因。疾病的病因可以分为内源性和外源性两类。研究疾病的病因有助于了解疾病的发生机制，从而为预防和治疗疾病提供指导。

西医学还强调对疾病发展过程的理解。疾病往往具有一定的发展规律和演变过程，如由初期到进展期再到恢复期。通过观察和分析疾病的发展过程，医生可以了解其自然史、预后和潜在的并发症，从而制定相应的治疗方案和监测策略。

在西医学中，治疗疾病的方法多种多样。药物治疗是最常见的治疗手段之一，通过使用药物来调整机体的生理功能，抑制病理过程或恢复正常状态。手术治疗则是通过外科手术来切除异常组织、修复损伤或重建正常结构。物理疗法包括物理手段如热疗、电疗、按摩等，以促进康复和缓解症状。此外，心理疗法也被广泛运用，以改善患者的心理状态和增强其应对疾病的能力。

2.致病因素

疾病发生的原因可以归结为两个主要方面，即内源性因素和外源性因素。西医学认为，内源性因素是指机体内部的异常变化，这可以包括遗传因素、代谢紊乱和免疫失调等。

（1）遗传因素

遗传因素是指通过基因传递给后代的特定基因变异，这些基因变异可能会增加患病风险。人类的遗传信息储存在染色体中，由父母亲共同传递给子代。

一些遗传疾病是由特定基因突变引起的。这些突变可能导致机体对特定疾病更加敏感或易感。

在一个家庭中，如果某个成员携带了这些突变基因，他们可以将其传递给下一代。这意味着子女有可能遗传到这些基因变异，并可能增加相关疾病的患病风险。然而，遗传因素并不是唯一决定一个人是否会患病的因素。其他环境因素，如生活方式、饮食习惯和社会环境等，也会对疾病的发生起到至关重要的作用。因此，综合考虑遗传因素和环境因素，采取积极的预防措施，可以降低患病风险，维护个体的健康。

（2）代谢紊乱

代谢紊乱是指机体内部的化学反应和物质转化失去平衡的情况。正常情况下，身体通过代谢过程将摄入的食物转化为能量和维持生命所需的物质。然而，当代谢过程出现异常时，可能导致各种代谢疾病的发生。

代谢紊乱可以引发多种疾病，其中包括糖尿病、高血压和肥胖症等常见疾病。在糖尿病中，由于胰岛素分泌不足或细胞对胰岛素反应不敏感，导致血糖水平升高。高血压是指血液对血管壁施加过高的压力，可能由于代谢紊乱引起。肥胖症则是体内脂肪积累过多，通常是由于能量摄入超过消耗，以致代谢紊乱成为其中重要的因素之一。

（3）免疫失调

免疫失调是指机体的免疫系统出现异常，导致无法有效地抵抗病原体或对正常组织产生攻击性反应。免疫系统是身体的防御机制，负责识别和消灭入侵的病原体。当免疫系统发生紊乱时，可能导致免疫功能下降或过度活跃。

免疫失调可以导致多种疾病的发生。例如，免疫功能过低可能使机体容易感染，如反复性呼吸道感染。自身免疫疾病是一类免疫系统错误攻击正常组织的疾病，如类风湿关节炎和系统性红斑狼疮等。

代谢紊乱和免疫失调通常不是孤立的现象，它们可能相互影响并相互关联。例如，肥胖症与免疫系统的慢性低级炎症有关，而炎症状态又可能进一步加剧代谢紊乱的发展。因此，了解代谢紊乱和免疫失调的发生机制，可以帮助我们更好地预防和治疗相关疾病。这包括通过改善饮食和生活方式，控制血糖、血压和体重等指标，以及增强免疫系统功能，提高身体的整体健康水平。

另外，外源性因素是指环境和外界影响对机体的影响。这包括感染、营养不良和毒物暴露等。感染是指由微生物（如病毒、细菌和真菌）引起的疾病。营养不良指机体缺乏必需的营养物质，如蛋白质、维生素和矿物质，从而导致各种营养不良疾病，如脚气病和坏血病。毒物暴露是指接触到有害化学物质或放射性物质，从而对机体产生不利影响。

这些内源性因素和外源性因素相互作用，可以导致疾病的发生和发展。例如，遗传因素可能使个体对某些环境因素更加敏感，增加患特定疾病的风险。同样地，代谢紊乱或免疫失调可能使个体更容易受到感染或对环境中的毒物更敏感。

第二节 中西医结合护理的核心原则

中西医结合护理旨在发挥中西医学的优势，更好地满足患者的个性化需求，并提供全面有效的护理服务。中西医结合护理的核心原则包括以下几个方面。

一、以人为本

中西医结合护理的核心原则之一是以人为本。这一原则强调将患者置于护理的核心位置，尊重和关注患者的需求、价值观和个体差异。以下是关于中西医结合护理以人为本的一些重要方面：

（一）尊重患者选择权

以人为本是中西医结合护理的核心原则之一，其中尊重患者选择权是一个重要方面。

尊重患者的选择权是指在中西医结合护理中，强调对患者的决策和选择进行充分尊重和支持。患者作为护理过程的中心，应该具有自主决策的权利，并且护理人员应该为患者提供充足的信息，让他们能够做出知情的决策。

尊重患者选择权体现了每个患者的主体地位。患者有权参与决策过程、表达个人意见和需求，而不仅仅被动接受医务人员的建议。护理人员应该尊重每个患者的价值观和文化背景，充分听取他们的建议，并将其纳入护理计划中。

尊重患者选择权涉及向患者提供充足的信息。护理人员应当以简明清晰的方式向患者解释病情、治疗方案以及可能会涉及的风险和效果，回答患者可能有的疑问，消除其不确定性与恐惧感。通过提供透明、真实和全面的信息，患者能够理解自己所面临的状况，并做出符合自己利益和价值观的决策。

尊重患者选择权还体现在共同决策和协商的过程中。护理人员应该与患者形成合作伙伴关系，共同制订治疗计划和护理方案。他们应该倾听患者的意见和顾虑，尊重患者对不同治疗选项的优先权，共同评估各种治疗选择的利弊，并最终达成共识。

在尊重患者选择权的基础上，护理人员可以提供相关的专业建议和指导，支持患者做出明智的选择。他们可以说明不同治疗方案、药物的优缺点，帮助患者理解可能的风险，并预测可能的效果和预后。然而，最终决策权仍掌握在患者手中，护理人员的角色是为患者提供支持和帮助。

尊重患者选择权不仅能够增强患者的参与感和自主性，还能够提高治疗的依从性和满意度，尊重患者选择权也有助于建立良好的沟通和信任关系，提升护理人员与患者之间的互动质量。

（二）长期关注和持续护理

长期关注和持续护理是中西医结合护理以人为本的重要方面，它强调在患者全程护理过程中给予持久的关怀和综合的护理支持。

长期关注和持续护理是指在中西医结合护理中，关注患者的整个疾病过程，并提供持续不断的护理支持。这种护理模式超越了疾病治疗的短期目标，更注重患者的健康维护和生活质量改善。

长期关注和持续护理有助于建立稳定的医患关系。通过与患者建立密切的联系和深入地沟通，护理人员可以了解患者的需求、担忧和期望。他们能够提供情感支持和心理安慰，增强患者对医疗团队的信任，并促进患者积极参与到自己的康复过程中。

长期关注和持续护理可以提供持续的监测和评估。通过定期的随访和复查，护理人员可以对患者的病情变化进行持续监测，并及时调整治疗计划和护理措施。这有助于早期发现并处理潜在问题，预防并发症的发生，提高治疗效果和疾病控制的成功率。

长期关注和持续护理赋予患者自我管理的能力。护理人员可以为患者提供相关的健康教育和自我管理技巧，帮助他们学习如何有效管理疾病、采取积极的生活方式和保持健康状态。患者通过获得必要的知识和技能，能够参与自己的护理决策，并在日常生活中积极调整行为，促进康复和健康维护。

长期关注和持续护理对于患者来说具有重要意义。它提供了一个全面关怀和综合护理支持的平台，使患者能够获得持续的医疗关注和心理支持。通过稳定的医患关系、持续的监测和评估，以及赋予患者自我管理的能力，可以促进患者康复，提高其生活质量，并降低并发症的风险。

二、重视团队合作

团队合作是指不同专业人员之间的协作与合作，通过各个专业的知识和技能，共同为患者提供综合性护理。

（一）多学科团队

多学科团队是一种综合性的护理模式，它将不同学科的专业知识和技能集结起来，形成一个团队，共同制定治疗方案并为患者提供协调一致的护理服务。这个团队通常由医生、护理人员、医师、药剂师等专业人员组成，他们通过密切合作和信息共享，促进有效的协作。

多学科团队有助于提高护理质量和效果。不同学科的专业人员汇聚在一起，可以充分利用各自的专业知识和技能，对患者的病情进行全面评估和治疗。他们可以通过互相交流和讨论，从不同角度出发，综合考虑患者的身体、心理和社会因素，制订个性化的护理计划。这样可以提高治疗的准确性和效果，减少并发症的风险。

多学科团队促进全面关怀和综合护理。每个学科都有其专业领域和特长，而多学科协作可以将这些优势相结合，形成一个综合而完整的护理团队。护理人员可以共同评估患者的需求和问题，制定综合的治疗方案，并共同执行和监测治疗的进展。通过综合的、协调一致的护理，可以满足患者的多方面需求，提供更全面、个体化的护理服务。

多学科团队还有助于促进知识共享和跨学科学习。不同学科的专业人员在协作过程中可以进行知识交流和经验分享，互相借鉴和学习，提高自身的专业水平。他们可以共同解决复杂病例和困难问题，探讨新的治疗方法和技术，推动中西医结合护理的发展和创新。

（二）沟通与协作

通过团队合作，不同专业的医务人员能够共同协作，以提供综合性、优质的护理服务。

团队合作有助于有效协调和管理护理过程。在中西医结合护理中，不同专业的医务人员需要密切配合，以确保护理计划的顺利执行。通过团队合作，团队成员可以共同制订护理计划，并确定每个成员的责任和任务。他们可以相互交流和协商，解决护理患者中出现的问题，及时调整治疗方案。此外，团队合作还有助于提高工作效率，减少重复工作和浪费，使得护理过程更加高效和有效。

团队合作能够促进良好的医患关系形成。在中西医结合护理中，患者通常面对不同专业的医务人员，如果这些医务人员之间能够紧密合作，就能够为患者提供一致的建议和意见。这有助于增强患者对于治疗计划的信任感，并提高治疗的依从性。此外，团队合作也使得医务人员之间能够相互学习和交流经验，进一步提升技术水平和综合素质。

（三）教育与培训

中西医结合护理中，在重视团队合作的同时，教育与培训也扮演着至关重要的角色。通过持续的教育和培训，团队成员能够不断学习和更新专业知识，提升技能水平，以更好地符合患者的需求并为其提供最佳的护理服务。

教育与培训能够帮助团队成员拓宽视野和增强专业素养。在中西医结合护理中，不同专业的医务人员需要共同合作，因此他们需要了解彼此的工作领域和方法。通过教育与培训，医务人员可以深入了解其他专业的知识和技能，从而更好地协同工作。例如，中医专业的医务人员可以参加西医相关课程，了解现代医学的发展和应用；西医专业的医务人员则可以学习中医药理论和疗法，丰富自身的医学知识。这样，团队成员就能够在实践中相互借鉴、互相学习，形成更为综合和全面的护理理念。

教育与培训有助于提高团队成员的专业技能和临床实践水平。医学领域的知识和技术不断进步和更新，需要医务人员进行不断学习和更新。通过定期的教育和培训，团队成员可以了解最新的研究进展、治疗方法和技术应用，并将其应用到实际的护理工作中。这有助于提高护理质量和效果，满足患者对于护理的需求。

教育与培训也有助于加强团队内部的沟通和合作。通过参加培训课程或研讨会，团队成员可以共同学习和讨论，分享经验和知识。这有助于建立起一种积极的学习氛围和团队文化，促进成员之间的互动和交流。同时，通过教育与培训，团队成员还能够更好地理解自己在团队中的角色和责任，提升协作能力和领导力，从而更好地为患者服务。

（四）共同目标

在中西医结合护理中，团队成员的共同目标是为患者提供综合的、个性化的护理服务，以促进其健康恢复和提高生活质量。共同目标是团队成员之间的一个重要纽带，能够激发团队的凝聚力和合作精神。

共同目标能够确保团队成员紧密协作，形成高效的工作模式。当团队成员有着共同的目标时，他们会相互支持和配合，共同努力解决患者面临的问题。通过共同目标的指引，团队成员可以明确各自的责任和角色，并知道如何为实现共同目标而贡献自己的专业知识和技能。这有助于提高工作效率，减少冲突和误解，使得团队协作更加顺畅和有效。

共同目标能够促进团队内部的良好沟通与合作。当团队成员明确共同目标后，他们就能够更加开放地交流和倾听，分享信息和意见。通过定期的讨论和会议，团队成员可以对护理计划进行充分讨论，确保大家在目标方向上保持统一。此外，共同目标也有助于团队成员之间建立起相互信任和尊重的合作关系，形成一个积极向上的工作氛围。

共同目标还能够激发团队成员的积极性和创造力。当团队成员对于共同目标具有高度认同感时，他们会更加投入工作，不断探索和创新，为实现目标而不遗余力。共同目标的存在能够激发团队成员的内在动机和使命感，增强其主动性和责任心。这有助于推动团队不断进步和提升护理质量，以满足患者的需求和期望。

最后，共同目标能够预防和解决团队成员之间的分歧和矛盾。当团队成员始终将目光聚焦在共同目标上时，他们会更加注重团队整体利益，而非个人利益。这有助于化解潜在的冲突和分歧，使得团队成员能够以团结一致的姿态面对困难和挑战。通过共同目标的引导，团队成员就能以团队的利益为重，形成共识和共同行动。

团队合作是中西医结合护理的重要原则之一。通过对多学科团队、沟通与协作、教育与培训以及共同目标的重视，中西医结合护理团队可以更好地为患者提供综合性护理服务。团队合作的优势在于能够充分发挥各个专业的优势和特长，提高护理质量和患者满意度。因此，中西医结合护理团队应该重视团队合作，积极建设和发展团队协作机制，为患者的健康服务贡献自己的力量。

第三节　中西医结合护理的评估和
制订护理计划的方法

中西医结合护理的评估和制订护理计划是为了全面了解患者的病情、需求和目标，并根据中西医结合的理念和方法来制订适合的护理计划。

一、中西医结合护理评估沟通原则与技巧

（一）采集和整理信息

中西医结合护理评估时，需要先收集和整理患者的基本信息，包括年龄、性别、职业、婚姻状况等。这些基本信息对于确定个体差异以及后续评估和治疗计划的制订非常重要。

然后，通过与患者进行访谈，了解其主诉、病史、病情变化等详细信息。访谈应该采取开放式提问方式，鼓励患者自由表达，并在适当的时候提出针对性的问题，以获取更具体的信息。访谈内容涉及病情的起始时间、持续时间、病程变化、伴随症状、既往就医经历、药物使用情况等。同时，还要关注患者的生活方式、饮食习惯、工作环境等因素，这些可以影响病情和治疗效果。

（二）沟通的原则与技巧

由于对诊疗环境的生疏以及疾病的影响等，患者在交谈之初，往往因紧张等情绪而不能顺利陈述自己的感受与经历。护理人员应积极创造一种宽松、和谐、相互尊重、相互信任的交谈氛围，并运用相应的技巧以鼓励和引导护理

对象表达出与其健康状况有关的真实经历及感受。交谈不仅是一种收集资料的手段，更是一种艺术。为使交谈有效进行，达到预期目的，护理人员必须遵循一定的原则，运用相应的技巧。交谈技巧不仅与收集资料的数量和质量密切相关，而且关系到治疗性护患关系的成功建立与否。因此，护理人员必须认真学习和掌握，并在实践过程中不断积累经验。

1. 沟通前的准备

在正式交谈开始前，应做好如下准备：第一，首先要保证交谈环境安静、舒适。此外，还要注意能够保护隐私，必要时应选择单独的交谈及检查室；第二，事先要考虑好交谈中要了解的主要资料及其顺序等。必要时，可将交谈提纲写在纸上，以免遗漏；第三，事先了解护理对象的基本情况，预测交谈中可能遇到的问题及需采取的相应措施；第四，应根据具体情况选择适当的时机进行交谈，必要时可与护理对象共同决定。

2. 沟通的一般原则和技巧

交谈过程中，护理人员必须保持高度的同情心和责任感。态度要诚恳热情，耐心倾听护理对象的诉说。必要时可进行适当的引导、提问、反馈等。同时要注意观察护理对象的非语言行为，如眼神、动作等所传递的信息。交谈的基本原则及常用技巧如下：

（1）沟通开始

首先，有礼貌地称呼患者，可根据护理对象的年龄、性别、职业、文化背景等不同而有所选择。应避免以床号称呼患者。然后，护理人员应先向患者做自我介绍，包括姓名、职称以及在护理该患者中的角色等。其次，应向护理对象介绍交谈的目的及所需的大概时间，并向交谈对象保证其隐私将受到保护。最后，先进行一般性交谈，如询问患者的姓名、年龄、民族、职业等，并积极寻求与患者之间的共通之处，以缓解患者的紧张情绪，使交谈在轻松、和谐的气氛中进行。

（2）沟通过程

首先由简单问题开始，逐步深入地进行有目的、有层次、有顺序的询问。如可先询问患者"您哪里不舒服？""您来此的主要目的是什么？"，再通过一系列问题逐步深入了解其本次疾病的原因、经过、有关症状的特点等。

其次是要采取适当的提问形式。交谈常常是通过护理人员的提问逐渐进行的，不同的提问方式有不同的效果。交谈过程中，应根据具体情况采取适当的提问形式。提问形式可分为两种，即开放式问题与闭合式问题。开放式问题指提问没有可供选择的答案，可以使护理对象对有关问题进行更详细的描述，如："发热后，您是如何处理的？"开放式问题的缺点是护理对象可能抓不住重点，甚至使交谈离题而占用大量时间。

闭合式问题则是可以用简单的一两个词，或"是""否"就能回答的问题，如"您的年龄？""您吸烟吗？"等。除年龄、性别等特定问题外，闭合式问题还适用于护理对象存在焦虑、语言受限或身体不适等情况下。其缺点是不利于护理对象表达自己的感受及提供额外信息，获得的资料不够准确和全面。若交谈中过多使用，还会使护理对象产生压抑感、被动感，不利于其对交谈的主动参与。此外应注意，在询问有关的敏感问题时，可采用委婉的提问方式，以消除护理对象对回答这类问题的顾虑。例如，可以对一个男性患者说："许多男患者都很关心性传播疾病的问题，您对这方面有什么疑问吗？"

再次是避免暗示性提问与使用医学术语交谈。暗示性提问是一种能暗示提问者倾向性的提问方式，如"您的大便发黑吗？"此时，护理对象可能会为了迎合护理人员而随声附和。所以更恰当的提问方式应该是"您的大便是什么颜色？"护理人员应使用护理对象能够理解的、熟悉的词汇与之交谈，避免使用医学术语，否则容易造成误解或交谈的中断。

最后是交谈中要抓重点，避免离题。在交谈中经常会遇到护理对象抓不住重点、离题或试图避免谈及某项问题等情况。如果断然中断谈话或改变话题，是很不礼貌的行为，会令对方不舒服甚至产生敌对情绪从而破坏交谈气氛。此时，必须运用相应的技巧帮助对方回到原来的主题、并就重点问题展开描述。如："我很愿意在稍后的时间与您讨论这些问题，现在您先谈谈这次发烧的情况，好吗？"

（3）沟通信息的核实

确保所获得的资料的准确性，在交谈中必须对含糊不清或存有疑问或矛盾的内容进行核实。常用的核实方法有：第一种，要求护理对象对模棱两可或模糊不清的内容做进一步的解释说明。如："您说您感到压抑，请具体说一下是怎样的情况。"第二种，以不同的表述方式重复护理对象所说的内容。"您说的是三天前您开始不爱吃东西，特别是油腻的食物，曾呕吐过一次，而且感觉浑身无力，一天前发现尿色变深。是这样吗？"第三种，以询问的口气重复护理对象所说的话，不但可避免加入自己的观点，还可鼓励护理对象提供更多的信息。"您说您夜里睡眠不好？"第四种，用于护理对象所说的与你所观察到或其前后所说的内容不一致时。如："您说您对自己的病没有任何顾虑，可您的眼睛却红红的，能告诉我这是为什么吗？"第五种，对护理对象所提供的信息进行分析和推论，并与护理对象交流。护理对象可以对解析加以确认、否认或提供另外的解释等。

（4）评估结束

在交谈即将结束时，护理人员应有所暗示或提示，如看看表或对交谈内容做出结语等，切忌突然结束话题。结语是指护理人员以简明、扼要的方式对护理对象所叙述的内容进行总结、复述。结语可使交谈双方找出所讨论的主要内容、所涉及的内容是否全面等。尤其是在护理对象语言表述漫无边际、对事件描述缺乏顺序的情况下，这样做是非常有帮助的。

（三）特殊情况下的沟通技巧

在交谈过程中，可能会遇到交谈对象缄默不语、伤心哭泣、充满敌意等情景，抑或交谈对象病情危重、语言障碍或来自不同的文化背景等。护理人员必须掌握面对这些特殊情况时的交谈技巧，必要时应对交谈的环境安排、内容及时间的选择等进行适当调整。常见的特殊情景有：

1. 情绪改变或异常

（1）缄默与忧伤：缄默是交谈过程中经常遇到的现象。引起缄默的原因有：患者因疾病而导致情绪难以控制，或护理人员所提问题触及敏感处而致其伤心；对护理人员的提问表现不满而沉默不悦；护理人员过多、过快的直接提问使患者惶惑而被动。患者若因患病而伤心、哭泣，情绪低落，护理人员应予以安抚、理解以及适当等待，待患者镇定后再继续询问。对于交谈不当引起患者缄默或忧伤，护理人员应及时察觉，并予以避免。

（2）焦虑与抑郁：患者由于疾病、住院等常会出现焦虑不安等情绪，护理人员可从其言语、表情和行动中观察到。应鼓励患者讲出其感受，确定问题的性质，给予患者适当的宽慰和保证，但应注意分寸。抑郁也是临床常见的异常情绪，应予以重视。交谈时多宜采用直接提问，并应注意与患者的感情交流，努力成为其朋友，以便逐渐找出其抑郁的原因。对疑有抑郁症的患者应请精神科会诊。

（3）愤怒与敌意：可能由于疾病而情绪失控，迁怒他人，也可能由于护理人员举止或言语不当而致患者愤怒或怀有敌意。此时，护理人员一定不能发怒或耿耿于怀，应采取坦然、理解、不卑不亢的态度，尽量发现其发怒的原因并予以说明，注意切勿使其迁怒他人或其他部门。

2. 多种症状并存

有的患者同时存在多种症状，特别是慢性过程而又无侧重时，应注意在众多症状中抓住关键、把握实质。此外，还要注意在排除器质性疾病的同时，应考虑由精神因素引起的可能性。

3. 重危、晚期患者

若病情紧急，为争取时间，重点应放在对目前主要问题的评估上，而且要边评估边给以抢救处理，对于与目前紧急情况无关或关系不大的资料（如既往健康状况等），可在以后补充完善。若病情危重、或因病痛、治疗等导致语言表达受限时，可适当应用非语言表达方式，突出重点以缩短交谈时间，其余资料可由亲属或其他来源获得。临危或疾病晚期患者因对治疗失去信心可有拒绝、抑郁、沮丧、孤独等情绪，应给予特别的关心，引导其做出反应。此时，亲切的言语、关切的目光以及表示愿意在床旁多待些时间等对患者都是极大的安慰和鼓励。对诊断、预后等的回答要力求中肯，更不要与其他医务人员的回答相矛盾。

4. 文化程度低

文化程度低一般不妨碍其提供适当的健康资料。但要注意的是，他们常常对病痛的耐受力较强，常不能主动陈述；由于对医护人员的尊重以及对环境的生疏等而表现得过于顺从。交谈时，态度应诚恳、热情，鼓励其谈出真实的感受，解除不必要的顾虑；语言应通俗易懂，减慢语速，对可能不理解的问题应做必要的重复及核实。

5. 儿童与老年人

不同年龄阶段的护理对象，由于所处的生理及心理发展阶段不同，其参与交谈的能力不同。对于成年人来说，交谈的主要对象可以是其本人。而对于儿童或婴幼儿来说，信息的主要提供者可能是其父母或保姆等。此时，应特别注意保持儿童或婴幼儿本人参与交谈的重要性。护理人员可通过自我介绍、询问某些问题或让其触摸仪器等，使其感到自己也是交谈的一员。如果是老年人，则可能存在听力、视力、记忆力等生理功能的减退，交谈时应注意减慢语速、提高音量，以及采取面对面交流的方式使其能看清你的表情及口型等。同时应注意观察患者的反应，必要时应做适当的重复及核实。

6. 残疾人或语言障碍者

对于残疾人应给予更多的关心、同情和支持。对于聋哑人或其他原因导致的语言障碍者，可用简单明了的手势或体语，也可请其他知情者代述或解释，并注意观察患者的表情。必要时可做书面交流。对于盲人应给予适当的帮助和支持，交流前应先向患者介绍现场的人员及器具摆放情况，并搀扶其就坐，确保患者感觉舒适。交谈时应仔细聆听，及时做出语言应答。

（四）交谈内容

交谈的主要内容包括一般资料、入院原因、日常生活形态及自理能力、既往史、个人史、家族史、心理及社会评估等。

1. 一般资料

一般资料包括姓名、性别、年龄、出生地、民族、婚姻状况、文化程度、职业等。许多健康问题的发生与性别、年龄、出生地、婚姻状况及职业等有关。不同的民族往往有不同的饮食、生活习惯和宗教信仰。文化程度及职业等可帮助我们理解和预测其对健康状况的变化等反应、选择适宜的健康教育方式等。其中，年龄应为实足年龄，不应以"儿童""成人"等代替。职业应记录具体的工种。

除此以外，还应包括护理对象的通讯地址、电话、联系人及联系方式等，以便与其家人联系和今后的随访。同时应注明资料来源（若资料来源并非护理对象本人，应注明其与护理对象的关系）及可靠程度、交谈日期等，便于今后查阅时参考。

2.入院原因

（1）主诉

主诉是护理对象感受最痛苦或最明显的症状或体征，也是本次就诊的主要原因。确切的主诉可以初步反映病情的轻重缓急。陈述时要简短、扼要，具有高度的概括性，同时还要注明问题自发生至就诊的时间。一般为 2～3 个症状或体征，如"发热、头痛 16 小时""乏力、食欲减退 5 天，尿黄 3 天"。对当前无明显症状或体征，诊断资料和入院目的十分明确者，可以如下方式记录，如"胸片发现右肺阴影 1 周，要求入院诊治"。

（2）现病史

现病史是关于护理对象目前所出现的健康问题的发生、发展及应对的全过程的描述。主要内容如下：

第一是起病情况与患病时间。不同疾病的起病或发作有不同的特点。有的疾病起病急骤，如脑栓塞、心绞痛等；有的疾病起病缓慢，如结核病、肿瘤等。脑血栓常发生于睡眠时，而脑出血则常发生于激动或紧张的状态下。翔实的起病情况可为寻找病因提供重要线索。患病时间是指起病至就诊或入院的时间。时间长者可按年、月、日计算；起病急骤者可按小时、分钟计算。几个症状先后出现者，应按其出现的时间顺序分别加以描述。

第二是主要症状的特点。包括主要症状出现的部位、性质、发生的频率、持续时间和程度、诱发因素、加重或缓解因素等。症状出现的部位、性质等常为寻找病变部位及性质提供了重要的依据，同时也是确定护理诊断及制定相应措施的重要依据。如上腹痛常提示为胃、十二指肠或胰腺病变；右下腹痛则多为阑尾炎所致。心肌梗死常为心前区压榨性痛；胃、十二指肠溃疡多表现为周期性、节律性隐痛。支气管哮喘通常于接触过敏原后发作；而胆道、胰腺疾病疼痛多因进食而诱发或加重，禁食后可缓解。

第三是伴随症状，即与主要症状同时或随后出现的其他症状。伴随症状常可为确定病因提供重要线索。如胸痛伴咳嗽、咳痰或咯血者提示为肺部疾病所致；腹泻伴呕吐，则可考虑为饮食不洁或误食毒物所致的胃肠炎。

第四是病情的发展演变过程。包括有关症状的变化及有无新的症状出现等。如有消化性溃疡史者突然出现全腹剧烈疼痛，则应考虑有胃肠道穿孔的可能。

第五是所采取的处理措施及其效果。包括疾病发生后，护理对象是如何看待和处理的、曾接受了哪些诊疗及护理措施、其效果如何？这些内容不仅反映了病人对疾病的态度、重视程度以及应对形态，同时也为制定护理措施提供了参考。记录时，对曾做的诊断应以双引号进行标注，并问明治疗期间使用的药物名称、剂量及时间等。

（3）日常生活习惯及自理能力

对护理对象的日常生活形态及自理能力的了解有助于找出适宜的方法以帮助其维持和恢复健康。收集资料的主要内容如下：

饮食与营养形态：平时的饮食习惯包括饮食类型及营养搭配、每日的进食量及餐次、饮水情况、进食和饮水有无特殊习惯等，咀嚼及吞咽习惯，营养状况（包括体重、皮肤黏膜损害及伤口的愈合情况等）。患病后在饮食习惯、食欲及体重等方面有无变化或特殊要求等。

排泄形态：大便平时有无规律及时间，每日大便的次数、性状和量，有无排便困难及影响排便的因素，是否使用泻药或其他辅助排便的方法等，患病后有无排便习惯的改变及可能的原因等；平时每日小便的次数、性状和量，有无尿频、尿痛、排尿困难等。患病后排尿习惯有无改变及可能的原因等。

休息与睡眠形态：睡眠、休息及放松的方式与习惯。主要内容包括平素睡眠有无规律、每日睡眠时间、有无午睡习惯、晚间入睡及晨起的时间、是否需要药物或其他方式辅助睡眠、醒后是否感觉精力充沛。患病后有无睡眠规律及睡眠质量的改变等。

（4）既往史

收集既往史的主要目的是了解护理对象过去所存在的健康问题、求医经验及其对自身健康的态度等。护理对象过去所患疾病可影响其目前健康状况及需求，同时，通过对其过去健康问题的了解可以预测其对目前及将来健康问题的可能反应。因此，既往史的收集可以为制定和选择今后的治疗与护理方案提供重要的依据。

既往史包括以下内容：既往的健康状况；曾患过疾病的时间、诊疗经过及转归情况等；有无外伤史、手术史以及住院经历等，有者应详细询问其时间、原因，手术的名称，外伤的诊疗与转归等。

（5）个人史

成长史：出生及成长情况包括出生地，有无疫区居住史及成长过程的特殊问题等。对于儿童应详细了解其出生、喂养、生长发育、预防接种等情况。

月经史：对于青春期后的妇女应询问其月经初潮年龄、月经周期和经期的天数、经血的量和色、经期症状、有无痛经和白带及末次月经日期。对于已绝经妇女还应询问其绝经年龄。

婚姻史：婚姻状况、结婚年龄、对方的健康状况、性生活情况、夫妻关系等。

生育史：女性应询问妊娠与生育次数和年龄、人工或自然流产的次数、有无死产、手术产、产褥热和计划生育状况。男性应询问有无生殖系统疾病等。

过敏史：记录是否有食物、药物或其他接触物的过敏史。如果有的话，应该记录其发生的时间、过敏原和过敏反应的具体表现。

烟、酒及其他嗜好史：主要了解护理对象是否有吸烟、饮酒、使用麻醉品或其他特殊嗜好。若有，应详细询问其使用的频率和数量，以及是否有过戒除的经历。

（6）家族史

主要是了解其直系亲属，包括父母、兄弟、姐妹及子女的健康状况、患病及死亡情况。应特别注意询问有无遗传性、家族性、传染性疾病或同样疾病，以及直系亲属死亡年龄及死因等，以明确遗传、家庭及环境等对护理对象目前的健康状况和需求的影响。

（7）心理、社会评估

心理、社会评估主要通过交谈以及在交谈过程中的细心观察进行，必要时可进行相应的检查，或可借助某些测量工具，如焦虑量表、抑郁量表、孤独量表、自尊量表、应对方式问卷、社会支持量表等进行评定。由于所收集的资料多为主观资料，不仅收集比较困难，而且分析判断也比较困难，很难用"正常"或"异常"来划分。此外，护理对象多是因躯体疾病来就医的，对于了解其疾病的有关情况能够较好地叙述和配合，而对于涉及其心理、社会方面的情况则不愿谈及、不易接受，甚至会产生抵触情绪。因此，良好的护患关系、隐私的保护及必要的解释是做好心理、社会评估的关键和基础。评估过程中，不但要有良好的沟通技巧，更要耐心、细致，不可急于求成。许多心理、社会资料在交谈之初很难准确获得，但常可在今后的护理过程中，随着护理对象对医护人员信任的增加而逐渐明晰。

心理评估：一方面躯体疾病可以导致心理活动的改变，另一方面心理活动与疾病的发生、发展与转归密切相关。换言之，人类健康与否乃是生理现象与心理现象共同作用的结果。心理现象普遍存在于人的头脑中，较之生理现象更为复杂而难以测量。

心理评估作为护理评估中的重要组成部分，关注的是与健康有关的心理现象，特别是疾病发展过程中的心理活动。目的在于确定护理对象的个性特点，找出对健康有利和不利的心理活动及可能的原因，以便能够充分发挥和挖掘积极的心理因素，减轻和消除不利的心理因素，并为制订有针对性的护理计划提供依据。

心理评估的主要内容包括认知能力、情绪状态、自我概念与自尊、对疾病与健康的理解与认识、应激与应对能力、价值观与信念等。

认知是人们认识客观事物的心理过程。对客观事物的正确认知是保持心理健康，接受健康信息和采取健康行为的基础。认知能力自出生后随年龄的增长而逐渐增强，并与受教育程度、生活经历等因素有关。至老年期，随着生理机能的减退，认知能力也逐渐衰退。此外，疾病、药物、酗酒、吸毒等均可导致认知能力的改变。

感知是当前事物在头脑中的直接反映，是一切认识活动的开始，是思维的基础。感知能力的评估包括对视、听、触、嗅、味等感觉功能状况的评估，注意有无减退或消失、错觉、幻觉等。一般通过询问护理对象本人及其家属等即可获得，必要时可进行相关检查。

情绪状态是指特定时间内情绪活动在强度、紧张度和持续时间上的综合表现。情绪是人脑对客观事物是否符合自身需要而产生的态度的体验。而态度是以该事物是否满足人的需要为中介的，需要是情绪的基础和源泉。如急切需要治疗的病人，在得到及时有效的治疗后，就会产生愉悦和感激的情绪体验；反之则会产生怨恨、愤怒的情绪。人的各种心理活动都是在一定的情绪背景下进行的。因此，情绪直接影响人的一切行为，并与人的身心健康密切相关。一般来讲，消极的情绪，如愤怒、焦虑、悲伤、痛苦等不仅可使心理活动失衡，而且可引起人体生理、生化变化，导致疾病的发生或加重，特别是心血管系统和消化系统最为敏感。而积极的情绪可使机体各系统、器官的活动保持高水平的协调一致，不仅有利于疾病的康复，而且能增强人的体力和精力，提高人的工作效能。

情绪包括内部体验、外部表情及生理反应三方面内容。内部体验是指个体在某种情绪状态下所产生的一定感受，可通过个体的自我描述得以反应，如"我感到很伤心"。个人的自我描述是评估情绪状态的重要资料来源。表情是情绪可以直接观察的部分。面部表情为主要的表情形式，而眼睛是最能表达情绪的面部器官。根据面部表情的变化可以判断一个人的喜怒哀乐。身体姿态也可反映一个人的情绪状态，又称身段表情，如紧张时往往正襟危坐。此外，一个人说话时的声音及其变化也是情绪的一种表达形式，又称语调表情。值得注意的是，各种表情的含义存在种族及文化上的差异。生理反应是指伴随情绪而产生的躯体生理、生化变化，如肠胃功能等均可随情绪的改变而发生变化。

健康的情绪应该具有明确的诱因、反应适度、稳定而又灵活，是可以受自我调节和控制的，能使人达到良好的适应水平。

评估时，应鼓励病人谈自己的心境、持续时间、原因、对目前状况的感受以及对未来的看法等。通过病人的自我描述，结合评估者对其语音、语调、外部表情及行为的观察等判断病人目前的情绪状态，尤其是患病等对其情绪的影响，注意有无焦虑、抑郁、失望、沮丧、恐惧、愤怒等。记录时，病人的描述应尽量引用其原话。此外，还可借用相应的测评量表进行评定，但应了解所用量表的目的、特点、信度及效度等。必要时，应建议专家会诊。

自我概念是指人们通过对自己内在和外在特征，以及他人对其反应的感知和体验所形成的对自我的认识与评价，包括身体自我、社会自我和精神自我三部分。而自尊则是指人们尊重自己、维护自己的尊严和人格，不容他人任意侮辱、歧视的一种心理意识和情感体验。自尊源于对自我价值、能力和成就的正确认识和恰当评价。当疾病、外伤等引起身体功能发生障碍或外表变化时，常可导致自尊下降，甚至自我概念紊乱，如可能觉得自己无能为力、毫无希望、毫无价值或成为他人负担等。此外，精神因素以及精神疾病也是导致自尊下降、自我概念紊乱，自我概念紊乱和自尊下降又会极大影响个体维持和恢复健康的能力。

评估时，应鼓励病人谈出自己的感觉和看法，同时注意观察病人的非语言性行为以及与他人交往的表现，如有无回避或过于在意自己身体的某部分，不愿与人交往等。

二、中西医结合护理制订护理计划步骤

（一）确定目标和优先级

在制订护理计划之前，明确护理的目标和优先级是至关重要的。护理目标是指通过护理干预措施所期望达到的结果。优先级则是根据患者的病情和需求，确定需要优先解决的问题和目标的顺序。

1.确定护理目标

在确定护理目标时，护理目标应该是可量化的，即可以通过具体的指标或量表进行评估和测量。例如，如果一个患者的目标是改善呼吸功能，那么可以使用肺活量、氧饱和度等指标来评估是否达到了预期的效果。

护理目标应该是可观察的，即可以通过观察患者的行为、生命体征等来判断是否实现了目标。例如，如果一个患者的目标是提高自理能力，那么可以通过观察其日常生活中是否能够独立完成基本的生活活动来评估目标是否实现。

护理目标应该是可测量的，即可以通过定量或定性的方法进行评估。例

如，如果一个患者的目标是减轻疼痛，那么可以使用疼痛评分工具来测量疼痛的程度，并根据评分的变化来评估治疗效果。

为了确定符合实际情况的护理目标，护理人员需要与患者及其家属进行充分的交流和沟通。了解患者的期望和需求，有助于制定出切实可行的护理目标。

2.确定护理优先级

在确定护理优先级时，需要综合考虑多个因素，以确保患者获得最迫切和关键的护理支持。以下是一些常见的考虑因素：

（1）病情的紧急程度

在确定护理优先级时，病情的紧急程度是一个至关重要的因素。根据疾病或创伤的紧急性，将护理优先级分配给那些需要立即干预的患者，可以最大限度地保护他们的生命和健康。

对于出现大量出血、严重外伤、心脏骤停或呼吸困难等紧急情况的患者，护理人员应立即进行心肺复苏和相应急救措施，并同时通知医生及其他急救团队成员。对于大量失血导致严重休克的患者，护理人员应迅速采取措施进行止血和液体复苏，以稳定患者的生命体征。

病情紧急的患者需要快速、果断和有效的护理干预。护理人员应具备急救技能和紧急情况处理经验，以便迅速响应并提供必要的护理措施。与此同时，护理人员还应保持冷静和专业，与其他医疗团队成员密切合作，以确保患者得到最佳的护理和治疗。

（2）生命体征

在确定护理优先级时，监测和评估患者的生命体征信息是至关重要的。生命体征可以提供有关患者整体健康状况和机体功能的宝贵信息，因此对于那些生命体征异常且稳定性受到威胁的患者，应给予更紧急的护理。

常见的生命体征包括呼吸、心率、血压、体温和血氧饱和度等。如果患者出现呼吸困难、低氧饱和度、心律不齐或血压异常等情况，这可能表明患者需要紧急干预和护理。

例如，对于呼吸困难的患者，护理人员应立即评估呼吸频率并采取给予氧气或辅助通气等相应措施。对于低氧饱和度的患者，应及时纠正缺氧状态，以保证组织器官正常的供氧。对于心律不齐或血压异常的患者，护理人员应密切观察患者的心电图和血压情况，并采取相应的措施。

护理人员在监测和评估生命体征时，需要使用准确可靠的监测设备，并进行及时记录和报告异常情况。准确了解和解读患者的生命体征信息有助于护理人员判断患者的病情严重程度，并及时调整护理优先级，以保证患者得到适时、有效的护理和干预。

（3）疼痛水平

在确定护理优先级时，考虑到患者的疼痛水平是非常重要的。对于那些正在经历剧烈疼痛的患者，提供适当的疼痛管理成为护理的高优先级。

疼痛是一种不良感觉和体验，会给患者的身体和心理健康带来负面影响。因此，护理人员应确保疼痛管理始终处于被关注的核心，并采取相应的措施来减轻患者的疼痛。

有效的疼痛管理包括药物治疗、物理疗法和其他舒缓措施。药物治疗可以通过使用镇痛药物（如止痛片、镇痛注射剂等）来减轻患者的疼痛感。物理疗法，如按摩、热敷、冷敷或理疗等，也可以帮助患者缓解疼痛。此外，提供心理支持，如放松技巧、呼吸训练和音乐疗法等，也有助于患者在情绪上更好地应对疼痛。

护理人员需要与患者进行充分的沟通和合作，了解他们的疼痛感受，并根据患者的差异和特定需求，制订个性化的疼痛管理计划。护理人员还应密切观察患者的疼痛程度和药物反应，及时调整治疗方案，以确保患者获得最佳的疼痛缓解效果。

通过有效的疼痛管理，可以减轻患者的不适和痛苦，提高其舒适度和生活质量。同时，对于那些需要进行手术或其他创伤性操作的患者，提供良好的疼痛管理也有助于加快康复过程和恢复功能能力。

（4）心理需求

在确定护理优先级时，患者的心理需求同样应受到重视。关注患者的情绪、焦虑、抑郁或其他心理问题，并提供相应的支持和心理护理是非常重要的。

疾病、创伤以及接受医疗治疗过程本身可能对患者的心理健康造成负面影响。患者可能产生害怕、不安、沮丧或无助等负面情绪。这些心理问题可能会干扰患者的康复过程，影响其生活质量和精神状态。

因此，护理人员应当关注患者的心理状态，并提供相应的支持和心理护理。这可能包括与患者进行积极的沟通，为患者提供情绪支持和倾听空间，让患者有机会表达他们的感受和疑虑。同时，护理人员还可以使用心理疏导技巧，如放松训练、认知行为疗法或心理教育，帮助患者应对负面情绪和压力。

另外，建立良好的护患关系也是关注患者心理需求的重要方面。护理人员可以通过提供温暖和关怀的环境，尊重患者的隐私和尊严，以及确保信息透明和双方沟通畅通等，增强患者的信任感和安全感。

对于那些有明显心理问题的患者，例如抑郁症、焦虑症或创伤后应激障碍的患者，可能需要进一步的心理评估和专业支持。护理人员可以协助患者寻求心理医生或其他心理健康专业人员的帮助。

（5）患者的特殊需求

在确定护理优先级时，需要考虑到患者的特殊需求，如孕妇、婴儿、老年患者或残障人士等。针对这些患者，根据其特定的需求和情况，制订相应的护理计划是非常重要的。

对于孕妇来说，护理人员应该关注孕妇的产前保健和监测，包括定期进行产妇体格检查、胎儿心率监测等。此外，提供合适的营养指导、产前教育和情绪支持也是关键，以确保孕妇的身心健康，并促进胎儿的正常发育。

对于婴儿，则需要护理人员提供安全、温暖和对婴儿友好的护理环境。护理人员应该了解婴儿的喂养需求、睡眠规律和尿布更换等基本护理技巧，并与家长进行密切合作，共同照顾婴儿的健康和成长。

对于老年患者，护理人员应关注他们日常生活活动的能力、长期病情管理和社交需求。建立综合护理计划，包括药物管理、摔倒风险评估、社会支持和康复措施，以提供全方位的关爱和支持。

对于残障人士来说，护理人员应确保他们的环境无障碍，并提供必要的辅助设备和技术支持。此外，护理人员还应提供心理支持和鼓励，帮助他们克服生活中的困难，提高自理能力和社交参与度。

针对这些患者的特殊需求，护理人员需要具备相应的专业知识和技能，并与其他卫生保健团队成员密切合作，提供最佳的护理服务。

确定护理优先级是一项复杂的任务，需要护理人员全面评估和判断患者的状况，并将医疗资源合理分配。护理人员需要根据患者的具体情况进行权衡和决策，确保最迫切和重要的护理得到优先考虑，以最大限度地提高治疗效果和患者满意度。

明确护理目标和优先级有助于为护理计划的制订提供指导。通过明确目标，护理人员可以明确自己的工作方向，并追踪护理效果。而确定护理优先级则有助于合理安排护理资源，确保关键问题得到妥善解决。

（二）制定护理措施

根据患者的具体情况和护理目标，制定相应的护理措施是中西医结合护理中非常重要的一环。中医护理措施可以包括针灸、中药疗法、推拿按摩等，而西医护理措施则涉及给药、疼痛处理、病症管理等方面。护理措施的确定需要充分考虑患者的特点和需求，并结合中西医结合的理念和方法。

1.给药

给药是护理中一个重要的环节，需要护理人员按照医生的嘱托，在规定的剂量、时间和途径下给予患者药物。在给药过程中，护理人员需要掌握各种给药方法和技巧，并严密地监测患者的用药反应和不良事件。

护理人员应了解不同的给药途径和方法。常见的给药途径包括口服、静脉注射、皮下注射和肌肉注射。护理人员需要了解每种途径的适应证、禁忌证、操作步骤和注意事项。例如，口服给药要确保患者能够正常吞咽，并遵循正确的给药时间和剂量。静脉注射需要进行穿刺和置管等操作，护理人员需要具备相应的技能，并注意注射过程中的消毒和安全操作。

护理人员在给药过程中需按照医嘱规定的剂量和时间进行准确的计量和时间管理。护理人员需要仔细核对药品的名称、剂量和规格，避免用错或误读。对于液体药物，护理人员还需要合理使用药杯、注射器等工具，确保准确计量。

护理人员在给药的过程中还需要密切关注患者的用药反应和不良事件。护理人员需要监测患者的生命体征变化、药物作用效果、不良反应等情况，并及时记录和报告医生。如果患者出现过敏反应、药物不耐受性或其他不良事件，护理人员应立即采取适当的处理措施，并与医生进行沟通。

护理人员还应提供给药的相关健康教育和指导。护理人员应向患者和家属解释药物的用途、注意事项、可能的副作用以及正确服药的方法。通过有效的沟通可以增加患者对药物治疗的合作性和依从性，提高治疗效果。

2.疼痛处理

疼痛处理是护理中一个重要的方面，旨在根据患者的疼痛程度和类型采取相应的镇痛措施，以减轻或消除患者的疼痛感。针对不同的疼痛情况，常用的疼痛处理方法包括静脉注射镇痛药物、局部麻醉、热敷、冷敷等。

（1）静脉注射

静脉注射是一种常见的药物给予方法，给予患者合适剂量的镇痛药物，以迅速达到镇痛的效果。具体的药物选择和剂量应根据医生对患者的具体情况和疼痛评估来确定。护理人员在进行静脉注射时需要按照医嘱进行准确的药物剂量和给药操作，并密切观察患者的疼痛程度和药物反应。

在进行静脉注射时，护理人员需要核实医嘱和药品，检查药物的有效期和透明度，选择适当的注射器和针头。同时，护理人员还需确认患者的身份和正确的静脉通道。为了保持无菌操作环境，护理人员还需先洗手并戴上无菌手套进行消毒等一系列操作。

护理人员在注射过程中需要密切观察患者的疼痛程度和药物反应。如果出现异常情况，应立即停止注射并采取相应措施。

注射完成后，护理人员需将针头从静脉通道中拔出，进行压迫止血，并妥善处置废弃的针头和注射器，遵循医疗废物管理规定。

（2）局部麻醉

局部麻醉是一种常用的疼痛处理方法，它可以通过注射或外敷方式使用麻醉药物或局部麻醉剂来麻醉局部区域，以减轻患者的疼痛感。在进行局部麻醉时，护理人员需要根据患者的具体情况和疼痛类型，选择适当的局部麻醉药物或局部麻醉剂。常见的局部麻醉药物包括利多卡因、布比卡因等，它们能够阻断神经传导，达到缓解疼痛的效果。

应根据医嘱和患者的情况，准确使用药物的剂量和浓度。药物的剂量和浓度应该根据患者的年龄、体重、疼痛程度和麻醉区域的大小来确定。护理人员需要仔细阅读药物说明书，并按照临床经验进行调整。

对于小面积的局部麻醉，可以采用局部注射的方法，将药物直接注射到疼痛区域附近的组织中。对于大面积的局部麻醉，也可以选择外敷药物，将麻醉剂涂抹在患者疼痛区域的表面。

在进行局部麻醉时，护理人员需要遵循正确的操作方法和安全措施。这包括准备好所需的器械和消毒物品、洗手并戴上手套，保持操作区域的清洁，并注意药物的保存和处置。

在进行局部麻醉后，护理人员需要密切观察患者的反应。包括观察麻醉效果是否达到预期、是否出现不良反应或过敏等。如果患者出现异常情况，应及时采取相应的措施并向医生汇报。

（3）热冷敷

热敷和冷敷是常见的疼痛处理方法，它们通过提供局部温度变化来缓解疼痛。热敷可以通过提高局部温度来促进血液循环，放松肌肉，减轻肌肉痉挛和紧张，从而缓解疼痛感。热敷还可以帮助舒展软组织、增加关节灵活性，并促进伤口愈合。

护理人员可以使用热水袋、热毛巾或热水浸泡等方式进行热敷。确保热敷物品的温度适中，以免烫伤患者。将热敷物品轻轻放置在患者的疼痛区域上，使其能够感受到温热的效果。热敷时间一般为15~20分钟。

冷敷可以通过降低局部温度来减少组织炎症反应，缓解组织水肿和疼痛感。冷敷也可以有效地麻痹局部神经末梢，减少疼痛信号的传导。

护理人员可以使用冰袋、冷敷贴或冷毛巾等方式进行冷敷。确保冷敷物品与患者的皮肤之间有一层保护物（如干布或纸巾），以避免冻伤。将冷敷物品轻轻放置在患者的疼痛区域上，使其感受到凉爽，达到止疼的效果。冷敷时间一般为15~20分钟。

3. 病症管理

病症管理是护理工作的一个重要方面，目的是根据患者的具体病情，制订相应的治疗计划和护理措施，以最大程度地改善患者的健康状况。常见的病症管理任务包括协助行动不便患者的活动能力训练、营养管理、预防压疮等。

（1）协助行动不便的患者训练

对于行动不便的患者，护理人员需要协助其进行活动能力训练。这包括帮助患者进行身体活动，如翻身、坐起、站立、行走等。护理人员需要根据患者的病情和身体状况，制订适当的活动计划和方法，并提供必要的支持和指导，以促进患者的康复和自理能力的提高。

（2）营养管理

营养管理在病症管理中起着重要的作用。护理人员需要评估患者的营养状况，制订个性化的饮食计划，确保患者获得足够的营养物质。护理人员还需要关注患者的饮食偏好、食欲状况和饮食摄入量，并根据需要调整饮食内容和方法。此外，护理人员还需提供相关的营养教育和指导，帮助患者及其家属了解正确的饮食原则和健康饮食的重要性。

（3）预防压疮

在病症管理中，预防压疮是护理人员的一项重要任务。特别对于长期卧床或行动不便的患者，护理人员需要采取一系列预防措施来减少患者发生压疮的风险，并及时进行压疮评估。

长期卧床的患者容易产生压力集中，导致皮肤组织缺血和坏死。护理人员应定期为患者翻身，改变体位，减少持续性的压力，并保持良好的血液循环。

护理人员还需要保持患者的皮肤清洁干燥，避免湿度过高和皮肤摩擦。定期清洁皮肤，使用适当的皮肤清洁剂和保湿剂，以保护皮肤的完整性。

给患者选择合适的床垫和护理垫也是预防压疮的关键。护理人员应根据患者的状况选择适当的床垫，如空气动力床垫、泡沫床垫等，以减少压力集中。护理垫可用于保护易受压的部位，减轻摩擦和剪切力。

最后，护理人员需要进行定期的压疮评估，检查患者身体各部位的皮肤状况。早期发现和处理压力损伤是避免压疮恶化的关键。护理人员可以使用标准的压疮评估工具，记录和追踪压疮的发展情况。

在制定护理措施时，应综合考虑患者的身体状况、病情和诊断结果，以及中医和西医的治疗原则。护理人员需要具备扎实的中西医护理知识，并与医生及其他护理团队成员密切合作，共同制定最合适的护理措施。

（三）制订护理计划

制订一个中西医结合的护理计划是确保患者获得综合护理的重要步骤。这种综合护理计划将中医和西医的优势结合起来，为患者提供全面有效的护理。

1. 确定频次和时间

确定频次和时间是护理计划中的重要步骤。根据患者的病情和护理目标，需要确定护理措施的执行频次和时长，以确保护理的科学性和有效性。

频次指的是护理措施执行的次数，可以根据患者的病情和需求进行调整。例如，在针灸治疗中，频次可能决定患者的具体情况和疗效评估。一般来说，每周一次的针灸治疗可能适用于慢性疼痛的管理，而对于急性伤害，可能需要更频繁的治疗。

时间指的是护理措施执行的时长，它与频次密切相关。根据不同的护理措施和病情需要，时间可在几分钟到几小时之间。例如，中药煎煮通常需要较长的时间，因为中药需要充分浸泡和煎煮才能释放其有效成分。而物理治疗可能需要每天进行一段时间，以达到预期的治疗效果。

在确定频次和时间时，还需综合考虑其他因素，如患者可接受程度、医疗资源的可用性和护理人员的工作负担。护理计划应该合理安排，以确保患者能够接受和配合，并且在可行的范围内实施。

需要注意的是，频次和时间并非固定不变，它们可能会根据患者的病情变化和治疗效果进行调整。护理人员应定期评估和监测患者的反应和病情进展，及时修改护理计划中的频次和时间，以更好地满足患者的需求和优化护理效果。

2. 指定责任人

明确指定执行中西医结合护理计划的责任人是护理工作中非常重要的一步。通过指定具体责任人，可以确保护理措施的有效实施、监测和持续提供。

在中西医结合护理团队中，可能涉及多个专业人士，如主管护理人员、中医师、西医师或其他相关医务人员。根据患者的病情和具体需求，护理工作可能需要不同专业背景的人员共同合作。例如，主管护理人员可以负责整体护理规划和协调，中医师和西医师可以提供中西医结合治疗的具体方案和指导，物理治疗师可以进行康复训练等。

指定责任人有助于确保护理措施的协调与连贯。责任人应具备相关的专业知识和技能，并且要与其他护理成员密切合作，共同制订和执行中西医结合护理计划。他们需要了解患者的病情和护理目标，并与患者进行有效沟通和交流，以便更好地满足患者的需求和提供个性化的护理。

在指定责任人时，还需要考虑相关的法律和职业道德要求。责任人应遵守医疗伦理规范，并承担护理工作中的责任和义务。他们需要确保护理措施的安全性和有效性，并及时更新护理计划以适应患者的变化和需求。

（四）实施和监测

实施和监测是中西医结合护理计划的重要步骤，它能确保制定的护理措施得到有效执行，并持续进行监测和评估，以便及时调整和优化护理计划。

1.实施护理计划

在此阶段，根据制订好的中西医结合护理计划，护理人员和护理团队将开始具体护理措施的执行。这些措施可能包括中医治疗、西医药物应用、物理治疗等多种方法。

由责任人和护理团队负责组织实施护理计划。责任人将根据患者的具体情况，指导护理团队进行相关的护理操作，并监督整个实施过程。

根据护理计划的安排，护理人员们将按照特定的顺序和时间节点开始实施护理措施。例如，在中医治疗方面，可能会采取针灸、推拿、拔罐等治疗方法；在西医药物应用方面，护理人员可能会负责给予患者正确剂量和途径的药物；在物理治疗方面，护理人员可能会进行热敷、冷敷、理疗等治疗手段。

在实施护理过程中，护理人员们需要严格遵循医嘱和操作规范，确保护理措施的准确性和安全性。他们需要具备相关的专业知识和技能，以便有效地进行护理操作。

2.记录护理过程

通过准确记录相关信息，包括药物治疗的剂量和途径、针灸治疗的穴位和次数、中药配方的用量等，可以为后续的护理评估和分析提供有力的依据。

记录护理过程可以确保护理操作的准确性和连贯性。护理人员需要仔细记录每个步骤的执行情况，如药物的名称、剂量、给药途径等。这样可以避免错误，确保患者得到正确的护理。

记录护理过程有助于护理效果的评估和分析。通过记录患者的生命体征、疼痛程度、精神状态等变化，可以帮助护理人员了解患者的反应和进展情况。同时，记录护理过程还能够准确地反映出护理措施是否有效，是否需要进行调整。

在记录护理过程时，护理人员应遵循相关的法规和隐私保护原则，确保患者的信息安全和保密性。

3. 监测患者反应

在护理过程中，密切监测患者的反应和病情变化是非常重要的一项工作。护理人员需要通过观察患者的症状、体征等方面来进行病情监测。

护理人员可以询问患者关于疼痛的程度、性质和位置等信息，以了解疼痛是否有所改善或加重。此外，护理人员还可以使用疼痛评估工具，如疼痛评分表，来定量评估患者的疼痛水平。

护理人员还需密切关注患者的生命体征，包括血压、心率、呼吸频率和体温等指标。这些指标可提供有关患者健康状况的重要信息。通过记录和比较这些数据的变化，护理人员可以了解患者的病情进展和治疗效果。

护理人员还需注意患者的精神状态和情绪变化。他们可以与患者进行交流，倾听他们的感受并观察他们的情绪表现。这有助于护理人员判断患者对治疗的反应和心理状态的变化。

除了观察患者的反应，护理人员还需积极收集和记录患者的反馈意见。他们可以询问患者对治疗效果的看法和感受，以及是否存在不良反应。这可以帮助护理人员更好地了解患者的体验，并在必要时调整护理措施。

通过以上的步骤，可以制订出适合患者的中西医结合护理计划，以更好地满足患者的需求，并提供优质的护理服务。

第三章　中西医结合护理的疾病预防和健康促进

第一节　中西医结合护理在健康教育和宣传中的应用

中西医结合护理在健康教育和宣传中具有重要的应用价值。通过中西医结合的理念和方法，可以提供更全面的、个性化的健康教育和宣传服务，促进人们的健康意识和行为改变。

健康教育是医疗活动的重要组成部分，通过健康教育，能够促进群众改变不良生活习惯和行为方式，自愿采纳有利于自身健康的生活习惯与行为方式，从而使群众在面对健康相关问题时，能够做出正确的抉择，减少疾病危险，以达到促进健康的目的。通过健康教育，能够增强群众的自我保健意识，提高自我健康管理能力，促进其选择利于健康的工作、学习、生活环境和方法，以促进健康。健康教育是人类与疾病做斗争的需求，是医学发展的必然趋势与结果。中国早在《黄帝内经》中就有关于健康教育的相关记载："知之则强，不知则老。"又说："人之情，莫不恶死而乐生，告之以其败，语之与其善，导之以其所便，开之以其所苦，虽有无道之人，恶有不听者乎？"我国国家卫生健康委员会在2014年4月制定了《全国健康素养促进行动规划（2014-2020年）》，其中明确指出要提高全民基本医疗素养，开展患者健康教育，提高居民防病就医能力，提高居民中医养生保健素养，传播中医养生保健知识与技能，弘扬中医传统文化，进一步规范和明确了中医健康教育对于健康的重要性。以下是中西医结合护理在健康教育和宣传中的主要应用：

一、传播综合健康知识

中西医结合护理在健康教育和宣传中的应用是为了传播综合健康知识，提供全面的、多维度的健康指导和建议。通过中西医结合的方法，可以让人们了解不仅仅有西方医学所涵盖的知识，还有中医的理念和方法，从而形成更完整的健康理念。

（一）传播预防疾病和生活习惯的知识

在中西医结合护理的应用中，可以传播关于疾病预防和生活习惯的健康知识。西方医学注重科学研究和证据，提供了许多关于常见疾病的预防措施和健康行为，如手的卫生、良好的饮食习惯、规律的生活作息、适度的体育锻炼等。与此同时，中医则注重整体观念，认为身体平衡与调节是保持健康的关键。

在健康教育和宣传中，可以将这两种观点结合起来，向人们传达科学有效的疾病预防和健康生活方式。

1.饮食与营养

饮食与营养是维持健康不可或缺的重要因素。西方医学强调通过平衡膳食和摄入各类营养物质来满足身体的需求，以维持整体健康。中医则注重食物属性对人体的影响，在推荐适宜的食物搭配和烹饪方法时，考虑个体体质、气候季节等因素。

中医强调"五谷为养，五果为助"，在生活中应尽量摄取五谷杂粮、蔬菜水果、蛋白质食品和适量脂肪。合理搭配不同食物，确保每餐都能提供多种营养物质。

中医认为食物具有寒、热、温、凉等属性，不同体质的人需根据自身情况选择适宜的食物。例如，寒性体质的人应避免过多食用生冷食物，而温热体质的人则可适量摄入。

合理的烹饪方式能够保留食物的营养成分。建议选择蒸、煮、凉拌等健康的烹饪方式，尽量减少油炸和高温加工。

培养良好的饮食习惯有助于维持健康。建议定时进餐、细嚼慢咽，避免吃太饱或过于饥饿，适量控制盐、糖和油脂的摄入。

通过传播这些观点，人们可以更全面地了解饮食与营养的重要性，并根据个体特征和需求制订适合自己的饮食计划。此外，定期咨询专业医生或营养师也是非常有益的，以获得个性化的饮食建议和指导。最终，建立良好的饮食习惯将有助于预防多种疾病，提升整体健康水平。

2. 锻炼与运动

锻炼与运动对于维持身体健康至关重要。西方医学强调科学的运动方式，如有氧运动和力量训练，以提升心肺功能、增强肌肉力量等。而中医则注重运动中的呼吸调控和气血流通对身体的益处。

结合这些观点，可以推广适宜的运动方式，并根据个体特征提供个性化的运动建议，以促进健康。

（1）有氧运动

有氧运动对于身体健康具有重要的益处。它包括快走、跑步、游泳等运动形式，可以有效地增强心肺功能，并提高代谢水平。

通过有氧运动，可以促进血液循环，提升心脏和肺部的功能。这些活动能够加强心脏的泵血能力，使氧气和营养物质更好地传输到全身各个组织和器官中，同时也帮助排除体内的废物和毒素。

有氧运动还可以帮助控制体重。由于有氧运动需要消耗大量的热量，持续进行有氧运动有助于减少体脂肪的堆积，从而达到减重和塑造体形的目的。

有氧运动对于改善心理健康也有积极的影响。它能释放身体中的内啡肽和多巴胺等神经递质，缓解压力、焦虑和抑郁情绪，提升自身的心情和幸福感。

为了获得最佳效果，建议每周进行 3~5 次有氧运动，每次持续 30 分钟以上。运动的强度应根据个体的身体状况和健康目标来确定，逐渐适应并增加运动时间和强度。

在进行有氧运动前，要确保进行适当的热身活动，以减少运动伤害的风险。同时，应根据自己的喜好选择适合的有氧运动方式，确保能够持之以恒地坚持下去。

（2）力量训练

力量训练是一种重要的运动方式，它能够增加肌肉力量、改善姿势，并促进骨骼健康。

通过力量训练，我们可以刺激肌肉的生长和发展。这种运动方式涉及使用自己的身体重量或外部负荷，如哑铃、杠铃等进行锻炼。通过适当的训练计划，我们能够增加肌肉的纤维数量和大小，从而提升整体的肌肉力量和耐力。

力量训练还对于改善姿势非常有益。通过有针对性的力量训练动作，我们能够增强核心肌群的稳定性，促使脊柱的对齐，减少姿势不良和腰背疼痛的发生。此外，力量训练也能够提升肌肉的协调性和灵活性，增强关节的稳定性。

力量训练对于骨骼健康也具有积极的影响。适度的力量训练可以刺激骨骼的再生和增强，预防骨质疏松症的发生。特别是对于年龄较长的人群来说，力量训练更加重要，能够减缓骨质流失的速度，保持骨骼的强度和健康。

为了获得最佳效果，建议每周进行2~3次全身的力量训练。训练计划可以包括多个肌肉群的练习，如腿部、胸部、背部、手臂等的锻炼。选择合适的负荷和适度的重复次数，确保在安全的范围内进行训练。

在进行力量训练前，确保进行适当的热身活动以及正确的姿势和技巧。逐渐增加训练的负荷和强度，提高肌肉力量和耐力。

（3）呼吸调控

呼吸调控在运动中具有重要的作用。注重慢而深的吸气和呼气可以帮助锻炼者放松身心、平衡能量，并改善气血流通。

正常而深入的呼吸有助于增加氧气的摄入量，为肌肉提供充足的氧气，从而提高运动时的耐力和表现。通过慢而深的呼吸方式，我们可以有效地调整呼吸与运动的节奏，使其保持协调一致，提高身体的运动效率。

呼吸调控对于放松身心、平衡能量还具有积极的影响。深呼吸有助于刺激迷走神经系统，促进身体进入放松状态。通过专注于呼吸，可以减轻紧张和焦虑情绪，促进身心的平静和内心的宁静。

呼吸调控对于改善气血流通也非常重要。通过慢而深的呼吸，可以增加氧气的吸入量，同时有助于更好地将二氧化碳排出体外，促进新鲜血液的循环。这有利于提高氧气和营养物质的输送，促进新陈代谢的进行，有助于维持身体各个器官和系统的正常功能。

在运动中进行呼吸调控，需要注意保持放松而自然的呼吸方式，避免过度地用力或屏住呼吸。注重腹式呼吸，即通过深入的腹部呼吸来提高肺活量和呼吸效率。还要根据运动的强度和自身的感觉，适时调整呼吸节奏和深度。

（4）个体化运动方案

针对不同个体特征，制定个性化的运动方案是非常重要的。根据年龄、健康状况和运动经验等因素，可以为个体提供相应的运动建议。特别是对于老年人、孕妇或有慢性疾病的人群，更需要根据其身体状况来调整运动强度和方式。

对于老年人来说，适当的运动对于保持身体健康和功能活动至关重要。建议老年人选择低冲击力、低风险的运动形式，如散步、太极拳、水中运动等。这些运动可以改善心肺功能、增强肌肉力量和平衡能力，延缓老年人相关的功能下降。

对于孕妇而言，运动对于维持良好的身体状态和促进胎儿发育也非常重要。建议孕妇选择低风险、适当强度的运动，如孕妇瑜伽、水中运动、散步等。但在进行运动前，应向医生咨询，并遵守专业指导，确保其安全性和适宜性。

对于有慢性疾病的人群，运动可以作为一种辅助治疗的手段。然而，运动方式和强度需要根据个体的疾病情况而定。例如，对于心脏病患者，建议选择低到中等强度的有氧运动。而对于关节炎患者，可以进行适量的力量训练和柔韧性训练，以增加关节的稳定性和灵活性。

（5）注意运动安全

在进行运动时，运动安全是非常重要的。在开始任何运动活动之前，进行适当的热身活动可以帮助身体增加肌肉的灵活性和血液循环。还应该进行拉伸运动，以防止肌肉过度紧张和拉伤。

应逐渐增加运动的强度和持续时间，避免过度训练；要给身体足够的休息时间来恢复，避免过度疲劳和受伤。

学习正确的运动技术和姿势，以减少受伤的风险。如果需要，可以请教专业教练或指导员，确保正确地完成各种运动动作。

还需要选择合适的运动鞋和服装，以提供足够的支撑和保护。特别是一些高冲击力的运动，如跑步、篮球等，穿戴合适的鞋子能够减轻对关节和肌肉的冲击。如果出现不适或疼痛，应及时停止运动并咨询医生或专业人士的意见。

在运动前后，合理的饮食是必不可少的。根据个人需求，摄入适量的碳水化合物、蛋白质和健康脂肪，以提供能量和支持肌肉恢复。此外，要保持足够的水分摄入，以防止脱水和维持身体的正常功能。

宣传这些观点，重视适宜的运动方式和个性化的运动计划，可以帮助人们养成良好的运动习惯，并享受运动带来的健康益处。通过合理锻炼和运动，人们可以通过增强身体素质预防疾病，从而提高整体健康水平。

3. 中医养生方法

中医养生方法在维护身体健康方面具有独特的价值。中医注重平衡身体的阴阳和气血，以及调节情绪、保持精神愉快的状态。通过针灸、推拿、中药等传统疗法，帮助人们维护身体的整体平衡和健康。

（1）调节作息

调节作息对于维持身心健康非常重要。保持规律的作息时间可以帮助人们更好地适应生活和工作的需求，避免过度疲劳和身体失衡。

首先，保持规律的起床和睡眠时间是关键。建立一个稳定的作息习惯，使身体能够适应相应的时间表，并保持良好的生物钟。早上起床后，可以通过轻度的拉伸运动、深呼吸等来唤醒身体，提高清醒度。晚上睡觉前，要避免刺激性的活动和电子产品的使用，以创建一个舒适的睡眠环境，有助于获得充足而质量较好的睡眠。

其次，合理安排工作、学习和休息时间也是重要的。持续长时间的工作和学习会导致身心疲劳，影响效率和健康。因此，建议每隔一段时间进行适当的休息，例如站起来走动、做一些眼部放松运动等。此外，利用休息时间参与一些放松和愉悦的活动，如阅读、听音乐、与朋友聊天等，有助于释放压力，愉悦心情。

最后，根据中医理论，不同时间段对应着不同的器官，合理安排作息时间可以维持器官功能和整体平衡。

（2）情绪管理

情绪管理对于身体健康和心理健康都非常重要。中医认为情绪与身体健康密切相关，因此学会调节情绪，保持内心的平静和愉快对于维持整体健康至关重要。

冥想是一种有效的情绪管理技巧。通过冥想，我们可以让自己集中注意力，放松身心，提高思维的清晰度和专注力。冥想可以通过深呼吸、专注观察呼吸等方式进行。每天坚持一定时间的冥想练习，能够减轻焦虑、压力和负面情绪的影响，增强内心的平静和稳定感。

太极拳、瑜伽等运动形式也有助于情绪管理。这些活动结合了身体运动和呼吸控制，能够促进身心的平衡和协调。太极拳注重呼吸和柔和的运动，可以缓解紧张和焦虑，帮助调整情绪。瑜伽通过姿势、呼吸和冥想的综合训练，可以舒缓压力、提升心理平衡和促进情绪稳定。

建立积极健康的生活方式也对情绪管理至关重要。保持良好的睡眠、均衡的饮食、适度的运动等可以帮助维持身体健康，减轻不良情绪的影响。寻找喜欢的爱好和休闲活动，并与亲朋好友保持良好的社交关系，也是调节情绪的有效途径。

最后，及时寻求心理支持和专业帮助也是情绪管理的重要方面。如果负面情绪过于困扰或持续时间较长，可以考虑心理咨询或寻求专业治疗。他们可以提供更具体的建议和支持，帮助我们更好地理解和处理自己的情绪问题。

通过普及中医养生理念和方法，人们可以更加关注自己的身心健康。养成良好的生活习惯，维持身体的平衡和健康，使中医养生方法更科学地应用于日常生活中。

4.环境卫生

环境卫生对于维持身体健康非常重要。西方医学强调保持良好的个人卫生和环境卫生，如勤洗手、保持整洁的居住环境等。而中医注重外部环境与身体的关系，认为积极调节环境对身体健康至关重要。传播这些知识可以帮助人们意识到环境卫生对保持健康的重要性，从而采取相应行动。

（1）保持个人卫生

保持个人卫生是预防疾病传播的基本措施之一，对身体健康至关重要。

勤洗手是最基本也是最重要的卫生习惯。我们经常接触各种物体和表面，很容易接触到细菌和病毒。因此，在关键时刻和特定场景下，比如接触食物、使用厕所后、与他人接触前后等，务必要用肥皂和流动水彻底洗手。正确的洗手方法包括搓揉双手、清洗指缝和指甲周围区域，并用流动的水冲洗干净。

保持口腔卫生也是重要的个人卫生习惯。定期刷牙并使用牙线或牙间刷清洁牙齿间隙，有助于去除口腔中的食物残渣和牙菌斑，减少口腔疾病的发生。同时，避免吸烟、咀嚼糖果或口香糖等不良口腔习惯也能帮助维护口腔卫生。

另外，保持指甲的清洁和修剪也是个人卫生的一部分。长指甲容易滋生细菌，增加感染的风险。因此，需要定期修剪指甲，并保持指甲的干净和整洁。

定期更换干净衣物和床上用品也是保持个人卫生的重要方面。衣物和床上用品容易沾染污垢、细菌和其他有害物质，因此应该频繁更换并清洗。此外，定期晾晒被褥、枕头等可以帮助杀死细菌和螨虫，保持床上用品的清洁和卫生。

（2）保持整洁的居住环境

整洁的居住环境对于预防疾病传播和保持身体健康非常重要。

定期清扫和擦拭家居表面是保持整洁的重要步骤。我们的家居表面容易积聚灰尘、细菌和其他有害物质，因此需要经常进行清理。使用吸尘器、拖把和湿布等工具，清洁地板、桌面、窗台和其他表面，可以有效减少灰尘和过敏原的积累。

厨房和卫生间是易滋生细菌和病菌的区域，所以特别需要保持干净。在厨房中，及时清洗和消毒炉灶、台面、水槽等部位，避免食物残渣和细菌滋生。同样，在卫生间中，经常清洁和消毒马桶、洗手盆、浴缸和淋浴器等设施，可以减少细菌和病毒的传播。

还要注意及时清理污垢和废弃物。堆积的污垢和废弃物容易成为细菌滋生的场所，增加居住环境的污染。因此，需要定期清理垃圾桶、污水管道和其他污秽区域，并正确处理和分类垃圾，保持整洁的室内外环境。

（3）注意空气质量

空气质量是环境卫生的重要方面，对于保护健康至关重要。

确保室内通风良好是改善空气质量的基本步骤之一。定期开窗通风，可以消除室内的污浊空气，并引入新鲜空气。特别是在烹饪、使用化学清洁剂或有人在室内吸烟时，应在颇具污染物的活动结束后及时通风。

定期清洁空调和空气过滤器也是保持室内空气清洁的重要措施。空调和空气过滤器能够过滤空气中的灰尘、花粉和其他污染物，提供干净的室内空气。因此，我们需要按照厂商建议定期清洁和更换过滤器，以确保其正常工作并提供清洁的空气。

在室外，避免接触有毒化学物质也是保护自己的重要手段。例如，避免长时间暴露在车辆尾气和工业排放物附近，以减少有害气体和颗粒物的吸入。此外，当空气质量较差时，应尽量减少户外活动，特别是在污染严重的日子里，如雾霾天气等。

控制噪声也是维护良好环境卫生的一部分。长时间暴露在高强度噪声中会对身体健康造成负面影响。因此，在可能的情况下，我们应该寻找安静的环境，保护自己的听力以及避免噪声对我们的睡眠和休息产生干扰。

另外，减少室内的挥发性有机物（VOC）暴露也是保护空气质量的重要措施。VOC 存在于许多家居产品和建筑材料中，如油漆、胶水、地毯等。选择低 VOC 的产品，保持室内环境的新鲜空气流通，可以减少 VOC 的释放和积累，能够改善室内空气质量。

传播环境卫生知识对于促进人们的健康至关重要。通过教育和宣传活动，提高公众对个人卫生、居住环境清洁和空气质量的意识，引导人们采取积极行动来改善环境卫生状况。此外，政府和社区也应加强环境监测和管理，提供清洁的公共环境，为人们创造良好的生活环境。

中西医结合护理在传播疾病预防和生活习惯的健康知识方面具有独特优势。通过综合运用两种医学体系的观点和方法，可以更全面地指导人们预防疾病、保持健康。同时，定期接受专业医生的检查和咨询也是非常重要的，以便及时发现和处理潜在的健康问题。

（二）传播中医经络、穴位等方面的知识

中医经络、穴位按摩以及情绪调节是中医传统疗法的重要组成部分，对于调理身体、促进健康和平衡情绪起着积极的作用。

1．中医经络系统

中医经络系统是中医学的重要理论之一，该理论认为，人体内存在一套复杂的经络系统，通过穴位相互连接，贯穿全身。经络被视为气血运行的通道，对调节生理功能和维护健康起着重要作用。在传播中医经络知识时，可以通过以下方式让大众更好地了解其重要性。

（1）经络的分类和走向

根据中医理论，经络是运行气血、联系脏腑和体表及全身各部的通道，是人体功能的调控系统。经络学也是人体针灸和按摩的基础，是中医学的重要组成部分。经络包括经脉和络脉两部分，其中纵行的干线称为经脉，由经脉分出网络至全身各个部位的分支称为络脉。经络系统由十二经脉、奇经八脉，十五络脉和十二经别、十二经筋、十二皮部及许多孙络、浮络等组成。这些经络分布在身体的不同部位，如头颈、胸腹和四肢等，形成一个完整的网络系统。

十二经脉分为：手三阴经，包括手太阴肺经、手厥阴心包经、手少阴心经；手三阳经，包括手阳明大肠经、手少阳三焦经、手太阳小肠经；足三阳经，包括足阳明胃经、足少阳胆经、足太阳膀胱经；足三阴经，包括足太阴脾经、足厥阴肝经、足少阴肾经。

奇经八脉即督脉、任脉、冲脉、带脉、阳跷脉、阴跷脉、阳维脉和阴维脉。它们与十二正经不同，既不直属脏腑，又无表里配合关系，属"别道奇行"，故称"奇经"。在全身形成了一个复杂的能量循环系统。

除了分类，了解经络的走向也非常重要。经络通行于人体的不同部位，形成了特定的走向。例如，手太阳大肠经从手指上延伸至肩部，足太阳膀胱经则贯穿头、颈、背和下肢。对于不同的经络，其走向会有所差异。

全面了解经络的分类和走向对于理解中医经络系统的整体结构非常有帮助。这还可以让人们更好地理解经络的功能和作用。

（2）强调经络的功能

中医经络系统认为，经络是气血运行的通道，在整个身体中起着不同的调节作用。每个经络与特定的器官或系统相关，对身体的正常功能发挥至关重的作用。下面是一些经络及其功能的具体例子，可以帮助大众更好地了解经络的作用。

手少阴心经：手少阴心经与心脏紧密相关。它通过手指和手腕的穴位连接心脏，对心脏的功能起到调节作用。按摩手少阴心经的穴位可以缓解心慌、心痛等心脏相关症状。

手太阳小肠经：手太阳小肠经与消化功能有关。它沿手臂外侧的穴位与小肠相连。刺激手太阳小肠经的穴位可以促进消化、改善胃部不适和消化不良等问题。

足太阳膀胱经：足太阳膀胱经沿着背部和头部走向，与泌尿系统和神经系统有关。按摩足太阳膀胱经的穴位可以缓解头痛、腰痛和尿频等相关症状。

足少阴肾经：足少阴肾经与肾脏相关，同时也与生殖系统和内分泌系统有关。刺激足少阴肾经的穴位可以调节肾脏功能、促进性激素的平衡。

以上是一些例子，实际上，每个经络都与多个器官和系统紧密相连，对于整体健康发挥着重要作用。了解经络的功能可以帮助人们更好地理解中医理论，并在实践中运用穴位按摩或其他调节方法来促进身体健康。

（3）阐述经络与疾病之间的关系

在中医理论中，经络与疾病之间存在密切的关系。根据中医的观点，疾病往往是由于人体经络系统的异常引起的。通过调节经络的运行状态，可以影响病症的缓解或康复。以下是一些常见疾病与特定经络的关联，以帮助大众了解经络对于疾病的影响和治疗的重要性。

高血压：高血压常与手太阳小肠经和足少阴肾经有关。按摩这些经络的穴位可以促进血液循环和降低血压，有助于控制高血压症状。

失眠：失眠问题与手少阴心经和足太阳膀胱经相关。通过刺激这些经络的穴位，可以平衡心脏功能、舒缓神经系统，从而改善睡眠质量。

消化不良：消化不良可能与手太阳小肠经和足阳明胃经有关。通过按摩相应的穴位，可以促进消化系统的功能，缓解胃部不适和消化问题。

偏头痛：偏头痛常与手太阳小肠经和足太阳膀胱经相关。通过刺激这些经络的穴位，可以缓解头部紧张、改善血液循环，减轻偏头痛的症状。

传播经络知识时，举例说明特定疾病与对应的经络关联，有助于人们理解经络调理对疾病治疗的重要性。但需要注意的是，每个人的身体状况和疾病表现可能存在差异，因此在运用经络治疗方法时，最好寻求专业医师或医师的指导，确保安全有效。同时，强调综合治疗的重要性，包括饮食调节、生活习惯改变等，以达到更好的疾病治疗效果。

另外，还可以借助现代科学研究成果加强信服力。目前有越来越多的科研研究证实了经络系统的存在和作用，例如经络的电生理活动、血流动力学等方面的研究。引用这些科学研究成果，能够更好地向大众传达中医经络的科学性，并打破传统观念与现代科学之间的隔阂。

2.穴位按摩

穴位按摩是一种利用手指、指压或推拿等技术刺激人体特定穴位，以调理身体和促进健康的疗法。

中医学认为人体上有数以百计的穴位，每个穴位都与特定的器官、系统或症状相关。例如，足三里穴位于小腿前侧，对于增强消化功能和提高免疫力非常有效。解释这些常用穴位的名称、位置和功效，可以帮助大众了解穴位按摩的基本原理。

根据中医理论，不同的穴位可以用于治疗不同的病症或缓解特定的症状。例如，涌泉穴位于足底心部，可以帮助缓解失眠和焦虑。通过举例说明不同穴位适用于哪些常见症状或疾病，可以帮助大众更好地运用穴位按摩来改善自身亚健康状况。

同时，穴位按摩不仅可以通过专业按摩师进行，也可以由个人自行进行。传播穴位按摩知识时，鼓励大众学习基本的穴位按摩技巧，并指导他们如何正确找到和刺激特定的穴位。教授一些简单易行的自我按摩方法，使大众在家中或工作场所能够随时进行自我保健。

要注意的是，穴位按摩虽然是一种安全有效的疗法，但仍存在一些限制和风险。在传播穴位按摩知识时，需要明确告知大众哪些情况下应该避免按摩特定穴位，例如妊娠期、特定疾病或手术后等。这样可以避免误用或不适当操作引发不良反应。

3.传播方式

在传播中医经络、穴位按摩以及情绪调节知识时，可以采取以下措施：

（1）健康教育活动

健康教育活动是一种有效的方式，可以向公众传播有关经络、穴位按摩和情绪调节的知识。

健康教育活动旨在向公众介绍中医经络理论，并教授相关的穴位按摩和情绪调节技巧，以提升身体和心理健康水平。活动可以在社区、健康中心或学校等场所举行。

①讲座内容。讲座可由中医专家为参与者介绍经络系统的相关知识。详细解释经络的分类和走向。经络是人体内一系列相互连接的通道，它们分布在全身，贯穿了各个组织器官。了解经络的分类和走向有助于听众更好地理解经络系统在人体中的作用。

专家应强调经络与健康之间的关系。根据中医理论，经络是气血运行的通道，它们的畅通与否直接影响着身体的健康状况。当经络出现堵塞或不通畅时，就会导致气血运行不畅，从而引发各种疾病。因此，保持经络的畅通对于维护身体健康至关重要。

在讲解完理论知识后，中医专家应详细介绍通过按摩特定的穴位来促进气血流通的方法。穴位是经络上的特定点位，它们与身体的各个部位、器官以及功能有紧密的联系。通过刺激穴位，可以调节经络的气血流动，增强机体的自我调节能力。

专家应介绍一些常用的穴位和按摩手法。在中医学中，有许多经络穴位被广泛应用于临床实践中。例如，太冲穴、合谷穴等都是常用的穴位之一。针对不同的病症或健康问题，可以选择不同的穴位进行按摩。此外，按摩手法也有多种多样，如旋转按摩、点压按摩等。

通过讲座，参与者将对经络系统有更深入的了解，并掌握一些在日常生活中促进经络畅通的方法。这有助于提升身体的健康状况，预防疾病的发生，并提高整体的生活质量。

②实践体验。为了帮助参与者更好地理解和应用所学知识，可在讲座现场设置实践体验环节。这一环节将由中医专家亲自指导和演示正确的按摩手法，并邀请参与者进行实际操作。

在开始实践之前，专家将详细介绍每个穴位的位置和作用，以及相应的按摩方法。他们会强调正确的按摩手法、力度和频率，并提醒参与者注意保持舒适和放松的状态。

然后，专家将展示正确的按摩手法，并解释每个步骤的目的和要点。通过观摩专家的演示，参与者可以更直观地了解如何正确刺激穴位，并在实践中获得更好的效果。

接下来，参与者将有机会自行尝试按摩。专家将在旁边给予指导和反馈，确保参与者的安全和正确操作。如果参与者在实践过程中出现任何问题或困惑，专家将随时解答疑问，并提供必要的帮助。

通过实践体验，参与者能够亲身感受到按摩对经络的影响，并掌握正确的操作技巧。这种亲身实践不仅有助于加深对经络系统的理解，也能提升参与者的技能水平和自信心。

③互动交流。互动交流是活动的重要组成部分，它为参与者提供了一个机会，可以提问题和分享自己的经验。在这个活动中，中医专家将会回答大家的问题，并与参与者分享更多关于经络调理和情绪平衡的实用建议。

互动交流的好处在于，它能够促进参与者之间的互动和沟通。通过提问题，参与者可以获得他们感兴趣的信息，并且有机会向专家请教自己困扰的问题。中医专家会根据自己的专业知识和经验来回答这些问题，帮助大家更好地理解和应用中医的方法和原理。

参与者也可以通过分享自己的经验来互相启发和鼓励。每个人都有自己独特的体验和见解，在互动交流中，大家可以倾听他人的故事和经历，从中获取灵感和启示。这种分享和交流的过程也能够增加参与者之间的联系和凝聚力。

在活动中，中医专家可能会提供一些实用的建议和技巧，帮助参与者更好地理解和应用经络调理和平衡情绪的方法。这些建议可能包括一些简单的按摩手法、调节饮食和生活习惯等方面，大家可以借鉴并尝试在日常生活中应用。

通过这样的健康教育活动，公众可以了解到经络和穴位按摩对身心健康的重要性，并学会一些简单而实用的技巧，以自主调理身体和情绪。此外，活动还促进了专业医师和公众之间的互动和交流，加强了对中医理念的认识和信任。

（2）社交媒体平台

通过利用微博、微信公众号等社交媒体平台，可以发布有关中医经络、穴位按摩和情绪调节的相关内容，向用户传播知识并解答疑问。这种方式可以迅速将信息传递给大量的用户，并激发他们对中医健康养生的兴趣。

专家可以撰写文章来介绍中医经络的基本知识，如经络分类、走向以及与健康的关系等。这些文章可以提供简明扼要的信息，并引导用户深入了解中医理论和实践。

专家还可以分享针对特定健康问题的经络调理方法和穴位按摩技巧。例如，针对失眠问题，我们可以介绍一些适合按摩的穴位，并提供详细的按摩手法说明。同时，可以配合图文或视频材料，直观地展示穴位位置和按摩技巧，使用户更易于理解和实践。

另外，还可以推送一些与情绪调节相关的主题内容。中医经络与情绪之间有着密切的联系，通过经络调理和穴位按摩，可以缓解压力、改善情绪状态。中医专家可以发布相关的文章、视频或图片，介绍中医的情绪调节方法，并分享一些简单易行的具体技巧。

在社交媒体平台上，用户可以通过评论、私信等方式与专家们互动，提出问题或寻求建议。专家将积极回应并解答他们的疑问，为他们提供专业的指导和建议。

通过利用微博、微信公众号等社交媒体平台，可以便捷地向广大用户传播中医知识，使更多人了解和受益于经络调理和情绪平衡的方法。这种交流渠道的优势在于覆盖范围广泛、信息传递及时，能够满足用户对知识的需求，并帮助他们在日常生活中更好地维护健康和平衡情绪。

（3）健康咨询服务

为了更好地满足公众对中医经络、穴位按摩和情绪调节方面的需求，我们可以设立中医健康咨询热线或在线平台，提供免费或付费的咨询服务。这将帮助公众解答问题，并推荐相关资源和参考资料。

设立中医健康咨询热线，为公众提供直接的电话咨询服务。专家团队可以进行必要的预先培训，并确保能够提供准确、权威的信息和建议。公众可以通过拨打热线号码，向专家咨询他们关于中医经络、穴位按摩和情绪调节的问题，从而得到个性化的回答和指导。

还可以建立在线咨询平台，通过网络渠道为公众提供咨询服务。在该平台上，用户可以填写咨询表格或发送电子邮件，向中医专家咨询问题。专家将根据用户提供的信息作出回复，并向用户提供相关的参考资料和资源链接，以便他们进一步学习和了解相关知识。

在开展健康咨询服务时，我们可以设立一些免费的咨询时间段，使公众可以通过电话或在线平台免费咨询。这样能够让更多人受益于专业的中医健康咨询服务。

通过以上措施，可以将中医经络、穴位按摩以及情绪调节的知识广泛传播给大众，帮助他们了解和应用这些传统疗法，促进身心的平衡。同时，还需提醒大众在实践过程中注意专业指导，避免误用或不当操作。

二、促进中药的正确使用

中西医结合护理在健康教育和宣传中的应用对于促进大众对中药的正确使用有着重要的作用。

（一）强调科学和证据为基础的医疗决策

中西医结合护理注重以科学和证据为基础的医疗决策。通过健康教育和宣传，我们可以向公众传达选择治疗方法时应依据科学证据的重要性，并提醒公众关注民间偏方和中药的疗效科学性和可靠性。这有助于引导公众了解，尽管某些中药在经验上可能有效，但仍需要更多的科学研究来验证其真实效果和潜在风险。

健康教育和宣传可以帮助公众了解科学研究对治疗方法的重要性。公众需要明确认识到，科学的临床研究是评估治疗方法是否有效和安全的主要依据。通过向公众普及科学研究的原则和方法，他们可以更好地理解为什么科学证据比个体经验更可信，以及为什么需要进行随机对照试验等研究设计来评估治疗效果。

中西医结合护理可以提醒公众注意中药的疗效科学性和可靠性。在健康教育和宣传中，我们可以向公众介绍中药使用的历史和文化背景，但也需要强调这些方法是否经过科学验证。公众应该知道，尽管一些民间偏方和中药可能在某些情况下有益，但其疗效和安全性并未经过充分的科学研究验证。

同时，中西医结合护理还可以通过推广科学研究来评估中药的真实效果和潜在风险。医学界可以加强对中药的研究，探索其治疗机制、有效成分以及可能的副作用。这些研究可以为公众提供更准确、科学的信息，帮助他们评估中药的使用价值，并避免不必要的风险。

还需建立相关的科学信息平台，如官方网站或专家指导手册，用于传播与中药相关的科学研究和临床试验结果。通过这些渠道，公众可以接触到更多由专业机构发布的权威信息，了解中药的最新研究进展，并基于科学证据进行决策。

（二）加强对中药的审查和监管

中西医结合护理强调对部分中药的审查和监管，如民间偏方等，以保障公众的健康与安全。在健康教育和宣传中提及这些问题，可以使公众了解政府和卫生部门所采取的监管措施。这些措施包括确保产品质量和安全性的标准，明确规定中药作为辅助治疗的适用情况等。

加强监管是保障公众安全的重要举措。政府和卫生部门应加强对民间偏方和中药市场的监管，在生产、销售和使用环节都进行严格的监督。确保生产企业符合相关法律法规，并检测产品的质量和安全性。同时，加强执法力度，打击虚假宣传和销售假冒伪劣产品的行为，维护公众的权益。

建立中药的标准和规范也是重要的任务。制定相关的质量标准和生产规范，明确中药的种植、采集、加工和配制等操作流程，确保中药的质量稳定和安全可靠。同时，需要加强对中药成分的研究和评估，建立中药数据库，全面了解中药的组成成分和可能的作用机制，为使用中药提供科学依据。

通过政策宣传，向公众传达中药使用的原则和规范。健康教育和宣传可以向公众介绍中药的功效和适应证，以及使用中药的注意事项和潜在风险。政府可以在官方网站、媒体渠道等平台上发布相关信息，包括中药的注册和备案程序，正规的中药生产企业名单，以及由专业机构发布的中药使用指南等。这些信息可以帮助公众正确理解中药的使用方式和限制条件，避免盲目使用和潜在的危险。

（三）公众就医时与医务人员积极沟通

中西医结合护理鼓励公众积极与医务人员进行沟通，尤其是在就医时。健康教育和宣传强调咨询医生或其他医疗专业人士的重要性，以便公众获得正确的诊断和治疗方案。

公众应该意识到寻求医生指导和建议的重要性。当遇到健康问题时，不应该仅仅依赖民间偏方和中药来自行处理，而应该及时就医并与医生进行交流。医生通过专业的知识和临床经验，能够对病情进行全面评估，并制订个性化的治疗计划。他们可以帮助解答公众的疑问，提供专业建议，并针对具体情况评估民间偏方和中药的适用性。

医疗专业人士能够告知公众民间偏方和中药的使用限制和禁忌证。他们掌握着关于药物相互作用、副作用和潜在风险等相关知识，能够准确评估民间偏方和中药对于具体疾病或个体的适用性。通过与医务人员的沟通，公众能够更全面地了解民间偏方和中药的使用注意事项，并避免因不了解相关禁忌而带来的不良后果。

积极与医务人员进行沟通还能够提供治疗过程中的监护和反馈。在治疗过程中，公众应定期回访医生，向其汇报治疗效果和身体变化。这样，医生可以根据实际情况进行调整，确保治疗的有效性和安全性。公众也可以在就医过程中提出自己的疑问和顾虑，促进医患之间的良好沟通与合作关系，共同制定最佳的治疗方案。

三、加强对中西医文化的传承和宣传

加强对中西医文化的传承和宣传，是中西医结合护理在健康教育和宣传中具有重要意义的一项任务。中西医结合护理融合了中医和西医的优势，能够提供更全面的、个性化的医疗服务。通过加强对中西医文化的传承和宣传，可以帮助公众更好地了解和接受中西医结合护理，促进人们在健康管理和疾病防治中的积极参与。

（一）加强中医文化的传承和宣传

加强中医文化的传承和宣传是非常重要的，它有助于保护和发展中医药的传统知识和技术，促进中医文化的传播和认知，增强公众对中医的理解和接受度。

1.保护和发展中医药的传统知识和技术

加强中医文化的传承和宣传对于保护和发展中医药的传统知识和技术具有重要意义。作为中华民族独特的医学体系，中医药凝聚了数千年的经验总结和智慧传承。通过加强对中医文化的传承和宣传，可以帮助保存和传承中医药的传统知识、经典著作以及丰富的临床经验。

其中，向公众普及中国传统草本药物的分类、功效和使用方法是一项重要任务。通过宣传中药的疗效和安全性，可以提高公众对中药的认可度和使用意愿。例如，可以通过举办中药展览、制作相关资料和视频等方式，向公众介绍常用中药的特点和应用，让更多人了解中药在健康保健和疾病治疗中的作用。

还需要加强对针灸、推拿等中医疗法的传承和推广。这些疗法具有独特的理论基础和疗效，能够有效缓解疼痛、调节身体功能、提升免疫力等。通过举办针灸推拿技术培训班、组织针灸推拿体验活动等形式，让更多人了解和体验中医疗法的疗效，为人们提供更多的健康选择。

2.促进中医的传播和认知

中医文化的传承和宣传对于促进中医的传播和公众的认知具有重要意义。作为中华民族宝贵的文化遗产，中医文化具有广泛的国际影响力。加强中医文化的宣传可以让更多的人了解中医的价值和独特之处。

为了实现这一目标，可以采取多种形式的宣传活动。举办中医文化展览可

以通过展示中医的历史渊源、理论体系和临床应用，向公众介绍中医的特点和优势。展览可以通过文物、图片、模型等多种方式呈现，吸引人们的兴趣并增强他们对中医文化的认知。

开展中医普及活动也是有效的宣传方式。这些活动可以包括中医讲座、义诊、健康讲座等，旨在向公众普及中医知识和技术。通过直接参与中医活动，人们可以亲身体验中医的疗效，增强对中医的信任和兴趣。

制作相关纪录片也是推广中医文化的重要手段。通过纪录片的形式，可以将中医的知识、技术和应用场景展示给观众。纪录片具有形象直观的特点，能够深入人心地传达中医文化的内涵和价值。

除了宣传，加强中医文化的传承也需要注重教育方面的努力。设置中医专业课程、设立专业学术机构以及加强医师资培养等措施，可以提高中医的专业化水平和影响力。这些措施将为中医传承培养更多专业人才，推动中医在世界范围内的认可和发展。

（二）加强西医文化的传承和宣传

加强西医文化的传承和宣传对于推广现代医学的理念和科学方法，提高公众对西医的认知和接受度具有重要意义。作为世界上最重要的医学体系之一，西医文化凝聚了数百年的发展历史和科学知识。通过加强西医文化的传承和宣传，可以帮助人们了解现代医学的发展过程、治疗原理及其在疾病预防、诊断和治疗方面的应用。

1. 推广现代医学的理念和价值观

加强西医文化的传承对于推广现代医学的理念和价值观有着重要作用。现代医学注重以科学方法为基础的临床实践和研究，倡导以患者为中心的个体化护理。通过宣传现代医学的核心理念和道德原则，如尊重患者的自主权、关注身心健康等，可以引导公众正确理解西医的专业精神和职业道德，提高对现代医学的信任和认可。

推广现代医学的理念和价值观需要通过多种途径进行宣传。可以利用媒体平台，包括电视、广播、互联网等，发布医学知识普及类节目、专题报道或科普文章，向公众介绍现代医学的发展历程、优势特点以及对个人和社会健康的重要意义。通过直观生动的展示方式，让公众了解现代医学的科学性和有效性，引起他们对西医文化的兴趣和关注。

组织医学讲座、学术研讨会等形式的活动，邀请专业医师和研究人员进行现代医学的宣讲和专题讲座，向公众介绍相关的医学理论、技术和新进展。同时，可以安排参观医疗机构、实验室等场所，让公众亲身感受现代医学的发展成果和实践应用，增强对西医文化的了解和认知。

开展健康教育活动也是推广现代医学理念和价值观的重要途径。可以通过社区、学校和企事业单位等渠道，组织健康讲座或定期健康检查等形式的活动，向公众普及常见疾病的预防方法、健康生活方式以及早期诊断和治疗的重要性。借助健康教育的平台，可以向公众灌输现代医学的理念，引导他们更加关注和重视个人健康问题，培养积极健康的行为习惯。

最后，加强与西医相关的文化交流和国际合作，也可以促进现代医学理念的传播。通过与其他国家和地区的医学界建立联系，交流学术成果和经验，吸收西医文化的优秀部分，不断提升现代医学的水平和质量。同时，也可以借此机会向外国人介绍中国的西医文化，并推广中国现代医学的理念和价值观。

2.普及医学知识

加强西医文化的传承和宣传对于普及医学知识、提高公众健康意识具有重要作用。通过开展健康教育活动、举办医学讲座和科普展览等形式，可以向公众传递相关的医学知识，如疾病预防、生活方式的影响以及常见疾病的治疗方法等。这将提高公众对健康问题的认知程度，促使他们主动采取健康行为，预防疾病并提高生活质量。

可以选择在社区、学校或工作场所组织讲座、座谈会等活动，邀请专业医师或保健专家分享医学知识和健康管理方面的经验，解答公众关心的健康问题。通过直接对话交流的形式，公众可以获得实用的医学知识，了解疾病的预防措施、日常健康管理的重要性等，并积极应用于自身的生活中。

举办医学讲座和科普展览能够以更系统、更全面的方式向公众传递医学知识。医学讲座可以邀请专业医师或学者进行深入讲解，涉及疾病的原因、发病机制、常见疗法等方面，使公众对相关医学领域有更全面的了解。科普展览则通过图片、模型、互动展示等形式，生动地展示医学知识，吸引公众的兴趣与参与。这些活动提供了一个互动交流的平台，不仅让公众获得医学知识，还可以增强他们对健康问题的关注度。

还可以借助现代科技手段，如互联网、移动应用等，也可以普及医学知识。通过建立专业的医学网站、健康类 App 等，向公众提供可靠、可信的医学信息和指导，使他们可以随时随地获取医学知识。这有助于满足不同人群对医学知识的需求，并加强公众对健康问题的认知和理解。

通过加强西医文化的宣传，普及医学知识可以提高公众健康意识。公众对健康问题的认知深入，能够理解疾病的预防、早期发现以及积极应对的重要性。基于正确的医学知识和健康观念，公众可以主动采取预防措施，养成健康的生活习惯，减少疾病风险，提升整体生活质量。

3. 提高公众对西医的认可度和尊重

加强西医文化的传承和宣传对提高公众对西医的认可度和尊重起着重要作用。通过宣传医生的专业背景、职业道德以及医疗责任，可以增加公众对医生及其代表的西医形象的信任感，改变一些对西医职业的误解和偏见。

通过媒体和社交平台的宣传，可以向公众介绍西医的专业知识和严谨的教育培训过程。例如，报道优秀的医学科研成果、杰出医师的事迹，可以展示西医在医学技术领域的贡献和成就。同时，通过创作医学题材的电视剧、电影和文学作品，展现医生的艰辛工作和无私奉献的精神，使公众更加了解和尊重西医职业。

加强医学伦理教育，强调医生的职业道德和医疗责任对于提升公众对西医的认可度和尊重至关重要。通过开展医患沟通培训、职业道德教育等活动，加强医生与患者之间的沟通和信任。同时，积极宣传医生的职业道德规范和行为准则，例如尊重患者的权益、保护隐私、提供公正的诊疗服务等，让公众了解医生所承担的医疗责任和义务，增强对他们的认可和尊重。

发挥社区和学校的作用，开展健康教育和普及活动，也可以提高公众对西医的认可度和尊重。在学校进行健康教育时，也可以邀请医生讲解有关健康知识和鼓励公众对医学事业的理解和支持。

通过加强西医文化的传承和宣传，向公众展示西医的专业知识、职业道德以及医疗责任，可以提高公众对西医职业的认可度和尊重。宣传医生的专业背景和成就，强调医生的职业道德和医疗责任，能够加强医患沟通和信任，将有助于改变对西医职业的误解和偏见，建立起良好的医患关系，提升整体社会对西医的认可度和尊重。

（三）重视两者之间的融合与交流

重视中西医的融合与交流，对于推动医学进步和提供更好的医疗服务至关重要。中医和西医虽然是两种不同的医学体系，各自有其独特的理论和治疗方法，但在实践中，两者可以相互借鉴、互补，共同促进疾病的预防和治疗。

中医和西医的融合可以提供更全面的医疗服务。中医注重平衡人体内部的阴阳五行，通过调整气血和身体器官的功能来治疗疾病。而西医则强调疾病的生理机制和分子水平的变化，通过药物治疗、手术和其他现代技术来干预疾病过程。将中医的辨证论治和西医的病因病机分析结合起来，可以更综合地诊断和治疗疾病，为患者提供更个性化、精准的医疗服务。

中西医交流可以促进医学知识的传承和创新。中医有着悠久的历史和丰富的经验，其中包含了许多宝贵的临床实践和治疗方法。将中医的经验与西医的科学理论相结合，可以更好地挖掘和应用中医的价值，推动中医知识在现代医学中的发展。同时，西医的科学研究和技术进步也可以为中医提供新的认识和方法，使其在临床实践中得到不断更新和提升。

政策和法规的支持也是促进中西医融合与交流的重要保障。政府可以制定相关政策，鼓励中西医结合的临床实践和研究项目。同时，加强中医和西医之间的协作机制，建立多学科团队，可以在临床诊断和治疗过程中充分发挥中西医的优势。此外，对中西医联合诊疗、配伍用药等方面的规范和指导也需要进一步完善和落实。

（四）相关人才培养

加强对中西医文化的传承和宣传，需要注重相关人才的培养和发展。培养一支专业素养高、能够传承和宣传中西医文化的人才队伍，将为推动中西医融合与交流做出重要贡献。

1.培养具备中西医知识和技能的医学人才

为了培养具备中西医知识和技能的医学人才，首先需要加强医学教育体系。在医学院校中，应设立中西医结合的研究方向和课程设置，以确保学生在学习传统中医知识的同时，也能够了解现代西医理论和实践。这样的综合性教育将使学生更好地掌握中西医结合的基本原理和方法。

同时，在医学教育过程中，应加强临床实习环节，并提供机会让学生将中西医结合运用于实践中。通过与临床导师的指导和参与临床病例讨论，学生能够学习到如何灵活地结合中西医的优势进行诊断和治疗。此外，还可以组织中西医交流与研究项目，让学生积极参与，培养他们的综合医学素养和跨学科思维能力。

医生是中西医知识与技能的实践者，他们与患者直接接触，承担着治疗和教育的责任。因此，应加强对医生的中西医结合专业培训和持续教育，提供与中西医专家的交流机会，以不断更新医生的知识和技能。

还可以通过建立中西医结合的研究机构和交流平台，为医学人才提供更广泛的学术交流与合作机会。这些机构可以开展中西医结合的科研项目，促进跨领域研究和创新。同时，也可以定期举办国际性的学术研讨会，邀请中西医专家进行经验分享和学术交流，提升医学人才的学术水平和思维理念。

2.加强中西医师资团队的培养和发展

对于现有的中西医师资团队，我们需要提供专业培训和继续教育的机会。这样可以确保医生们了解中西医文化的基本知识和理念，并能够将其灵活应用于临床实践中。通过不断更新医学知识和技术，医生们可以更好地满足患者的需求，并提供更全面、更个性化的治疗方案。

政府和相关部门应该提供更多的支持和资源，以鼓励医生们参与中西医结合的工作。这可以包括财政支持、研究资金和科研项目等。同时，也需要加强对中西医师资团队的评估和监督，确保他们的工作符合相关的规范和标准。

3.强化中西医文化的研究力量

需要加大对中西医文化相关研究的支持力度。政府和相关机构应增加经费投入，鼓励学者深入探究中西医文化的历史渊源、理论体系和实践经验。通过资助科研项目和学术研讨会，提供学术交流与合作的平台，促进学者之间的互相学习和合作，推动中西医文化的创新与发展。

还需加强对中西医文化的整理和编纂工作。收集整理中西医文化经典著作、名医经验和临床案例等重要资料，将其系统化、规范化地整理成可靠的学习资料。可以出版相关专著、教材或百科全书，以供广大学习者参考和研究。这样有助于保护和传承中西医文化的精华，同时也方便了学习者对中西医文化的学习和应用。

还可以建立和支持中西医文化研究团队，通过引进高水平的学者、设立研究中心或实验室等方式，提升研究机构的科研能力和影响力。这些研究团队可以开展前沿性、创新性的中西医文化研究项目，推动中西医结合领域的发展。

第二节　中西医结合护理在生活方式干预中的作用

中西医结合护理在生活方式干预中起到了重要的作用。现代社会，人们的生活方式往往与健康密切相关，不良的生活方式容易导致各种慢性疾病的发生和发展。而中西医结合护理通过多角度、多层次的干预方法，能够有效地改善人们的生活方式，促进健康生活。

一、个体化

个体化的干预是中西医结合护理在生活方式干预中的重要策略之一。它充分考虑到每个人的身体特征、病史、生活习惯和心理状态等因素，为个体量身定制适合其需求的干预方案。

（一）个体评估

个体评估是中西医结合护理中个体化干预的重要环节。在个体评估中，中西医结合护理通过收集和分析多方面的信息，全面了解个体的健康状况，从而为其制订相应的干预计划。

1.体检结果

个体评估中，体检结果是中西医结合护理的重要依据之一。通过对个体进行全面的体格检查和相关生物学指标的测量，如血压、血糖、血脂等，可以了解个体的身体状况和存在的潜在健康问题。这些数据为中西医结合护理专业人员评估个体的整体健康水平提供了重要信息，并且能够基于这些数据制定相应的干预措施。

体格检查包括观察个体的外貌特征、体形、肌肉力量和关节活动度等方面。通过仔细观察和检查个体的身体状况，可以发现是否存在明显的身体异常或症状，如皮肤病变、肿块、伤口等。体格检查还可以评估个体的体质状态，包括体重、身高、腰围等指标，以评估个体是否存在超重、肥胖等问题。

生物学指标的测量也是个体评估的重要内容之一。通过测量血压、血糖、血脂等指标，可以判断个体的心血管健康状况、代谢状态和潜在的疾病风险。例如，高血压、高血糖和高血脂等指标异常可能预示着个体存在心血管疾病、代谢综合征等健康问题。这些数据能够为中西医结合护理专业人员提供重要参考，以制定相应的干预方案，如针对高血压采取降压药物治疗、改善饮食结构和生活习惯等。

通过全面的体格检查和生物学指标的测量，中西医结合护理专业人员能够获取关于个体身体状况和健康风险的客观数据。这些数据为制订个体化的干预计划提供了科学依据，并且能够帮助中西医结合护理团队更加准确地评估个体的整体健康状况和存在的潜在问题。因此，体检结果在个体评估中具有重要的作用，可为中西医结合护理提供有效的指导和支持，促进个体的健康改善和维护。

2.病史调查

病史调查是中西医结合护理个体评估的重要内容之一。通过详细了解个体的既往病史、家族病史以及个人患病情况，可以获取关于个体疾病风险和慢性病情况的重要信息。这些信息对于确定个体的干预重点和目标具有重要意义，并且在避免药物相互作用和副作用方面也起到了积极的作用。

了解个体的既往病史能够帮助医生了解过去是否曾经患有某些特定疾病或

接受过特定的治疗。例如，了解个体是否患有高血压、糖尿病、心脏病等慢性疾病，可以判断个体的慢性病情况和相关的健康风险。此外，了解个体是否曾经接受手术、药物治疗或其他治疗方式，对于制定个体化的干预计划具有重要指导意义。

了解个体的家族病史对于评估个体的遗传风险和疾病倾向非常重要。通过了解个体直系亲属（父母、兄弟姐妹）或其他近亲的健康状况和患病情况，可以判断个体是否具有遗传性疾病的风险。例如，了解家族中是否有高血压、糖尿病、心血管疾病等慢性疾病，可以推测个体是否存在相关遗传因素的影响。这些信息有助于确定个体干预的重点和目标，并为个体提供相应的预防措施。

病史调查还包括了解个体当前的患病情况和用药情况。通过了解个体是否正在接受治疗、服用药物以及药物的种类和剂量等信息，可以帮助中西医结合护理专业人员避免可能的药物间相互作用和副作用。同时，了解个体当前的患病情况，如症状的严重程度、疼痛程度等，也有助于制订个体化的干预计划。

3. 生活习惯

生活习惯是个体评估中的重要内容之一。通过询问个体的日常饮食情况、运动习惯、吸烟饮酒情况等，可以了解个体的生活方式是否健康。这些信息对于制订个体化的干预计划和改善个体的整体健康非常重要。

了解个体的饮食情况能够揭示个体的膳食结构和营养摄入情况。通过询问个体的食物种类、摄入量以及进食频率等，可以评估个体是否存在营养不良或过度摄入的问题。例如，了解个体是否摄入足够的蛋白质、维生素、矿物质等营养素，以及是否摄入过多的盐、糖和脂肪等有助于识别个体的饮食问题。这些信息对于制定个体化的膳食方案以满足个体的营养需求非常重要，并且可以帮助改善个体的饮食习惯和预防相关的健康问题。

了解个体的运动习惯对于评估个体的运动状态和健康状况至关重要。通过询问个体的运动频率、强度和方式等，可以判断个体是否缺乏运动或存在运动不足的问题。运动不足与许多慢性疾病如心血管疾病、肥胖症以及代谢综合征等有密切关联。了解个体的运动情况有助于制订个体化的运动干预计划，例如提醒个体增加日常活动量、推荐适当的运动方式以及安排规律的锻炼时间等，以改善个体的运动习惯并促进其健康。

吸烟和饮酒是影响个体健康的重要因素之一。通过了解个体吸烟的数量以及饮酒的频率和量，可以评估个体对这些有害物质的暴露程度。吸烟和饮酒与多种健康问题，包括心脑血管疾病、癌症等密切相关。了解个体的吸烟和饮酒情况有助于制定相应的戒烟和限酒措施，以降低个体的健康风险。

（二）长期跟踪和管理

中西医结合护理注重长期跟踪和管理，以确保个体的健康维持和干预效果的持久性。这种持续性的管理过程包括定期的复查和随访，个体主动参与健康管理以及相关教育和指导。

定期的复查和随访是中西医结合护理中必不可少的环节。通过定期的复查，医生可以监测个体的健康状况变化，并评估干预措施的效果。这些复查可以包括身体检查、实验室检验、影像学检查等，具体根据个体的健康需求进行选择。通过这些检查，医生可以及时发现疾病的早期迹象或变化，并及时调整和优化个体的干预计划。此外，在随访过程中，医生还可以与个体进行面对面的交流，了解个体的健康状况、生活习惯和心理状态等，以更好地为其提供个体化的护理和支持。

中西医结合护理鼓励个体主动参与健康管理。个体作为自身健康的主要责任人，积极参与健康管理能够提高其对自身健康的意识和责任感。中西医结合护理通过为个体提供相关的教育和指导，帮助其了解疾病的风险因素、预防措施以及健康促进的方法。例如，针对高血压患者，可以向其提供关于低盐饮食、减少饮酒、定期测量血压等方面的知识和操作技巧。通过这种方式，个体可以更好地掌握自己的健康情况，并采取积极的措施进行干预和管理。

中西医结合护理还强调个体的自我管理能力的培养。通过为个体提供相关的教育和指导，帮助其学习如何有效地管理自己的健康，包括合理膳食、适度锻炼、规律作息等方面。同时，中西医结合护理也鼓励个体建立起良好的自我监测机制，如定期记录血压、血糖等指标，以及日志记录饮食、运动和药物使用情况等。这些工具和方法有助于个体更好地了解自己的健康状况，并及时发现和解决问题。

二、注重全面的干预覆盖

中西医结合护理注重全面的干预覆盖，包括人们的饮食、运动状态等方面。通过综合运用中医和西医的方法，中西医结合护理能够帮助人们改善不良生活习惯，养成健康的生活方式。

（一）饮食

在饮食方面，中医和西医的结合为个体提供了更加全面和有效的膳食指导。中医具有丰富的膳食疗法经验，根据个体的体质特点和需要，可以制定出适合个体的饮食方案。例如，针对肥胖问题，中医可以根据个体的体质辨证，推荐一些具有清热凉血、健脾养胃等功效的食材和菜谱。比如，绿叶蔬菜富含纤维素和维生素，可以帮助消化和促进新陈代谢；粗粮含有较低的能量密度和更多的膳食纤维，有助于增加饱腹感，并控制能量摄入。

而西医则侧重于科学的营养指导，根据个体的身体状况、营养需求和目标，制订出科学合理的饮食计划。西医可以通过评估个体的体重、身高、年龄、性别等因素，计算出个体的能量需求，并提供相应的能量分配和营养均衡建议。此外，西医还可以根据个体的健康问题和风险因素提供特定的饮食指导，如高血压患者的低钠饮食、心脏病患者的低脂饮食等。

通过中西医结合的方式，个体可以得到更加全面的饮食建议。中医和西医相互补充，共同为个体提供定制的饮食方案，满足其身体和健康的需求。此外，中西医结合护理也会关注饮食习惯的培养和行为改变。通过教育和指导，帮助个体了解营养知识，掌握正确的饮食观念，培养良好的饮食习惯，并提供实用的方法和技巧，使个体能够在日常生活中轻松地实施健康的饮食计划。

（二）运动

在运动方面，中西医结合护理为个体提供了个性化的运动方案，从而实现全面干预以促进身体健康。中医在运动疗法方面拥有丰富的经验和理论基础。根据个体的体质辨证，中医可以推荐适合的运动方式和强度，如太极拳、气功等，以帮助个体调节气血运行，增强身体的免疫力和抗病能力。

中医注重通过运动来平衡阴阳，调整脏腑功能，促进气血流通。例如，在肝气郁结导致情绪不稳定的情况下，中医可以为个体推荐一些柔和舒缓的运动方式，如散步、瑜伽等，以缓解压力和改善情绪。对于脾胃虚弱的个体，中医可能会建议一些轻度的有氧运动，如慢跑或快走，以增强代谢和消化功能。

而西医则侧重于科学的运动指导，根据个体的健康状态和目标，制订出科学合理的运动计划。西医运用运动生理学、运动心理学等科学原理，结合个体的身体状况、健康风险和运动能力进行评估。例如，对于心血管疾病风险较高的人群，西医可能会推荐适量的有氧运动，如快走、游泳等，以增强心肺功能；而对于关节问题较为严重的人群，西医可能会推荐低冲击性的运动，如水中训练、自行车骑行等。

通过中西医结合的方式，个体可以获得更加全面和个性化的运动建议。中医和西医相互补充，共同为个体提供定制化的运动方案，满足其身体健康需求。此外，中西医结合护理还注重运动习惯的培养和行为改变。通过教育和指导，帮助个体了解运动的重要性和正确的运动姿势，培养个体良好的运动习惯，并提供实用的方法和技巧，使个体能够在日常生活中轻松地实施健康的运动计划。

三、注重防病为主

中西医结合护理注重防病为主，强调预防和健康管理的重要性。传统中医理论认为，在没有疾病时，人体应该保持阴阳平衡、气血通畅，以维持整体健康。因此，中医注重通过调节生活方式、饮食习惯、心理状态等方面来预防疾病的发生；而西医则侧重于科学的疾病预防和控制，通过疫苗接种、健康检查、卫生教育等手段来减少疾病的风险。

中西医结合护理将中医和西医的优势相结合，既注重了疾病的治疗，又更加注重了疾病的预防。在预防方面，中医提供了丰富的经验和方法。根据个体的体质辨证，中医可以推荐适当的饮食调理、运动锻炼、养生保健等方法，帮助个体加强自身的抵抗力和免疫力。

例如，中医饮食调理是预防疾病的重要手段之一。中医认为不同的食材和烹饪方法对身体有不同的影响。根据个体的体质辨证，中医可以推荐适宜的饮食方案，如温补、清热、滋阴等，以达到调节身体功能、预防疾病的目的。通过合理的饮食调理，可以使增强个体免疫力，预防疾病的发生。

此外，中医注重运动和身体活动对健康的影响。根据中医的理论，适当的运动可以促进气血流通、调节阴阳平衡，增强体质和免疫力。中医推崇柔和舒缓的运动方式，如太极拳、八段锦等，这些运动有助于改善体质、调节情绪，提高整体健康水平。通过中医的指导，个体可以了解适合自己的运动方式和强度，并将其融入日常生活中，从而达到预防疾病的目的。

第四章 心血管内科护理

第一节 心血管系统疾病的概述与分类

心血管系统是指由心脏、血管和循环系统组成的重要器官系统，起着输送氧气和营养物质以及排除代谢产物的作用。心血管系统疾病是指影响心脏、血管及其相关结构和功能的各种疾病，包括心脏病、高血压、动脉粥样硬化等。这些都是严重的慢性疾病，对人类健康造成了巨大威胁。下面将从心脏病、高血压和动脉粥样硬化三个方面对心血管系统疾病进行概述与分类。

一、心脏病

心脏病是指影响心脏结构和功能的疾病，广义上讲，包括各种与心脏相关的病症。它涵盖了多种类型的疾病，包括冠心病、心肌病、心律失常等。

（一）冠心病

冠心病是最常见的心脏病之一，主要表现为冠状动脉供血不足造成的心肌缺血和心绞痛。冠心病可分为稳定型心绞痛、不稳定型心绞痛和心肌梗死。具体分类如下：

1. 稳定型心绞痛

稳定型心绞痛是一种由冠状动脉供血不足引起的心脏疾病，表现为胸痛或不适感，通常在运动、情绪激动或身体劳累时出现。

稳定型心绞痛常见于冠心病患者。冠状动脉是心脏的主要供血动脉，当冠状动脉受到脂质沉积和纤维组织增生影响时，血液流动受阻，导致心肌缺血。

在稳定型心绞痛发作时，患者通常感到胸部压迫、疼痛或隐痛，有时也可辐射至颈部、下颌、背部、手臂等区域。这种疼痛往往持续几分钟，休息或服用硝酸甘油可以缓解症状。较长时间的持续剧痛表明有发展为心肌梗死的可能性。

稳定型心绞痛的发作通常与身体活动相关，因为运动或身体劳累会增加心脏对氧气和营养的需求。此时，冠状动脉的狭窄使得供血不足，引起心肌缺血和疼痛。

诊断稳定型心绞痛主要依靠患者的症状描述、心电图结果以及其他辅助检查，如运动负荷试验、冠状动脉造影等。根据临床表现和检查结果，医生可以确定诊断，并制订相应的治疗计划。

治疗稳定型心绞痛的目标是减轻症状、预防并发症，从而改善患者的生活质量。常见的治疗措施包括药物治疗、改善生活方式和必要时进行冠状动脉搭桥手术等。

2. 不稳定型心绞痛

不稳定型心绞痛是一种严重的心脏疾病。与稳定型心绞痛不同，不稳定型心绞痛的特点是发作更加剧烈、频繁，并且可能无法通过休息或药物缓解。不稳定型心绞痛是由于冠状动脉中的动脉粥样硬化斑块破裂或血栓形成导致的急性心肌缺血和心绞痛。这种情况下，冠状动脉供血受阻，心肌缺血恶化，可能会引发心肌梗死。

不稳定型心绞痛的症状相比稳定型心绞痛较为严重，包括胸痛剧烈，持续时间延长，可能在休息状态下发作，可辐射至颈部、背部、手臂等区域。患者常表现出身体虚弱、呼吸困难、出冷汗、恶心、呕吐等症状。这些症状往往提示心肌缺血加重，临床上被视为急性冠脉综合征的警示信号。

诊断不稳定型心绞痛需要依靠患者的症状描述、心电图结果以及其他辅助检查，如心肌酶谱检测、心脏超声等。这些检查有助于评估心肌缺血的程度和确定治疗方案。

治疗不稳定型心绞痛的目标是迅速缓解症状、预防心肌梗死和其他并发症，并保护心肌功能。治疗方法包括药物治疗、血栓溶解治疗、冠状动脉介入手术或冠状动脉搭桥手术等。具体治疗方案应根据患者的具体情况而定，并在医生的指导下进行。

3.心肌梗死

心肌梗死是一种严重的心脏疾病，常称为心脏病发作。它是由于冠状动脉中的血栓完全阻塞了供血心肌区域的血液流动而导致心肌组织缺血、坏死引起的。

心肌梗死通常是由动脉粥样硬化斑块破裂或破裂后形成的血栓引起的。冠状动脉供血不足将引起心肌缺血，如果缺血持续时间较长，心肌组织就会发生坏死。

典型的心肌梗死症状是剧烈的胸痛，胸痛可能向下延伸至上腹部、颈部、下颌、手臂等区域。胸痛感常被形容为压迫感、闷痛或刀割样疼痛。此外，还可能出现恶心、呕吐、出冷汗、呼吸困难、焦虑、心悸等症状。个体间的症状表现可能有所不同。

心肌梗死的诊断依靠心电图、心肌酶谱检测以及其他辅助检查，如冠状动脉造影等。这些检查有助于确定是否存在心肌损伤和缺血，并评估病情严重程度与治疗方案的选择。

治疗心肌梗死的目标是迅速恢复血液供应，最大限度地减少心肌损伤并预防并发症。常用的治疗措施包括药物治疗（如抗血小板药物、抗凝药物）、血栓溶解治疗、冠脉介入手术（如经皮冠状动脉介入术）和冠脉搭桥手术等。具体治疗方案将根据患者的情况和病情而定。

心肌梗死是一种紧急情况，如果出现相关症状，尤其是剧烈胸痛，请立即就医。及早接受适当的治疗可以减少心肌损伤、改善预后和降低死亡风险。此外，积极管理冠心病危险因素、保持健康的生活方式也对预防心肌梗死具有重要意义。

（二）心肌病

心肌病是一组由于心肌结构或功能异常引起的疾病，包括扩张型心肌病、肥厚型心肌病和限制型心肌病等。

1.扩张型心肌病

扩张型心肌病是一类以左心室扩大和收缩功能减低为特点的心肌疾病，1995 年由世界卫生组织命名，是最常见的心肌病类型，临床上以心力衰竭为主要表现，是目前我国心力衰竭的第 4 位病因，可以出现各种心律失常、血栓栓塞并发症，有较高的猝死发生率。

扩张型心肌病是一种进展性疾病，常见于成年人和中老年人。该病可能由遗传基因突变、高血压、冠心病、代谢紊乱、心肌感染或毒物暴露等因素引起。这些因素会导致心肌细胞的损伤和死亡，进而影响心肌收缩和舒张功能。

在扩张型心肌病中，心肌的扩张导致心室的容积增大，心肌壁变薄。这会影响心脏的泵血功能，导致心脏无法有效地将血液泵送到全身各个部位。患者可能会出现心力衰竭的症状，如呼吸困难、乏力、水肿等。其他症状可能包括心律失常、胸痛、晕厥等。

诊断扩张型心肌病通常需要进行详细的临床评估和多种检查。这包括心电图、心脏超声、心磁共振成像等。这些检查有助于评估心脏结构和功能，确定诊断。

治疗扩张型心肌病的目标是减轻症状、延缓疾病进展，并改善患者的生活质量。治疗措施可能包括药物治疗、控制基础疾病、管理心力衰竭症状、心律失常的管理以及心脏移植等。治疗计划应根据患者的具体情况和病情而定，由专业医生进行指导。

2. 肥厚型心肌病

肥厚型心肌病是一种遗传性心脏疾病，其特点是心室壁的肌肉过度增厚，导致心腔变小，心室收缩功能受损。

肥厚型心肌病通常是由于基因突变引起的，可以是家族遗传或新生突变。这些基因突变会导致心肌细胞过度增生和肌肉过度增厚，尤其是左心室的心肌。

不同患者的病情可能有所不同，但最常见的表现是左心室壁肌肉的异常增厚。该增厚可能影响心室舒张和充盈，导致心腔变小，使心脏在每个心跳周期中需要更多投入才能推动血液。这可能导致心脏收缩功能下降、心脏瓣膜功能异常以及心电图改变等。

肥厚型心肌病的症状因人而异，从无症状到严重心力衰竭都有可能。一些患者可能会出现胸闷、呼吸困难、乏力、晕厥等症状。有些人可能还会发生心律失常，如室上性心动过速和室性心律失常。

肥厚型心肌病的诊断包括心电图、心脏超声、心磁共振成像以及基因检测等。这些检查有助于评估心脏结构和功能，确定遗传风险和诊断。

治疗肥厚型心肌病的目标是减轻症状、延缓疾病进展，并改善患者的生活质量。治疗措施可能包括药物治疗、心血管内科管理、手术切除过度增厚的心肌组织，以及心脏移植等。治疗计划应根据患者的具体情况和病情而定，由专业医生进行指导。

肥厚型心肌病对患者及其家族有重大影响。如果家族中有存在心脏疾病或出现相关症状，要尽早就医并与专业医师合作，制定合适的治疗方案。此外，还要避免过度运动并保持健康的生活方式。

3. 限制型心肌病

限制型心肌病是一种罕见的心脏疾病，其特点是心脏肌肉变硬和僵硬，导致心室舒张功能受损。

限制型心肌病是一种心肌纤维化和结缔组织增加的疾病，导致心肌变得僵硬和不灵活。这使得心室在舒张期间无法充分扩张，从而影响了心腔的容积和收缩功能。尽管心肌本身并没有显著增厚，但由于纤维组织的增加，心腔的容积变小。

限制型心肌病可以由多种原因引起，包括先天性畸形、淀粉样变性、心血管纤维化和某些系统性疾病等。与其他心肌病相比，限制型心肌病相对较少见。

患者通常表现出心力衰竭的症状，如呼吸困难、乏力、水肿等。有些人可能还会出现心律失常、胸闷或胸痛。由于心肌僵硬性增加，心脏对液体负荷的适应能力降低，这可能导致肺淤血和水肿。

限制型心肌病的诊断通常包括心电图、心脏超声、心磁共振成像以及心导管检查等。这些检查有助于评估心脏结构和功能，确定诊断和病情。

治疗限制型心肌病的目标是减轻症状、延缓疾病进展，并改善患者的生活质量。治疗措施可能包括利尿剂、抗凝药物、心脏血管扩张剂、心律调控药物等用于管理症状和控制并发症。在某些情况下，心脏移植也可能被考虑进来。

（三）心律失常

心律失常是指心脏电传导系统活动异常引起的心跳节奏紊乱。

1.心房颤动

心房颤动是一种常见的心律失常，其特点是心脏的心房出现不规则而快速的震颤或振动。

心房颤动是由于心房肌肉电信号紊乱导致的心脏节律失常。正常情况下，心脏的心房和心室会按照一定的节奏收缩，从而将血液有效地泵送到全身各个部位。然而，当心房颤动发生时，心房的收缩不协调，而是以快速和无规律的方式震颤或振动，导致心脏泵血功能异常。

心房颤动可能由多种因素引起，包括高血压、冠心病、心肌病、甲状腺功能亢进、心脏瓣膜疾病等。其他因素如饮酒过量、咖啡因摄入过多、药物使用不当以及某些慢性疾病也可能诱发心房颤动。此外，年龄和家族史也与心房颤动的发生有关。

心房颤动通常表现为心跳不规律、心悸、胸闷、疲劳、气促等症状。一些患者可能并不明显，只有在进行心电图检查时才会被发现。此外，长期存在心房颤动还可能导致血栓形成和栓塞的风险增加，引发脑卒中等并发症。

诊断心房颤动通常需要进行详细的临床评估和心电图检查。有时还需要进行心脏超声、动态心电图监测、运动试验或其他特殊检查来评估心脏结构和功能。这些检查有助于确定诊断、评估病情和制订治疗计划。

治疗心房颤动的目标是恢复心脏正常节律、减轻症状，并预防并发症的发生。治疗方式包括药物治疗、电复律、心脏消融术等。对于高风险的患者，可能需要抗凝治疗以预防血栓栓塞的发生。

心房颤动要与医生密切合作，在确诊后积极治疗、控制危险因素以及定期监测非常重要。此外，保持健康的生活方式，如戒烟、限制酒精和咖啡因摄入，控制血压和血糖等也可以预防心房颤动的发生和进展。

2.室性心律失常

室性心律失常的特点是心室出现不正常的电激活，导致心室收缩过早或过快。

室性心律失常是指由心室起搏点（异位起搏点）产生的心律异常，与心房和房室结节电活动无关。室性心律失常通常是由于心室肌肉本身的电活性引起的，而不是受到传统的心脏电路规则控制。

室性心律失常的原因多种多样，包括心肌缺血、心肌梗死、心肌炎症、药物毒性以及电解质紊乱等。其他因素如高血压、心力衰竭、甲状腺功能亢进等也可能引发室性心律失常。

室性心律失常的表现为心悸、胸闷、头晕、昏厥或晕厥等症状。在严重的情况下，室性心律失常可能会引发室颤，这是一种危及生命的心律失常，并可能导致心搏骤停。

诊断室性心律失常通常需要进行详细检查。包括心电图、心脏超声、动态心电图监测和运动试验等。必要时还可以进行心脏电生理学检查来确定节律异常的具体位置和性质。

治疗室性心律失常的目标是控制心律失常，减轻症状，并预防潜在的并发症。治疗方法包括药物治疗、心脏消融术以及植入心脏起搏器或除颤器等。治疗方案将根据患者的具体情况和病情而定，并由专业医生进行指导。

室性心律失常如果症状明显或存在并发症风险，应积极治疗和定期随访。还需要控制危险因素如高血压、心力衰竭和电解质紊乱等。

3. 房性心律失常

房性心律失常的特点是心房出现不正常的电活动，导致心跳过快、过慢或不规则。

房性心律失常是指由心房起搏点（异位起搏点）产生的心律异常，与心室和房室结节电活动无关。当心房的电激活发生异常时，可能导致心脏节奏的改变，使心跳速率加快（房性心动过速）、减慢（房性心动过缓）或不规则（房颤）。

房性心律失常的原因多种多样，包括冠心病、高血压、甲状腺功能亢进、药物副作用等。其他因素如饮酒过量、咖啡因摄入过多、应激、睡眠呼吸暂停等也可能触发房性心律失常。

房性心律失常的表现可以是心悸、胸闷、头晕、乏力、气促或心绞痛等症状。在房颤的情况下，还可能出现心律不齐、血栓形成以及脑卒中等并发症的风险增加。

诊断房性心律失常需要心电图、动态心电图监测等检查，如心脏超声等。这些检查有助于确定节律异常的类型、频率以及是否存在潜在的并发症。

治疗房性心律失常的目标是恢复心脏正常节律、减轻症状，并预防或控制潜在的并发症。治疗方法包括药物治疗、电复律、心脏消融术，以及植入起搏器或除颤器等。

心脏病是一类严重的心血管系统疾病，其类型多样，症状严重程度各异。因此，在面对不同类型的心脏病时，早期诊断和治疗至关重要。同时，积极采取健康的生活方式，包括保持适当的体重、均衡饮食、规律锻炼和避免不良习惯，有助于预防心脏病的发生。

二、高血压

高血压是以体循环动脉压增高为主要表现的临床综合征。根据目前采用的国际统一标准，收缩压 ≥ 140mmHg 和（或）舒张压 ≥ 90mmHg 就可以确诊为高血压。高血压可分为原发性高血压和继发性高血压。原发性高血压占高血压的 90% 以上；继发性高血压为某些疾病的临床表现，有明确病因，约占高血压的 5%。高血压严重危害人类健康，是心力衰竭、脑卒中、终末期肾病及外周血管疾病最重要的高危因素之一。本病归属于中医"眩晕""头痛"等病证范畴。若出现"脑梗死"并发症，可参照"中风"进行辨证论治。

（一）原发性高血压

原发性高血压，也称为特发性高血压，是一种最常见的高血压类型，约占所有高血压患者的 95% 以上。与继发性高血压不同，原发性高血压没有明确的病因，通常是由多种遗传和环境因素的复杂作用导致的。

在原发性高血压发生的过程中，遗传因素扮演着重要角色。如果一个人的父母或其他近亲有高血压病史，那么他们患上高血压的概率也会相对较高。此外，一些基因变异也与原发性高血压的发生有关，这些基因可能与体内盐水平衡、血管紧张素系统、交感神经系统等有关。

除了遗传因素，环境因素也对原发性高血压的发生起着重要作用。不健康的生活方式，如高盐饮食、高脂饮食、缺乏锻炼、肥胖和长期的精神压力等，都会增加患高血压的风险。同时，吸烟、饮酒过度以及某些药物的滥用也可能对血压产生不良影响。

原发性高血压通常是一个慢性的过程。在早期，多数患者没有明显的症状，因此被称为"静默杀手"。当血压长期升高时，可能会出现头痛、眩晕、乏力、心悸、视力模糊、呼吸困难等非特异性症状。如果未及时治疗，原发性高血压可能导致严重并发症，如心血管疾病、脑血管意外、肾脏损害等。

对于原发性高血压的诊断，医生通常会通过测量血压多次进行确认，从而排除其他潜在的病因。同时，还需要进行相关的实验室检查以评估有无器官受损以及并发症的存在。

治疗原发性高血压的目标是将血压降至指定水平，并控制相关的危险因素。在治疗过程中，生活方式的改变是至关重要的，包括减少盐分摄入、均衡饮食、适度运动、戒烟限酒等。对于那些需要药物治疗的患者，常用的药物包括利尿剂、钙通道阻滞剂、血管紧张素转换酶抑制剂等。

（二）继发性高血压

继发性高血压是由于某些确定的病因或疾病引起的高血压。与原发性高血压不同，继发性高血压的发生是由于其他疾病或病因导致的。继发性高血压约占所有高血压患者的5%左右。

继发性高血压的病因多种多样。其中最常见的病因是肾脏疾病，如肾动脉狭窄、慢性肾炎、肾小球疾病等。其他病因还包括内分泌紊乱，如甲状腺功能亢进、库欣综合征等。血管病变也可能导致继发性高血压，如肾上腺髓质增生、动脉粥样硬化等。此外，药物使用、妊娠以及神经系统疾病等都可能对血压产生影响。

继发性高血压的症状可能因疾病而异。有时候可能没有明显的症状，但在某些情况下，患者可能会出现头痛、眩晕、恶心、呕吐、心悸等不适感。如果继发性高血压没有及时得到治疗和控制，可能会导致严重的并发症，如心脑血管疾病、肾功能损害等。

诊断继发性高血压通常需要进行详细的临床评估和多种检查。医生会根据患者的病史、体格检查以及相关实验室检查来确定病因。这些检查可能包括测量血压、血液和尿液检查、超声检查、影像学检查等，以帮助确定高血压的病因。

治疗继发性高血压的方法取决于病因。首要目标是治疗或控制引起高血压的基础疾病。例如，对于肾脏疾病引起的高血压，可能需要采取药物治疗、手术修复或肾脏替代治疗等。对于内分泌失调引起的高血压，可能需要针对具体的内分泌问题进行治疗。在治疗过程中，适当的生活方式改变，如控制饮食、减少盐分、戒烟限酒、加强锻炼等，是非常重要的辅助措施。

三、动脉粥样硬化

动脉粥样硬化是一种由于血管内壁的脂质沉积和纤维组织增生引起的慢性炎症性疾病。它通常在中年或老年人中更常见，但现在也越来越多地发生在年轻人身上，这与生活方式变化有关，如高脂肪饮食、缺乏运动和吸烟等。

（一）冠状动脉粥样硬化

冠状动脉粥样硬化是一种常见的心血管疾病，特指冠状动脉内膜下堆积胆固醇和其他成分形成斑块，并逐渐发展为狭窄和闭塞的过程。冠状动脉是供应心脏肌肉氧气和养分的主要血管，当冠状动脉受到动脉粥样硬化的影响时，可能会导致血流减少或完全阻断，进而引起心肌缺血、心绞痛和心肌梗死等严重的心血管事件。

动脉粥样硬化的发生是一个复杂的过程，通常是多个因素的共同作用导致的。其中，高血压、高血脂、吸烟、糖尿病和肥胖等被认为是主要的危险因素。此外，遗传倾向、年龄、性别、生活方式等也可能对动脉粥样硬化的发生起着一定的影响。

在动脉粥样硬化的过程中，血管内膜受损使得血管壁易于积累胆固醇和其他脂质物质，形成斑块或动脉粥样硬化斑。这些斑块逐渐增大并最终导致血管狭窄和闭塞。当冠状动脉狭窄超过 50%~70% 时，可出现心肌缺血，患者可能会感受到心绞痛的疼痛或不适。如果冠状动脉发生急性闭塞，会引起心肌梗死，即心脏部分区域因为缺血而出现组织坏死。

冠状动脉粥样硬化的诊断常常需要结合患者的病史、临床症状以及相关的检查结果。常用的检查方法包括心电图、运动试验、放射性核素显像以及冠状动脉造影等，以帮助医生评估冠脉狭窄程度和范围。

治疗冠状动脉粥样硬化的目标是减轻症状、改善心功能，并预防心血管疾病的发生。在治疗方面，药物治疗通常包括抗血小板药物、血脂调节药物、抗高血压药物等，以控制危险因素的影响。对于病情较重的患者，可能需要进行介入治疗，如经皮冠状动脉腔内成形术（Percutaneous Transluminal Coronary Angioplasty，PTCA）等，以恢复血流和改善症状。一些患者在冠状动脉狭窄严重或无法通过介入手术改善时，可能需要接受冠状动脉旁路移植术（Coronary Artery Bypass Grafting，CABG）。

（二）颈动脉粥样硬化

颈动脉粥样硬化指颈动脉内膜下堆积胆固醇和其他物质形成斑块，逐渐导致动脉狭窄或闭塞的过程。颈动脉是供应大脑养分和氧气的主要血管，当颈动脉受到动脉粥样硬化的影响时，可能引发颈动脉狭窄或闭塞，并导致脑部缺血性中风等严重后果。

颈动脉粥样硬化的发生和发展涉及多个因素的复杂相互作用，比如高血压、高血脂、糖尿病等。这些因素会引起血管内膜受损，使得胆固醇和其他脂质在血管壁内沉积形成斑块。随着时间的推移，斑块逐渐增大并最终导致血管狭窄和闭塞，从而限制了血流通过。

颈动脉狭窄或闭塞可能导致缺血性中风，即大脑供血不足引起的脑部组织损伤。当颈动脉狭窄程度超过 50%~70% 时，血流减少会导致脑部区域缺氧、营养不足，进而产生如下症状，如头晕、视力模糊、语言困难等。当颈动脉发生急性闭塞时，血液无法通过动脉到达脑部，会迅速引起脑组织的严重损害，从而造成中风，表现为突然出现的面瘫、肢体无力、言语障碍等。

诊断颈动脉粥样硬化通常需要结合患者的病史、临床症状和相关的检查结果。常用的检查方法包括超声检查、CT 或 MRI 等，以评估颈动脉的狭窄程度和范围。有时还可能进行颈动脉造影以获取更详细的血管图像。

治疗颈动脉粥样硬化的目标是预防中风和改善症状。治疗方案通常包括药物治疗和手术治疗两个方面。药物治疗可以采用抗血小板药物、抗高血压药物、降脂药物等，以控制危险因素的影响，并减少斑块进一步形成的风险。对于严重狭窄或闭塞的患者，可能需要进行手术干预，包括颈动脉内膜剥脱术（Carotid Endarterectomy，CEA）或颈动脉内支架植入术（carotid artery stenting，CAS），目的是恢复血流并减少中风发生的风险。

预防颈动脉粥样硬化的关键在于控制危险因素和采取健康的生活方式。戒烟、控制血压和血脂水平、保持适当体重、均衡饮食和进行适度的身体活动都是预防和管理颈动脉粥样硬化的关键措施。定期体检，进行血压和血脂监测也非常重要，还要根据医生建议使用适当的药物进行治疗，如抗高血压药物或降脂药物等。

（三）下肢动脉粥样硬化

下肢动脉粥样硬化指下肢动脉内膜下堆积胆固醇和其他物质形成斑块的过程，逐渐导致动脉狭窄或闭塞。下肢动脉为腿部提供氧气和养分的血液供应，当下肢动脉受到动脉粥样硬化的影响时，可能引起下肢动脉狭窄或闭塞，导致间歇性跛行，严重的甚至会发展为坏疽。

当下肢动脉狭窄程度超过一定程度时，会导致下肢缺血。患者可能出现间歇性跛行症状，即在行走或运动时感到腿部疼痛或无力，需要停下休息才能缓解。在严重情况下，下肢动脉的血液供应不足以满足肌肉和组织的需求，可能引起坏疽（组织坏死）。此时，患者可能出现皮肤溃疡、疼痛、感染和肢体功能受损等并发症。

诊断下肢动脉粥样硬化通常需要结合患者的病史、临床症状和相关的检查结果。常用的诊断方法包括进行踝臂指数测量以评估血流情况，以及进行超声检查、CT 或 MRI 等成像技术以评估动脉的狭窄程度和范围。

治疗下肢动脉粥样硬化的目标是改善症状、促进血液循环并预防并发症。治疗方案多样，包括药物治疗、改变生活方式和手术治疗。药物治疗常包括使用抗血小板药物、降脂药物和抗高血压药物等，以控制危险因素的影响，减少斑块进一步形成的风险。改变生活方式也起到重要作用，如戒烟、控制体重、均衡饮食和进行适度的体力活动。对于严重狭窄或闭塞的情况，可能需要进行介入治疗，如血管成形术或支架植入术，以恢复血流通畅性。

除了上述三种主要类型外，动脉粥样硬化还可以影响其他部位的血管，如腹主动脉、肾动脉、冠状静脉等。这些不同类型的动脉粥样硬化都会导致相应血管供血不足，引发不同的临床表现和并发症。

第二节 心血管内科疾病中西医结合护理的原则与方法

心血管内科疾病是指影响心脏和血管系统的各种疾病，包括冠心病、高血压、心力衰竭等。中西医结合护理在心血管内科疾病的治疗中发挥着重要的作用，它综合了中医传统理论和现代医学的优势，能够提供更全面、个性化的护理方案。以下是中西医结合护理心血管内科疾病的原则与方法：

一、药食同源

药食同源是中医传统理论中的重要概念，强调通过食物来预防和治疗疾病。在心血管内科疾病的中西医结合护理中，药食同源的理念可以被充分应用。

（一）合理的膳食安排

合理的膳食安排是中西医结合护理中的重要环节，特别适用于心血管内科疾病患者。

1.限制高盐食物

限制高盐食物是心血管内科疾病患者控制血压的关键之一。过多的盐摄入会导致体内钠离子积聚，引起水分潴留，进而增加血管压力和负荷，导致高血压的发生和加重。因此，患者应该意识到高盐摄入对身体的不利影响，并积极采取措施减少盐的摄入。

为了降低盐的摄入量，患者应注意减少加工食品的消费。许多加工食品都含有高盐成分，如速冻食品、罐头食品、方便面等。这些食品通常添加了大量的盐和防腐剂，对心血管健康不利。因此，尽量选择新鲜的食材，自己动手烹饪，以便更好地控制盐的摄入量。

患者还可以选择低钠盐替代普通食盐。市场上有一些低钠或无钠盐的替代品可供选择，它们在口感和味道上与普通食盐相似，但含钠量较低。通过使用低钠盐，患者可以减少摄入的钠离子数量，从而有助于控制血压和减轻心脏负担。

2. 控制脂肪摄入

控制脂肪摄入是心血管内科疾病患者管理血脂和预防动脉堵塞的关键措施之一。过多的饱和脂肪和胆固醇摄入会引起血液中胆固醇水平升高，并促使动脉壁上的脂质斑块形成，增加患心血管疾病的风险。

患者应避免摄入过多的含饱和脂肪酸的食物，如红肉、黄油、奶酪、油炸食品等。这些食物富含饱和脂肪酸，长期摄入会促进胆固醇的合成和吸收，对血管健康造成不利影响。取而代之，患者可以选择富含不饱和脂肪酸的食物，如鱼类、坚果、橄榄油等。这些食物富含健康的不饱和脂肪酸，有益于维护血管弹性和降低胆固醇水平。

患者还应避免摄入过多的胆固醇。如动物性食品，动物内脏、蛋黄等含有较高的胆固醇的食物。患者可以选择植物性食物作为主要蛋白质来源，如豆类、豆制品和全谷物，以减少胆固醇摄入。

3. 增加纤维素摄入

增加纤维素摄入是心血管内科疾病患者维护心脏健康和预防心血管疾病的重要措施之一。蔬菜、水果和全谷物都富含丰富的纤维素，具有许多益处，能够降低血脂和血糖水平、促进消化系统健康等。

蔬菜是纤维素的良好来源，患者应适量增加各类蔬菜的摄入量。深色蔬菜如菠菜、西兰花、胡萝卜等富含纤维素和多种维生素，对心脏非常有益。另外，豆类如黄豆、黑豆等也是优质的纤维素来源，可以作为膳食结构中的重要组成部分。

水果也是纤维素的重要来源，患者可以增加各类水果的摄入量来满足纤维素的需求。例如，苹果、橙子、香蕉等水果富含可溶性纤维素，能帮助降低血液中的胆固醇和血糖水平，并提供丰富的维生素和抗氧化物质。

选择全谷物食品也能增加纤维素摄入。全谷物如燕麦、糙米等含有较多的膳食纤维，有助于降低胆固醇和血糖水平，并提供长效饱腹感。患者可以选择以全谷物为基础的主食，如全麦面包、糙米等，来取代精细加工的谷类食品。

在增加纤维素摄入的同时，患者应注重多种蔬果的搭配。不同种类的蔬菜和水果都含有不同类型的纤维素，多样性的摄入可以获得更全面的营养。建议患者每天摄入 5~9 份蔬果，其中至少一半应该是非淀粉类蔬菜。

4. 控制糖分摄入

控制糖分摄入是心血管内科疾病患者维护血糖稳定和预防动脉粥样硬化的重要措施之一。高血糖会对血管内壁造成损害，加速动脉粥样硬化的发展，增加心血管病的风险。

患者应当限制糖分的摄入，尽量减少食用过多的糖果、甜点和含糖饮料。这些食品和饮品通常富含简单糖和高糖分，会迅速升高血糖水平，对身体健康不利。相反，应优先选择低糖或无糖替代品，如低糖饮料、无糖巧克力等。这些替代品可以在满足口腹之欲的同时，减少血糖波动的风险。

合理控制碳水化合物的摄入量也是关键。碳水化合物是主要供能来源，但过多的碳水化合物摄入会导致血糖升高。建议患者选择复杂的碳水化合物食物，如全谷物、蔬菜、豆类等。这些食物中的膳食纤维可以减缓血糖的上升速度，保持血糖稳定。

患者还应关注隐藏糖分的食品。一些看似健康的食品，如酸奶、果汁、调味酱等，可能含有较高的糖分。建议仔细阅读食品标签，选择低糖或无糖的产品，并注意饮食中其他潜在的糖源。

除了控制糖分摄入，患者还应注意定期测量血糖水平，遵循医生或专业营养师的指导进行药物治疗和饮食管理。此外，适量锻炼、保持健康的体重、规律作息也是维护血糖稳定的重要因素。

5. 少食多餐

将三餐改为五到六餐，即采用少食多餐的饮食方式，对心血管内科疾病患者来说是一个有益的选择。这一饮食模式的好处在于能够维持血糖和血脂的稳定，并有助于控制体重，减轻心脏负担。

通过少食多餐的方式，每次进食量相对较小，可以避免过度饱胀和消化不良的情况发生，减少对胃肠道的负担。此外，分散进食时间还有助于控制血糖水平的波动。通过经常性的小餐，可以将血糖保持在稳定的范围内，减少因进食大量食物导致的血糖急剧升高或下降。

此外，少食多餐也有助于调节血脂水平。长时间的空腹会刺激胆固醇合成，而频繁进食则可以维持血脂水平相对稳定。适当的食物间隔可以帮助降低总胆固醇和低密度脂蛋白胆固醇水平，并提高高密度脂蛋白胆固醇水平。

少食多餐还有助于控制体重。通过分散进食时间和控制每次进食的量，可以避免暴饮暴食的情况发生，避免能量过剩。这对于减轻心脏负担、维持健康体重非常重要。当然，在选择食物时，应以高纤维、低脂肪和低盐为原则，并结合个人的能量需求进行调整。

然而，少食多餐并不适用于所有人群。对于某些人来说，少食多餐可能不利于胃肠道功能的正常工作或其他健康问题。因此，建议患者在制订饮食计划时应咨询医生或专业营养师的指导，根据个人情况制定适合自己的饮食方案。同时，坚持适量运动和良好的作息习惯也是维持心脏健康的重要因素。

6.合理使用调味料

合理使用调味料对于心血管内科疾病患者来说是很重要的。选择低盐、低脂的调味料可以增加食物的口感和风味，同时也有助于保护心脏健康。

选择低盐的调味料是非常关键的。高钠摄入与高血压密切相关，而高血压是心血管疾病的主要危险因素之一。因此，患者应当尽量避免使用过多的盐或高盐调味料。相反，可以选择新鲜的香草、辣椒粉、大蒜和柠檬汁等作为替代品，来增添食物的口感和风味。这些调味料不仅提供了丰富的味道，还含有一些天然的营养物质，对心脏健康更加有益。

要注意选择低脂的调味料。高脂饮食会导致体内胆固醇和脂肪的积累，增加心脏疾病的风险。因此，患者应该控制油脂的摄入，适量选择植物油、低脂酱料等调味品，来烹饪或调味食物。此外，也可以使用酸奶、番茄酱、酸黄瓜等代替传统高脂的酱料，以减少脂肪的摄入量。

在使用调味料时，还应注意避免过度使用或过量摄入。尽管一些调味料是健康的选择，但任何东西都要适度。过度使用调味料可能会导致食物过咸、过辣或过浓，对胃肠道和心血管系统造成负担。因此，建议患者在使用调味料时要注意适量，并根据个人口味和健康状况进行调整。

最后，患者应该对购买的调味料保持警惕，仔细阅读产品标签，了解其成分和营养信息。选择无添加剂、低钠、低脂或无脂的调味料是更好的选择。

7. 注意饮水

注重饮水对于心血管健康至关重要。保持足够的水分摄入有助于维持身体正常功能，并减少心血管疾病的风险。以下是一些关于饮水的建议，以维护心血管健康。

每天喝足量的水非常重要。水是身体最基本的组成部分之一，它在许多生理过程中起着重要作用，包括维持血液循环、调节体温和消化食物等。建议成年人每天饮水量应该在 1.5~2 升，根据个人情况和活动水平，饮水量可能会有所不同。

避免过多摄入含糖饮料。含糖饮料包括碳酸饮料、果汁饮料和甜茶等。这些饮料通常富含高糖分和低营养价值，长期过量摄入可能导致肥胖、高血压和心血管疾病等健康问题。为了保护心脏健康，建议选择低糖或无糖的饮品，如纯净水、茶和自制果汁（不添加糖）。

还要注意咖啡因的摄入。咖啡因是一种刺激性物质，过量摄入可能导致心律失常和增加心脏负担。虽然适量的咖啡因摄入可以提神，但是心血管疾病患者应该限制其摄入量。建议每天咖啡因摄入量不超过 300 毫克，相当于 2~3 杯普通咖啡。此外，也应该避免在晚上过晚饮用含咖啡因的饮料，以免影响睡眠质量。

最后，个人的饮水需求会受到环境、身体活动水平和健康状况等多种因素的影响。在特殊情况下，如运动强度较大、炎热天气、生病期间或服用某些药物时，需要增加水分摄入量。因此，在日常生活中要留意自己的水分摄入情况，并根据需要做出调整。

合理的膳食安排在心血管内科疾病中西医结合护理中起着重要作用，可以帮助患者控制血压、血脂和血糖等关键指标，减轻心脏负担，预防和管理心血管内科疾病。因此，患者在日常生活中应积极采取合理膳食安排，并在医护人员的指导下进行个性化的饮食管理。

（二）选用具有药用价值的食物

中医药材中有很多具有药用价值的食物，对于心血管健康有益。以下是一些常见的食物，在护理中可以根据患者的实际情况合理选用，通过药食同源的方式辅助治疗心血管内科疾病。

1.红枣

红枣是一种中医常用的滋补食材，具有丰富的营养成分和药用价值。它含有大量的维生素 C、维生素 B 族、铁和钙等矿物质，对于心脏健康起到积极的作用。

红枣有补益气血的功效。中医认为，气血充足是维持心脏健康的关键。红枣含有丰富的铁元素，可以帮助补充身体所需的铁，促进血红蛋白的合成，提高贫血患者的血液供氧能力，从而改善心脏功能。

红枣还具有益脾胃的作用。脾胃是"气血生化之源"，其功能良好对于保持心脏健康至关重要。红枣富含纤维素和多种酶类物质，可以促进肠道蠕动，增强消化功能，帮助身体更好地利用其他营养物质，为心脏提供足够的能量和营养。

红枣还被视为安神养心的食物。现代生活节奏紧张，压力常常导致心情不稳定和睡眠问题。红枣中含有一种特殊的物质叫作三萜皂苷，具有镇静、安神的作用。适量食用红枣可以舒缓紧张的情绪，促进睡眠，有助于心脏恢复正常功能。

适当食用红枣还可以调节血脂、稳定血压。红枣富含的膳食纤维有助于降低血脂，减少动脉壁上的胆固醇沉积，预防动脉硬化的发生。此外，红枣中的钾元素有助于平衡体内的钠钾比例，帮助控制血压，减轻心脏负担。

需要注意的是，尽管红枣对心血管健康有益，但并不能替代医生的治疗方案和药物治疗。在使用红枣或其他药用食材时，要根据个人情况合理食用，并避免过量。患有心脏疾病的患者应咨询医生或医师的建议，根据自身病情和体质特点选择适合的食材和用量。

2.葡萄

葡萄是一种对心血管健康非常有益的水果，其含有丰富的抗氧化剂和多酚类化合物，具有许多作用。

葡萄中的黄酮类物质能够增强血管壁的弹性，预防动脉硬化的发生。这些物质可以促进血管内皮细胞的功能，减少胆固醇的氧化，阻止动脉斑块的形成，从而保持血管畅通，降低心脏疾病的风险。

葡萄富含单宁酸和花青素，这些物质在抗血小板聚集和调节血压方面起到重要作用。血小板聚集是导致血栓形成的一个主要因素，而葡萄中的单宁酸可以抑制血小板的黏附和聚集，减少血栓的风险。此外，花青素还能够扩张血管，降低血压，改善心脏负担，减少心血管疾病的发生。

适量食用新鲜葡萄或饮用葡萄汁可以带来许多心血管健康的益处。然而，需要注意的是，葡萄也含有一定量的糖分，因此患有糖尿病的人群应注意适量控制食用量。

3.山楂

山楂是一种被广泛应用的食材，它含有丰富的维生素C、胡萝卜素、类黄酮等多种营养成分，对心脏健康非常有益。

山楂具有降血脂的功效。山楂中的类黄酮化合物可以抑制脂肪的合成，减少血液中的低密度脂蛋白胆固醇水平，同时增加高密度脂蛋白胆固醇的含量，有效降低血脂，预防动脉粥样硬化和心血管疾病的发生。

山楂还具有降血压的作用。山楂中的活性物质能够扩张血管，增加血液流通量，从而降低血压。此外，山楂还能够减少血液黏稠度，改善微循环，保护心脑血管健康。

山楂在中药方剂中也被广泛应用。它被认为具有行气活血、消食化滞的功效，常用于改善心慌、心痛、气短等心脏病症状。山楂可以促进消化液分泌，增加胃肠蠕动，改善消化不良症状，缓解胃脘胀闷感。这些作用有助于维持心脏健康。

适量食用山楂可以促进消化、增加食欲，同时维护心脏健康。但需要注意的是，山楂具有酸性，过量食用可能会引起胃部不适或加重胃溃疡等问题。此外，对于正在服用抗凝药物、降血压药物或心脏病患者来说，在使用山楂或其他中药之前应咨询医生或医师的建议，以避免不必要的影响。

4. 黑豆

黑豆是一种营养丰富的食品，富含纤维、蛋白质以及多种维生素和矿物质，对心血管健康非常有益。

黑豆中的大豆异黄酮是一种类雌激素物质，具有抗氧化和抗炎作用。它可以调节血液循环，促进血管扩张，降低血压，减少心脏病发作的风险。同时，大豆异黄酮还能预防血栓形成，减少动脉硬化的发生，保护心血管健康。

黑豆富含纤维，有助于降低胆固醇水平。膳食纤维可以与胆固醇结合并排出体外，减少它们在肠道被吸收的机会，从而降低血液中的胆固醇水平。通过降低胆固醇，黑豆可以预防动脉粥样硬化的形成，保护心脏血管的健康。

黑豆还富含优质蛋白质和多种维生素，如维生素 B 族、维生素 E 等。这些营养物质对心脏健康至关重要。优质蛋白质有助于维持心肌的正常功能，维生素 B 族可以促进心脏细胞的新陈代谢，维生素 E 具有抗氧化作用，有助于保护心脏免受自由基损伤，而叶酸则参与体内一碳单位转移的过程，有助于调节血液中的同型半胱氨酸水平，减少动脉硬化的风险。

适量食用黑豆可以促进心脏健康，减少心血管疾病的风险。建议将黑豆与其他膳食成分结合食用，以确保全面的营养摄入。然而，个人的体质和健康状况可能会影响每个人对黑豆的适宜摄入量，因此在饮食中添加黑豆之前，最好咨询医生或营养师的建议。

除了上述食物，还有许多其他的中药材也对心血管健康有益，如蒲公英、菊花、茯苓等。在选用这些食物时，需要结合患者的实际情况进行合理搭配和摄入量控制。同时，患者应确保食材的新鲜度和质量，并避免过量摄入。

（三）配伍食物合理搭配

配伍食物合理搭配是中医饮食疗法中的重要理念之一。根据中医的观点，不同食物之间的搭配可以相互促进、增强功效，达到更好的保健和治疗效果。

一些常见的配伍食物。例如，将红枣与山楂、葡萄搭配使用，这样的组合有助于改善心脏功能，调节血压。红枣被视为滋补养气的食材，富含多种维生素和矿物质，有益于补充人体所需的营养物质。而山楂具有消食导滞、促进血液循环的作用，能够帮助改善心脏功能。葡萄则富含抗氧化剂，可以保护心脏健康。将这三者合理搭配，可以协同发挥它们的功效，对心脏有益。

另外一个例子是将黑豆与大豆、花生搭配使用。黑豆被认为是调理肾脏的食材，含有丰富的蛋白质、纤维和维生素 B 等营养物质。大豆富含植物雌激素和膳食纤维，可以降低血脂、减少动脉粥样硬化的发生。花生则富含不饱和脂肪酸和维生素 E，对降低血脂和保护心血管健康有益。将这三者合理搭配使用，可以相互增强功效，达到降低血脂、预防动脉粥样硬化的效果。

此外，中医饮食疗法还有其他许多配伍食物的搭配原则。例如，将茄子与山药搭配使用，可帮助调节血糖水平。茄子能够降低血液中的胆固醇和甘油三酯水平，而山药则具有补脾益肺、滋阴清热的作用，有助于改善糖尿病患者的症状。

在中医饮食疗法中，食物的性味归经也是需要考虑的因素。例如，牛肉和萝卜同食可以补中益气，因为牛肉性温味甘，归脾胃经，能够补气益血；而萝卜性寒味辛，归肺胃经，具有清热化痰、健脾开胃的作用。它们共同食用可以相得益彰，达到调理脾胃的效果。

（四）与药物治疗相结合

在中西医结合护理中，药食同源并不能取代药物治疗，而是其辅助手段。药食同源可以提供一种自然、温和的调理方式，通过食物的营养成分和活性物质的作用，促进机体的康复和健康。然而，在选择中药或药食同源食物时，需要注意药物之间的相互作用和副作用，以避免意外情况的发生。

1. 了解药物的功效和副作用

在使用中药或药食同源食物之前，了解所选药物的功效和副作用非常重要。中药和药食同源食物被广泛应用于中医治疗中，但是它们也可能有一些潜在的不良反应和禁忌证。

了解药物的功效是很关键的。每种中药和药食同源食物都有不同的功效。

一些中药可能有镇痛、抗炎、抗菌等作用，而一些药食同源食物可能有滋补身体、改善免疫系统功能等功效。了解药物的功效可以帮助我们选择适合自己需求的中药或药食同源食物。

了解药物的副作用也是必要的。虽然中药和药食同源食物大多是天然的，但它们也可能引起一些副作用。一些中药可能会引起胃肠不适、皮肤过敏等不良反应，而一些药食同源食物可能会导致消化不良、过敏等问题。了解药物的副作用可以帮助我们预防或及时应对可能出现的不良反应。

了解药物的适应证也是很重要的。每种中药和药食同源食物都有特定的适应证，即适合治疗的疾病或症状。了解药物的适应证可以帮助我们判断是否适合使用该中药或药食同源食物来治疗自己的问题。

最后，了解药物的禁忌证也是必须的。一些人可能因为个人体质、健康状况等原因而不适合使用某种中药或药食同源食物。了解药物的禁忌证可以帮助我们避免潜在的风险。

2.注意中药与药物的相互作用

在使用中药或药食同源食物时，需要特别注意中药与药物之间的相互作用。某些中药和药物的结合可能会影响药物的吸收、代谢或产生副作用。

中药中含有许多活性成分，这些成分可以与药物发生相互作用。例如，一些中药可能加强药物的效果，导致药物浓度升高，增加副作用的风险。而另一些中药则可能减弱药物的效果，降低药物的疗效。

为了避免不良的相互作用，建议在使用中药或药食同源食物之前咨询专业医生或药师。他们可以根据你的病情和正在服用的药物，评估潜在的相互作用风险，并提供相应的指导。

同时，还有一些常见的中药与药物相互作用的例子：

抗血栓类药物与姜、蒲公英和洋葱：这些中药具有抗凝血作用，与抗血栓类药物华法林和阿司匹林结合可能增加出血风险。

抗高血压药物与甘草：甘草可能增加某些抗高血压药物的副作用，如引起水肿和钠潴留。

抗抑郁药物与连翘、酸枣仁和当归：这些中药可能影响抗抑郁药物的代谢,导致药物浓度过高或过低。

请注意,以上只是一些例子,并不代表所有中药和药物之间的相互作用。因此,在使用中药或药食同源食物之前,请务必咨询专业医生或药师,以确保安全和有效性,并避免潜在的相互作用对治疗产生的不良影响。

二、针灸推拿疗法

针灸推拿疗法是通过刺激人体特定穴位和经络以调整气血运行和平衡阴阳,达到治疗和预防疾病的目的。在心血管内科疾病中,针灸推拿疗法可以有以下原则和方法:

(一)针灸治疗原则

针灸治疗在心血管内科疾病的综合治疗中发挥着重要的作用。针灸治疗原则主要是根据不同的心血管内科疾病类型和病情,通过针刺或温热刺激穴位来调节气血运行,改善心脏功能和血液循环。

针灸治疗可以通过刺激特定的穴位来调整气血运行。根据中医理论,心血管内科疾病往往与气血运行不畅有关。通过刺激适当的穴位,可以调节经络的通畅程度,增加气血的流动,从而改善心血管系统的功能。不同的穴位对应不同的病症和病情,如"内关""太冲"等穴位常用于调节心脏功能、降低血压等。

针灸治疗还可以通过温热刺激穴位来改善心脏功能和血液循环。中医认为,通过温热刺激穴位,可以扩张血管,促进血液循环,增加心脏供血量,改善心脏功能。例如,通过温针刺激"神门"穴位,可以促进冠状动脉的血流,缓解心绞痛等症状。

针灸治疗的原则还包括个体化护理和综合治疗。每个患者的心血管内科疾病类型和病情各有差异,因此,针灸治疗应根据个体情况进行个体化调整,以提供最适合的治疗效果。另外,针灸治疗通常与其他治疗方法相结合,如药物治疗、运动疗法、心理疏导等,以达到更好的治疗效果。综合治疗可以使各种治疗方法相互协调,发挥综合效果,提高心血管内科疾病的治疗效果和护理质量。

(二)推拿按摩原则

推拿按摩作为中医传统疗法之一,在心血管内科疾病的综合治疗中发挥着重要的作用。推拿按摩的原则主要是通过按摩特定部位来改善心血管疾病相关的症状，如舒缓血管紧张和肌肉疼痛，促进血液循环和淋巴流动。

推拿按摩可以通过舒缓血管紧张来改善心血管疾病相关的症状。在心血管内科疾病中，血管紧张是一个常见的问题，可能导致血压升高、血流速度过快等不良反应。通过推拿按摩特定部位，可以促使血管放松，降低血压，改善血管弹性，从而减轻心血管疾病的症状。

推拿按摩还可以舒缓肌肉疼痛。在心血管内科疾病中，肌肉疼痛是常见的症状之一，可能由于血液循环不畅引起。通过推拿按摩特定部位，可以促进肌肉松弛，缓解疼痛感，提高患者的舒适度。

推拿按摩还可以促进血液循环和淋巴流动。通过按摩特定部位，可以增加局部组织的血液供应量，加速新陈代谢，排除废物和毒素，促进营养物质的吸收和利用，从而改善心脏功能和血液循环。

在进行推拿按摩时，有几个原则需要遵守。首先是针对不同病情选择合适的按摩手法和力度。根据患者的具体症状和病情，选择适当的按摩手法，如揉、推、捏、拍等，并掌握适当的力度，避免过度刺激。其次是根据患者的反应调整按摩频率和时间。每个患者对按摩的反应不同，因此需要根据患者的反馈进行调整，以达到最佳效果。此外，推拿按摩还需要遵循卫生规范，使用清洁、安全的手法和工具，确保治疗过程的安全性。

（三）穴位选择

穴位选择在中医理论中是一种通过刺激特定的穴位来调节身体功能和治疗疾病的方法。根据具体的病情，医师会选择合适的穴位进行针灸或按摩，以达到理疗的效果。

其中，内关是指位于手腕内侧的一穴。经络理论认为，内关可以调节心脏功能，对于心脏病、心绞痛等疾病有一定的疗效。针灸内关可以通过改善心脏的血液循环，增强心肌收缩力，调节心率等途径来达到治疗作用。

太冲是指位于足背的一穴。太冲穴是全身经络的重要穴位之一，具有舒筋活络、安神止痛的作用。在临床上，太冲常被用于治疗高血压、失眠多梦等症状。针灸或按摩太冲可以通过调节神经系统的功能，平衡血压水平，改善睡眠质量等方面发挥作用。

当然，穴位选择并不局限于内关和太冲，还有许多其他的穴位供医师根据病情选择使用。例如，足三里、合谷、曲池等都是常用的穴位，可用于治疗不同的疾病或调节特定的器官功能。

需要明确的是，穴位选择应该由经验丰富的医师进行，根据患者的具体病情进行综合判断，并结合个体差异进行针对性治疗。在进行穴位刺激之前，应该进行全面的病史询问和体格检查，以确保穴位选择的准确性和安全性。

（四）治疗频率和持续时间

治疗频率和持续时间在心血管内科疾病的针灸推拿疗法中是根据患者的具体情况来确定的。一般而言，心血管内科疾病需要长期护理，而针灸推拿作为辅助疗法可以定期进行。

治疗频率的确定主要取决于疾病的严重程度、病情发展以及个体差异等因素。对于轻度症状或早期疾病，每周1~2次的治疗可能已经足够；而对于重度症状或进展迅速的疾病，可能需要每周2~3次或更频繁的治疗。治疗频率通常会在治疗过程中逐渐调整，以达到最佳的治疗效果。

治疗持续时间也是需要根据患者的具体情况来确定的。心血管内科疾病通常需要长期护理，针灸推拿作为辅助疗法并非一次性治疗即可见效。一般而言，治疗周期应当持续数周至数月甚至更长时间。在初始阶段，患者可能需要更频繁的治疗，以达到较好的效果；而随着病情改善，可以逐渐减少治疗频率，但仍需定期维持治疗，以巩固疗效并防止病情复发。

需要强调的是，在进行针灸推拿治疗时，患者应当在专业医师的指导下进行，并遵循医师的建议。针灸推拿治疗是一种个体化的治疗方法，每个人的病情和治疗反应都有所不同，因此治疗频率和持续时间应根据个体情况进行调整。同时，针灸推拿治疗通常与其他治疗方法相结合，如药物治疗、运动疗法等，以达到更好的综合治疗效果。

需要注意的是，针灸推拿疗法属于一种辅助治疗手段，不能替代西医药物和其他常规治疗。在使用针灸推拿疗法时，应遵循医生或专业医师的指导，确保安全和有效性。

三、运动和康复训练

运动和康复训练在心血管疾病的预防和治疗中起着重要的作用。中医和西医结合护理中，通过制订个体化的运动计划和进行康复训练，可以帮助患者改善心脏功能，增进身体健康，减轻疾病的症状，并提高生活质量。

运动对于心血管疾病的预防至关重要。中医认为，适当运动可以促进气血循环，调节体内阴阳平衡，增强人体的生命力和抵抗力。而西医则强调有氧运动对心脏功能的改善和锻炼，可以增强心肌的收缩能力，降低心率和血压，改善心血管系统的功能。

根据患者的具体病情和身体状况，制订适当的运动计划非常重要。中西医结合护理中，可以综合考虑患者的年龄、性别、体质、病情严重程度等因素，选择合适的运动方式。例如，适宜的有氧运动包括散步、慢跑、游泳、骑自行车等，可以帮助患者提高心肺功能，增强心脏的耐力和健康。

康复训练旨在通过特定的运动和锻炼，帮助患者恢复或改善心脏功能，提高身体的适应能力。根据患者的具体情况，康复训练可以包括以下几个方面：

（一）功能性训练

功能性训练是一种针对心血管疾病患者的个体化康复训练，旨在恢复或改善心血管系统的功能。根据患者的实际需要和病情特点，制订针对性的功能性训练计划，以提高心肌力量、改善心脏功能和增强心肺功能。

对于心肌梗死患者来说，功能性训练可以将重点放在恢复和增强受损心肌的收缩能力上。心肌梗死后，由于供血不足导致部分心肌坏死，造成心脏功能的下降。通过功能性训练，可以刺激残存的健康心肌细胞发生新生和代偿性增强，促进心肌的修复和恢复。这包括有氧运动和抗阻力训练两个方面。

有氧运动是指以中低强度、持续时间较长的运动方式，如快走、慢跑、游泳等。通过适度的有氧训练，可以改善心脏的耐力和心肺功能，增加心肌的供血量，促进心肌的修复和恢复。

抗阻力训练主要是通过使用重量、弹力带等外部阻力来进行肌肉力量的训练。对心肌梗死患者而言，适度的抗阻力训练可以增强其他健康心肌的收缩能力，促进心肌代偿性增强。这种训练需要在专业指导下进行，以确保其安全性和有效性。

对于心力衰竭患者来说，功能性训练的重点在于提高心脏的泵血能力和心肺功能。心力衰竭患者的心脏功能下降，导致供血不足和血液循环不畅。通过有氧运动和呼吸肌群的锻炼，可以增强心脏和呼吸系统的协同作用，提高心脏的泵血效率。

有氧运动对于心力衰竭患者尤为重要，如快走、骑自行车、游泳等。这些运动可以增加心肺功能，提高氧气摄取和利用效率，减轻心脏负荷，改善血流动力学。

除了有氧运动，功能性训练还可以包括呼吸肌群的训练，如深呼吸、腹式呼吸等。这些训练可以增强呼吸肌群的力量和耐力，改善呼吸功能，提高氧气摄取和供应能力。

在进行功能性训练时，需要根据患者的具体情况制订个体化的计划，并在专业人员的指导下进行。合理安排运动负荷和休息时间，注意身体反应和症状变化，以确保训练的安全和效果。同时，定期评估和调整训练计划，根据患者的康复进展和病情变化，及时调整训练内容和强度。只有持续坚持并适当调整功能性训练，才能达到最佳的康复效果。

（二）耐力训练

耐力训练是心血管疾病康复中的一项重要内容，旨在通过适当强度的有氧运动来增加心肌的耐受力和适应能力。耐力训练可以选择各种有氧运动形式，如快走、慢跑、游泳等，通过逐渐增加运动的时间和强度，来达到提高心血管系统耐受性的目的。对于心血管疾病患者来说，耐力训练可以带来多重益处。

1.增强耐受力

耐力训练有助于增强心脏的耐受力，使心肌能够更好地适应身体活动的需要。通过长时间、持续性的有氧运动，心肌可以得到有效锻炼，提高其收缩力和舒张力，从而增加心脏泵血的效率。

在进行耐力训练时，我们可以选择适当强度的有氧运动，这些运动可以促进心脏的收缩和舒张，增加心肌的柔韧性和弹性，提高心脏的耐受力。当我们进行长时间、持续性的有氧运动时，心脏需要不断地为全身组织输送氧气和营养物质，从而促进心肌的生长和发展，增加心脏的泵血效率。

此外，耐力训练还可以改善心脏的自主调节功能。有氧运动可以调节交感神经和副交感神经的平衡，降低交感神经的兴奋性，增加副交感神经的活动，从而使心脏的自主调节功能更加协调和稳定。这样可以降低心脏的负荷，减少心脏病发作的风险。

2. 改善血液循环

耐力训练可以有效改善血液循环，提高氧气供应。有氧运动能够促使心脏加快收缩，增加血液流动速度，从而改善血管的弹性和通畅性，提高全身组织的血液灌注。

通过有氧运动，心脏可以得到更好的锻炼，其收缩力和舒张力得到增强，从而推动血液以更高的速度流动。这种加速的血液循环能够改善血管内膜的功能，减少动脉粥样硬化等心血管疾病的风险，并提高血管的弹性，降低血压。同时，血流速度的增加还可以带走代谢产物和废物，促进新陈代谢的正常进行，保持身体各器官和组织的健康状态。

有氧运动还可以提高氧气供应。运动时，我们的呼吸和心跳都会加快，进一步增加肺部的通气量和血液中携氧红细胞的数量。这使得氧气能够更充分地被吸入肺部，然后通过血液分配到身体各个组织。增加的氧气供应能够提高肌肉和其他器官的功能，使其更有活力和耐力。

对于心血管疾病患者来说，改善血液循环和氧气供应对于康复至关重要。它不仅可以减轻心脏的负担，还能降低心脏病发作和并发症的风险。因此，在康复过程中，我们需要根据个体情况选择适宜的有氧运动，并坚持进行下去，以获得最佳的效果。同时，监测心率、血压等指标，随时调整运动强度和频率，确保安全性和适应性。

3. 降低血压、改善血脂

耐力训练对降低血压和改善血脂水平有着积极的影响。有氧运动可以增加能量消耗，减少体内脂肪储存，从而降低总胆固醇、低密度脂蛋白胆固醇和甘油三酯的水平，同时提高高密度脂蛋白胆固醇的水平。

通过有氧运动，我们可以促进身体脂肪的燃烧，减少脂肪堆积，降低血液中的脂质含量。这有助于控制和预防高脂血症、高胆固醇血症等心血管疾病的发生。此外，有氧运动还可以刺激肌肉的代谢活动，增加脂肪酸的利用，进一步降低血脂水平。

有氧运动通过调节神经内分泌系统，降低交感神经活动和血液中儿茶酚胺水平，从而降低血压和心率。运动时，我们的心脏需要更多地泵血，血管扩张，血流量增加，这就促使血压下降。长期坚持有氧运动可以让心脏更好地适应体力活动的需求，降低静息时的心率和血压。

有氧运动还能促进血管内皮细胞的健康，增强血管弹性，改善血液循环。这有助于降低动脉硬化和血栓形成的风险，保护心脑血管系统的健康。

在进行耐力训练时，我们需要选择适宜的运动方式、强度和频率，并逐渐递增运动负荷。同时，合理控制饮食，减少饱和脂肪和胆固醇的摄入，增加富含纤维素的食物和不饱和脂肪的摄入，有助于提高运动后的效果。

（三）强度控制

在进行运动和康复训练时，正确控制运动的强度对于患者的健康和康复非常重要。过于剧烈的运动可能对心脏造成过大的负荷，甚至引发不良反应，因此必须根据患者的病情和身体状况，选择适当的运动强度，避免过度劳累。

1.了解身体状况

了解自己的身体状况是运动安全和有效的基础。为了控制运动强度，患者应该进行全面的健康评估，包括心血管健康、肌肉骨骼状况和其他相关指标。

心血管健康评估非常重要。这可以通过测量血压、心率和心电图等指标来进行评估。如果存在高血压、心脏病、神经病变等心血管疾病，建议在医生指导下进行运动，并选择适宜的运动方式和强度。

肌肉骨骼状况的评估也是必要的。这可以包括测量肌肉力量、柔韧性和关节活动度等指标。如果存在肌肉骨骼疾病或损伤，需要避免过于剧烈的运动，选择适合自己情况的低冲击性运动，或在物理治疗师或康复专家的指导下进行运动。

还应该考虑其他相关指标，如年龄、体重、身体组成等。这些因素可能影响到运动的选择和强度。例如，对于年龄较大或体重超标的人群，可能需要选择低冲击性的运动，并逐渐增加运动强度。

在了解自己的身体状况后，建议与医生、物理治疗师或康复专家进行沟通和咨询。他们可以提供专业的建议和指导，根据个体情况制定适合的运动计划。此外，还应注意监测身体的反应，如心率、血压、疼痛等，如果出现异常，应及时停止运动并寻求医生的帮助。

2. 选择适宜的强度

根据医生的建议选择适宜的运动强度对于保证运动的安全性和适应性非常重要。目前常用的方法是通过心率、呼吸频率和主观感受等方式来评估运动强度。

一种常用的评估方法是根据最大心率（220减去年龄）的百分比来确定运动强度。一般推荐在60%~80%的范围内进行有氧运动，这个范围被认为是安全且有效的。通过监测心率，可以判断自己是否在适宜的运动强度范围内。

然而，对于心血管疾病患者来说，可能需要根据实际情况进行调整。例如，对于存在严重心脏病或其他严重心血管疾病的患者，可能需要将运动强度控制在较低的水平，以确保安全性。此时，建议在医生的指导下进行运动，并根据个体情况制定适合的运动计划。

除了心率，呼吸频率也是评估运动强度的指标之一。运动时，我们的呼吸会加快，但仍然能够保持与运动强度相适应的呼吸节奏。一般来说，能够进行正常对话而不感到明显困难的运动强度被认为是适宜的。

主观感受也是评估运动强度的重要参考。我们可以根据自己的体验来判断运动是否过于剧烈或过于轻松。如果感到过度疲劳、气喘吁吁、胸闷等不适症状，可能意味着运动强度过高，应适当降低运动强度。

3. 根据病情特点确定强度

除了常规的评估方法外，根据运动的目标和病情特点来确定适宜的运动强度也是重要的。

对于心脏康复患者来说，运动的目标是恢复心脏功能和增加身体的耐力。在开始进行心脏康复训练时，可能需要选择较低的运动强度，例如进行轻度的有氧运动，以慢慢适应和建立基础。随着康复的进展和身体的适应性提高，可以逐渐增加运动强度，如增加运动时间、增加运动频率或增加运动的负荷。这样有助于逐步提升心脏的耐力和功能。

对于高血压患者来说，控制血压是至关重要的目标。运动可以起到降低血压的作用，但是运动强度的选择也需要根据个体的病情特点来确定。一般来说，适宜的运动强度对于降低血压应该是中等强度的有氧运动。这种运动强度可以使心脏承受适度负荷，促进血液循环，从而有助于降低血压。然而，对于高血压患者来说，如果存在其他并发症或严重的心血管疾病，可能需要更为谨慎地选择运动强度，并在医生的指导下进行运动。

除了心脏康复和高血压患者，其他特定病情也可以根据需要来确定适宜的运动强度。例如，对于肌肉骨骼疾病患者，可能需要选择低冲击性的运动，并避免过于剧烈的活动。对于肥胖患者，可以根据体重控制的需求选择适当的运动强度。

（四）定期评估和调整

运动和康复训练是一个逐步渐进的过程，因此定期评估和调整运动计划非常重要。通过定期进行身体检查、心肺功能测试等评估，可以了解患者的运动状态和康复进展，并根据评估结果及时调整运动计划和康复训练的内容以及强度，以确保达到最佳的效果。

定期评估的目的在于监测患者的身体状况和康复进展。这包括测量血压、心率、体重变化、肌肉力量、柔韧性以及其他相关指标。通过这些数据的收集和分析，可以更好地了解患者的身体状况和运动能力，并及时发现任何可能的问题。

定期评估还可以通过心肺功能测试来评估患者的心血管健康和耐力水平。这包括进行心电图、心肺运动负荷测试（例如运动试验）等。这些测试可以提供关于患者的心血管功能、运动耐力和适应性的信息。通过对这些数据的评估，可以了解患者的运动能力和康复进展，并相应地调整运动计划和康复训练的内容和强度。

根据评估结果，及时调整运动计划和康复训练是非常重要的。根据患者的身体状况、运动能力和康复进展，可以逐步增加运动的强度、时间、频率或负荷。这有助于患者逐渐适应更高强度的运动，并获得更好的效果。

同时，定期评估还可以帮助发现潜在的问题或风险因素。如果在评估中发现任何异常情况或潜在的健康问题，比如心血管问题、肌肉骨骼损伤等，需要及时采取措施，这可能包括调整运动计划、寻求医生建议或进行其他必要的检查和治疗。

四、情志调摄

情志调摄在中医理论中被认为与心脏密切相关。过度的精神紧张和情绪波动可能会对心血管系统产生不良影响。因此，在心血管内科疾病的护理中，情志调摄是非常重要的。它包括调节患者的情绪状态，提供积极的心理支持，缓解焦虑和压力。下面将介绍一些中医情志调摄的原则和方法，以供参考：

（一）调适情绪

调适情绪是情志调摄的重要一环，对于心血管内科疾病的护理具有重要意义。中医认为情绪与心脏紧密相连，负面情绪如愤怒、忧郁和焦虑可能会导致气血不畅，进而影响心脏功能。因此，在护理中应鼓励患者保持平稳的情绪状态，避免过度悲伤、愤怒或焦虑。在调适情绪方面，以下是一些常用的方法：

1.音乐疗法

音乐疗法是一种通过欣赏和参与音乐活动来调节情绪和促进身心健康的治疗方法。音乐能够温柔地触动人的情感，引起内心的共鸣。在心血管内科疾病的护理中，音乐疗法特别适合帮助患者放松身心、缓解压力和焦虑。

音乐具有许多积极的影响。愉悦的音乐能够引发愉悦的情绪，使人感到放松和开心。这有助于减轻紧张情绪，改善心境，降低焦虑水平。音乐还可以分散注意力，将人们从消极的思绪中解脱出来。在倾听音乐的过程中，患者可以暂时忘却病痛和困扰，享受音乐所带来的宁静和愉悦。音乐还可以调动身体的生理反应，如心率、呼吸和血压等，从而产生积极的生理效应。

在实施音乐疗法时，护理人员可以为患者选择适合其喜好和情绪状态的音乐。一般来说，轻柔、舒缓的音乐对于放松身心、缓解压力很有效果。例如，大自然的声音、古典音乐、轻音乐、冥想音乐等都是常用的选择。同时，护理人员还可以根据患者的口味和文化背景，提供个性化的音乐选择，以最大程度地发挥音乐疗法的效果。

除了欣赏音乐，患者还可以通过参与音乐活动来获得愉悦和放松。例如，学习弹奏乐器、唱歌、参加音乐表演或合唱团等，都可以让患者积极投入音乐创作和表达中，促进其身心的健康和康复。

2. 艺术疗法

艺术疗法是一种通过绘画、手工艺等艺术活动来调节情绪和促进康复的治疗方法。在心血管内科疾病的护理中，艺术疗法特别适合帮助患者发泄情绪、转移注意力，并从创作的过程中获得积极的心理满足感。

艺术活动可以让患者以非语言的方式表达内心的情感和体验，通过创作来排解负面情绪。绘画、手工艺等活动需要集中注意力和投入精力，在这个过程中，患者的注意力会从疾病和困扰上转移出来，缓解焦虑和压力。同时，参与艺术创作也能够带给患者一种愉悦感和满足感，增强自我肯定和积极性。

在实施艺术疗法时，护理人员可以提供相关的材料和工具，如颜料、画板、纸张、色彩笔、剪刀、黏土等，以满足患者的创作需求。鼓励患者自由表达，不必拘泥于技巧和形式，重在享受创作的过程。护理人员可以与患者共同参与艺术活动，给予指导、鼓励和积极评价，以帮助他们更好地发挥创造力。

艺术疗法还可以通过展示患者的作品来增强自尊心和社交能力。护理人员可以组织一些艺术展览或分享会，让患者有机会展示自己的作品，与他人交流和互动。这种正面的社交经验有助于改善患者的社交能力，增强自信心，促进康复。

3. 心理咨询

心理咨询是一种通过与心理咨询师的面对面交流来获得专业心理支持和建议的方式。在心血管内科疾病的护理中，心理咨询能够帮助患者认识和处理负面情绪，提供积极的心理支持。

心理咨询师是经过专业培训和资质认证的专业人士，具有丰富的心理学知识和技能。他们在咨询过程中采用倾听、引导、反馈等技术，与患者进行深入的沟通和探讨。患者可以倾诉内心的困扰、焦虑、恐惧等情绪，心理咨询师会倾听并理解他们的感受和需求。

在心理咨询中，心理咨询师会帮助患者认识和理解自己的情绪和行为模式，并提供相应的心理教育和指导。通过思考和讨论，患者可以更好地认识和处理负面情绪，调整不良的心理状态，建立积极的心理健康观念和行为习惯。

心理咨询还可以为患者提供积极的心理支持。在面对疾病、治疗和康复过程中，患者常常会感到焦虑、恐惧、失落。心理咨询师能够给予他们情感上的支持和安慰，通过鼓励和肯定来增强患者的信心和勇气。同时，心理咨询师还可以提供相关的应对策略和技巧，帮助患者更好地应对挑战和困难，实现心理健康的自我管理和调适。

4.支持性谈话

支持性谈话是一种与患者进行亲切的关心和理解的对话方式，旨在了解他们的痛苦和困扰，并表达对他们的关心和支持。在心血管内科疾病的护理中，支持性谈话能够帮助患者释放负面情绪，减轻心理压力。

在支持性谈话中，护理人员与患者进行积极的沟通，倾听他们的痛苦、焦虑、恐惧等情绪，给予宽慰和安慰。通过理解患者的感受和需求，护理人员可以为他们提供情感上的支持和安慰，让他们感受到被关心和重视。

鼓励患者与家人和朋友进行沟通和分享也是支持性谈话的一部分。心血管内科疾病常常给患者和他们的家庭带来很大的心理负担和挑战。通过与家人和朋友分享自己的感受和困扰，患者不仅可以获得更多的支持和理解，还可以加强彼此间的紧密联系，共同面对困难和挑战。

支持性谈话的目标是通过倾听、关心和支持来减轻患者的心理压力和负担。护理人员应保持开放的姿态，给予患者足够的时间和空间，鼓励他们自由表达内心的感受和想法。在谈话过程中，护理人员可以使用肯定性的语言和非语言表达，传递出理解和支持的信息，让患者感受到被尊重和认可。

（二）教育和信息提供

教育和信息提供是护理人员在心血管疾病护理中的重要职责之一。通过向患者提供相关知识和信息，包括疾病的原因、发展过程、治疗方法和预防措施等，可以帮助他们更好地理解和管理自己的疾病，并提高对治疗计划的依从性。

1.有助于患者了解疾病的原因和过程

教育和信息提供对于患者了解心血管疾病的原因和发展过程非常重要。护理人员可以向患者详细解释心血管疾病的各种病因，例如高血压、高血脂、吸烟、不良饮食和缺乏运动等因素，并说明这些因素对心血管健康的影响。通过增加患者对疾病的认知，他们可以更好地理解为什么需要进行相关的治疗和管理措施。

护理人员可以向患者解释高血压是一种常见的心血管疾病，它会对心脏和血管造成损害。他们可以详细介绍高血压的形成机制，即血液在血管中流动时对血管壁施加的压力过高，导致血管损伤和心脏负担增加。同时，他们还可以解释高血脂是指血液中胆固醇和甘油三酯等脂质物质的含量过高，也会增加心血管疾病的风险。

护理人员可以向患者阐述吸烟、不良饮食和缺乏运动等不健康的生活方式对心血管健康的危害。他们可以详细介绍吸烟对心脏和血管的损伤，以及不健康饮食和缺乏运动导致肥胖、高血压和高血脂等问题。通过了解这些因素的影响，患者可以更清楚地认识到自己的行为对心血管健康的重要性。

通过教育和信息提供，患者可以更加全面地了解心血管疾病的原因和发展过程。他们可以意识到自己的生活方式和行为对疾病的贡献，从而更有动力采取积极的治疗和管理措施。此外，教育还可以帮助患者预防心血管疾病的进一步发展，以减少患病风险并提高患者的生活质量。

护理人员在心血管疾病护理中应积极履行教育和信息提供的职责，向患者传达相关知识和信息。通过这种方式，患者可以更加深入地了解心血管疾病的病因和发展过程，增强自我保健意识，并积极参与个体化的治疗计划。这将有助于提高患者对治疗和管理措施的依从性，从而达到更好的治疗效果和预防效果。

2.心血管疾病的预防和管理

教育和信息提供在心血管疾病护理中也涵盖了预防和管理方面。护理人员可以向患者介绍心血管疾病的预防措施，包括健康饮食、规律锻炼、戒烟限酒和减压等。通过这些措施，患者可以降低患心血管疾病的风险。

护理人员可以向患者详细介绍健康饮食的重要性。他们可以解释什么是均衡的饮食，如增加蔬菜和水果的摄入量，减少盐和高胆固醇食物的摄入量。此外，他们可以讨论饮食与心血管健康之间的关系，如纤维素对降低胆固醇的作用，以及 ω-3 脂肪酸对心脏健康的益处。

护理人员可以向患者介绍规律锻炼的重要性。他们可以解释适度运动对心血管健康的好处，如有助于降低血压、改善心血管功能和减少体重。他们可以建议患者每周进行一定量的有氧运动，如快走、游泳或骑自行车，并提供适合患者体质和健康状况的锻炼计划。

护理人员还可以向患者介绍戒烟限酒的重要性。他们可以详细讲解吸烟和饮酒对心脏健康的危害，如增加心脏病和中风的风险。他们可以提供戒烟或限制饮酒的资源和方法，如药物治疗、戒烟辅助工具和戒烟支持小组等，以帮助患者摆脱这些不良习惯。

通过教育和信息提供，护理人员可以帮助患者了解心血管疾病的预防和管理措施。他们可以提供相关的资源和建议，协助患者制定个体化的健康计划，并鼓励他们积极参与生活方式的改变。这些措施有助于降低心血管疾病的发病率和死亡率，并提高患者的生活质量。因此，护理人员在心血管疾病护理中应积极履行教育和信息提供的职责，以促进患者的健康预防和管理。

除了上述内容，教育和信息提供还包括其他方面的指导，如心理支持、应对技巧和社会资源的介绍。护理人员可以帮助患者处理与心血管疾病相关的心理困扰和情绪问题，并引导他们寻求适当的支持和帮助。他们还可以向患者提供应对技巧，如压力管理、放松练习和有效沟通等，以帮助他们更好地应对疾病和生活中的挑战。

（三）家庭支持和社会支持

家庭支持和社会支持对于心血管疾病患者的康复至关重要。护理人员在这方面扮演着重要的角色，他们可以鼓励患者与家人和朋友分享他们的感受和需求，并促进良好的家庭和社会支持网络的建立。家庭成员和亲友的支持和关注可以帮助患者更好地应对疾病，减轻心理负担。

1.家庭支持

家庭支持在心血管疾病的预防和管理中起着至关重要的作用。护理人员可以鼓励患者与家人分享他们的心血管疾病经历和需求，建立起良好的沟通渠道。通过与家人的交流，患者可以更好地了解自己的身体和情绪状况，并获得实质性的支持和关怀。

家人在心血管疾病护理中扮演着重要的角色。他们可以协助患者管理日常生活中的饮食、药物治疗和锻炼等方面。例如，在饮食方面，家人可以帮助患者购买健康食材，准备营养均衡的饮食，控制饮食中的盐分和脂肪摄入量。在药物治疗方面，家人可以提醒患者按时服药，并帮助他们记录用药情况。在锻炼方面，家人可以陪伴患者进行适度的运动，如散步、慢跑或参加健身活动。

家人还可以共同制定健康计划，并监督执行。他们可以协助患者制定目标，并通过提供积极的支持和鼓励来帮助患者坚持健康生活方式的改变。家人的参与不仅有助于患者更好地管理心血管疾病，还可以增强患者的自信心和动力，促进康复过程的顺利进行。

因此，护理人员应重视家庭支持的重要性，并在护理过程中积极促进患者与家人之间的互动和合作。他们可以提供相关的教育和资源，帮助家人更好地了解心血管疾病的预防和管理措施，并解答他们可能有的疑问和困惑。通过引导和支持，护理人员可以帮助患者与家人共同应对心血管疾病，提高患者的康复效果，提升家庭的整体健康水平。

2.社会支持

除了家庭支持，社会支持对心血管疾病患者的康复也非常重要。护理人员可以引导患者参与社区活动和支持小组，与其他心血管疾病患者进行互动和分享经验。通过这些社会支持网络，患者可以获得情感上的支持和理解，减轻他们可能面临的孤独感和抑郁情绪。

参与社区活动可以帮助患者重新融入社会，建立起新的社交关系。例如，患者可以参加健康讲座、康复运动课程或志愿者活动等，与其他志同道合的人一起参与，共同度过有意义的时光。在这些活动中，患者可以结识到其他心血管疾病患者，彼此之间可以互相交流和分享自己的经历和挑战。这种互动可以带来情感上的支持和理解，让患者感到自己并不孤单，而是处于一个庞大的社群中。

社会支持还能够帮助患者获取更多的知识和信息，提高对心血管疾病的认知水平。在支持小组中，患者可以和其他患者一起学习如何管理疾病，如何合理饮食、规律运动、控制压力等。患者之间的互动和分享经验可以带来实用的建议和技巧，让患者更好地应对疾病。同时，通过参与社会支持活动，患者还可以接触到专业医务人员和康复专家，获取他们的指导和建议。

在社会支持中，护理人员也发挥着重要的作用。他们可以提供相关的资源和信息，引导患者参与适合自己的社区活动和支持小组。护理人员还可以为患者提供心理支持，帮助他们缓解焦虑和抑郁情绪，提高生活质量。通过社会支持，患者可以得到更广泛的关注和帮助，从而更好地应对心血管疾病，促进康复过程的顺利进行。

因此，护理人员应重视社会支持的重要性，并积极引导患者参与社区活动和支持小组。他们可以提供相关的信息和建议，帮助患者找到适合自己的社会支持网络。通过社会支持，患者可以获得情感上的支持和理解，获取更多的知识和信息，提高对疾病的认知水平，并与其他患者一起共同应对心血管疾病，促进康复和提升生活质量。

家庭和社会支持不仅能够帮助患者应对心血管疾病本身的挑战，还能够改善其心理健康和生活质量。通过拥有一个良好的支持系统，患者可以感受到关爱和支持，增强自我效能感和积极性，更好地应对疾病的种种困难和挑战。此外，家庭和社会支持还能减轻患者的焦虑和抑郁情绪，促进身心的平衡和康复。

五、定期复查和随访

定期复查和随访在中西医结合的心血管内科疾病护理中具有重要意义。中西医结合注重长期管理和治疗的观念，通过定期复查和随访可以实现对患者健康状况的监测、问题的发现和干预，以及治疗方案的调整，从而保证患者的健康稳定。

（一）复查项目

定期复查在中西医结合的心血管内科疾病护理中起着重要作用。以下是关于定期复查项目的详细介绍：

1. 生命体征监测

（1）血压测量

定期检测患者的血压是心血管疾病管理中必不可少的一项工作。通过测量收缩压和舒张压，可以评估患者的血压控制情况，及时发现高血压或低血压等问题。

高血压是心血管疾病的重要危险因素之一，患者需要进行长期的血压监测和控制。定期测量血压可以帮助医生了解患者的血压水平是否稳定，是否达到治疗目标。通常，血压测量应该在安静、放松的环境下进行，避免情绪紧张或体力活动对结果带来的影响。

血压测量结果包括两个数值，即收缩压和舒张压。收缩压表示心脏收缩时在血管壁上施加的最大压力，舒张压表示心脏舒张时在血管壁上施加的最小压力。正常成年人的理想血压应在120/80毫米汞柱（mmHg）以下，高于这个范围表明可能存在高血压的风险。

定期血压测量的目的是评估血压控制情况，根据测量结果作出相应的调整。如果患者的血压超过理想范围，医生可能会调整药物治疗方案，增加或减少药物剂量，或者建议患者采取其他生活方式改变，如饮食调整、体育锻炼等。此外，定期测量血压还可以帮助医生评估治疗效果，判断治疗是否需要进一步优化。

对于心血管疾病患者来说，定期监测血压是非常重要的，因为血压控制良好可以有效降低心血管意外事件发生的风险。通过定期测量血压，医生和患者通过密切关注血压的变化趋势，及时采取干预措施，以保持血压在安全、稳定的范围内，维护患者的健康。

（2）心率监测

通过定期测量患者的心率，可以了解心脏的节律和稳定性，及时发现心律失常等问题。

心率是指心脏每分钟跳动的次数，通常以每分钟跳动次数（bpm）表示。正常成年人的静息心率范围在 60~100 bpm 之间，但个体之间可能存在一定的差异。心率过快或过慢都表明可能存在心脏问题或其他健康异常。

定期监测心率可以通过多种方法进行，包括手动测量脉搏、使用心电图仪器、穿戴式心率监测设备等。手动测量脉搏是最简单直接的方法，将手指放在患者的动脉位置（如颈动脉、桡动脉等），计算脉搏跳动的次数即可得到心率。心电图仪器可以提供更准确和详细的心率数据，通过记录心脏的电活动来评估心脏的节律和传导情况。穿戴式心率监测设备则可以持续监测患者的心率，并提供实时的心率数据和变化趋势。

定期监测心率的目的是了解心脏的节律和稳定性，帮助医生评估心脏的功能状态。如果患者的心率异常或出现心律失常，医生可能会进一步进行心电图检查、心脏超声等辅助检查，以确定具体的心脏问题。根据检查结果，医生可以制定相应的治疗方案，如药物治疗、手术干预等。

对于心血管疾病患者来说，定期监测心率的重要性不言而喻。心率过快、过慢或不规则可能增加心脏负担，导致心脏功能受损，甚至引发心血管事件。通过定期监测心率，医生可以及时发现并处理心脏问题，减轻心脏负担，保护心脏健康。

2.体重和身体组成评估

通过定期体重测量，可以了解患者的体重变化情况，判断是否存在体重增加或减轻的问题。

体重是评估个体整体健康状况的重要指标之一。体重的增加或减轻可能与多种因素相关，包括身体组成的改变、代谢的变化、饮食习惯的调整等。对于心血管疾病患者来说，控制体重是非常重要的，因为体重过重或肥胖会增加心血管疾病的风险。

定期测量体重的方法很简单，可以使用体重秤进行测量。通常，体重应该在空腹状态下测量，并保持相对稳定的测量条件，如在同一时间、同一地点进行测量。此外，还应注意在测量前排尿、穿着轻便的衣物等，以确保测量的准确性。

定期测量体重的目的是了解患者的体重变化情况，判断体重是否处于正常范围内。如果患者的体重增加过快或减轻过多，可能需要进一步评估和干预。医生可以结合其他指标，如 BMI 和腰围等，综合评估患者的整体体型和身体组成情况。

除了体重的绝对值，身体组成的评估也是重要的内容之一。身体组成指的是人体的各种成分，包括体脂肪、肌肉、骨骼和水分等。定期评估身体组成可以提供更详细的信息，帮助医生了解患者的体脂肪含量、肌肉质量、骨密度等方面的情况。

通过体重和身体组成的评估，医生可以判断患者是否存在体重管理问题，并根据具体情况制定相应的治疗计划。对于体重过重或肥胖的患者，可能需要进行饮食调整、运动锻炼等干预措施，以达到减重的目标。对于体重过轻的患者，可能需要营养补充和肌肉锻炼来增加体重和改善身体组成。

3. 血液检验

（1）血脂检测

通过血液样本分析，可以测量血液中的胆固醇、甘油三酯等指标，以评估患者的血脂水平。

血脂是指血液中的脂质物质，包括胆固醇和甘油三酯等。正常情况下，适度的血脂水平对身体正常功能至关重要。然而，高血脂（如高胆固醇和高甘油三酯）是心血管疾病的危险因素之一，与动脉粥样硬化、心脏病发作等疾病的发生密切相关。

血脂检测通常是通过采集静脉血样本进行分析。常用的血脂指标包括总胆固醇、低密度脂蛋白胆固醇、高密度脂蛋白胆固醇和甘油三酯。

通过血脂检测，医生可以评估患者的血脂水平是否处于正常范围内。如果发现异常的血脂指标，可能需要进一步评估和干预。根据具体情况，医生可能会给予患者药物治疗、饮食调整、体育锻炼等建议，以控制血脂水平并减少心血管疾病的风险。

血脂检测还可以用于监测治疗效果。患者在进行血脂调控治疗期间，定期再次进行血脂检测，以评估治疗的有效性和调整治疗方案。通过持续监测血脂水平的变化，可以及时调整药物剂量、改变生活方式等，以达到更好的血脂控制效果。

（2）血糖监测

血糖监测是心血管疾病管理中至关重要的一项工作。通过定期测量患者的血糖水平，可以评估糖尿病的控制情况，并采取相应的干预措施。

血糖是指血液中的葡萄糖含量，是人体能量供应的重要来源。然而，糖尿病是一种常见的慢性代谢性疾病，其特征之一就是血糖调节功能异常，导致血糖水平升高。长期高血糖会对心血管系统造成损害，增加心血管事件的风险。

血糖监测通常分为空腹血糖和餐后血糖两个方面。空腹血糖是指早晨未进食前的血糖水平，用来评估患者的胰岛功能以及糖尿病的控制情况。餐后血糖是指进食后一定时间内的血糖水平，用来了解患者在饮食后血糖的变化情况。这些血糖数据可以通过便携式血糖仪进行测量，简单方便。

定期测量血糖的目的是评估糖尿病的控制情况。对于已经被诊断为糖尿病的患者来说，血糖监测可以帮助医生了解患者在日常生活中的血糖水平，并根据结果调整药物治疗、饮食和运动等方面的建议。对于高危人群或处于糖尿病前期的患者，也可以通过血糖监测及早发现异常，采取干预措施以延缓或预防糖尿病的进展。

除了定期监测，糖尿病患者还需要进行长期的自我血糖管理。这包括在医生指导下学习如何正确使用血糖仪器，掌握适当的测量技术和时机，并记录血糖数据，以便更好地评估自己的糖尿病控制状况。

4.心电图检查

心电图检查是通过贴电极在患者胸部和四肢上记录心脏的电活动，可以评估心脏的节律和传导情况。

心脏是由一组特定的细胞形成的，这些细胞在收缩和舒张过程中会发生电活动。心电图测量利用电极将这种电活动转化为图形记录，以便医生分析和评估心脏功能。

心电图测量通常包括静息心电图和运动心电图两种类型。静息心电图是在安静状态下进行的，患者保持静止，以记录正常心率和节律。运动心电图则要求患者在运动时进行记录，旨在评估心脏在负荷增加时的反应。

心电图测量过程中，患者需要平躺，将电极粘贴在胸部和四肢的特定位置。随后，心电图仪器会记录心脏的电活动，并生成相应的图形。这些图形可以显示心电图波形，如P波、QRS波群和T波等，这些波形代表心脏不同阶段的电活动。

通过分析心电图波形，医生可以评估心脏的节律和传导情况。例如，通过观察P波可以了解心房的收缩情况，通过QRS波群可以了解心室的收缩情况，通过T波可以了解心室的舒张情况。此外，心电图还可以检测是否存在心律失常、传导阻滞等异常情况。

心电图检查对于心血管疾病的诊断和监测非常重要。例如，在急性心肌梗死中，心电图可以显示特定的ST段抬高或降低，有助于早期诊断和治疗。在某些心律失常的情况下，心电图可以提供定量和定性的信息，指导药物治疗或其他干预措施。

5.影像学检查

（1）超声心动图

超声心动图是通过利用超声波技术来检查心脏的结构和功能。它可以评估心室大小、射血分数等指标，对心血管疾病的诊断和治疗提供重要的辅助信息。

超声心动图是一种无创检查方法，通过将超声探头放置在患者的胸部，发射超声波到心脏内部，并记录回波信号来生成图像。这些图像可以显示心脏的各个结构，如心房、心室、心瓣膜等，同时也可以观察心脏的运动情况。

通过超声心动图检查，医生可以评估多项心脏指标。其中包括心室大小和形态，可以帮助医生判断患者心肌肥厚或扩张等情况。此外，超声心动图还可以测量射血分数（Ejection Fraction，EF），即每次心室收缩时排出的血液占心室内容积的百分比，用来评估心脏收缩功能。其他常见的指标还包括心脏瓣膜的运动情况、血流速度和方向等。

通过超声心动图检查，医生可以评估心脏结构和功能是否正常，并对心血管疾病进行诊断和监测。例如，可以检测到心肌梗死后形成的瘢痕组织、心脏瓣膜的异常、室间隔缺损等情况。同时，超声心动图还可以评估治疗效果，如观察心脏肌肉厚度的变化、心室功能的改善等。

超声心动图检查是一种安全、非侵入性的检查方法，不需要暴露于辐射或造影剂的风险中。它在临床中广泛应用于心血管疾病的诊断和治疗过程中，可以提供重要的解剖和功能信息，辅助医生制定合理的治疗方案。

（2）CT 扫描和 MRI

CT 扫描是一种高分辨率的影像学技术，通过利用 X 射线和计算机算法来生成具有横截面结构的图像。在心血管领域，CT 扫描可以提供详细的心脏解剖信息，包括心脏、冠状动脉和其他血管的结构和形态。它可以评估冠状动脉的狭窄程度、斑块的特征等，对冠心病等心血管疾病的诊断和治疗规划非常有帮助。

MRI 是一种基于磁场和无损耗的信号产生原理的影像学技术。它可以提供高分辨率的心脏图像，可评估心脏结构、功能和血流情况。相比于 CT 扫描，MRI 对软组织的分辨率更高，能够检测到更小的心肌梗死灶、心肌纤维化等病变。MRI 还可以评估心脏肌肉的灌注情况，检测冠状动脉供血不足。

这些影像学检查在心血管疾病管理中起着重要作用。它们可以提供更全面、详细的心脏结构和功能信息，有助于医生进行准确的诊断和治疗规划。例如，在评估冠心病时，CT 扫描和 MRI 可以显示冠状动脉狭窄的位置、程度和斑块特征，帮助医生进行冠状动脉支架植入等介入治疗的决策。

然而，需要注意的是，这些影像学检查通常需要在医院或专业机构进行，且较为昂贵。医生会根据患者的具体情况和需求来决定是否进行进一步的 CT 扫描或 MRI 检查。

6.运动试验

通过在医生或护理人员的监护下进行有氧运动，如步行机上跑步，来评估患者在运动状态下心脏的反应和耐受能力。

在心脏运动试验中，患者会被要求进行一定强度和持续时间的体育活动，例如在步行机上进行有氧运动。这样可以增加患者的心率和呼吸频率，模拟日常生活中较为剧烈的活动情况，以引发潜在的心脏问题。

在运动过程中，医生或护理人员会密切监测患者的生理参数，包括心电图、血压、心率等的变化。心电图记录了心脏的电活动，可以观察到心律是否正常，是否存在心肌缺血等异常情况。血压和心率的监测可以评估患者的心脏负荷情况和耐受能力。

心脏运动试验的目的是评估心脏功能和诊断心血管疾病。通过监测心脏在运动状态下的反应，可以发现存在的心律失常、心肌缺血等异常情况。此外，心脏运动试验还可以评估患者的心脏耐受能力，判断他们是否适合进行某些活动或手术。

根据需要和患者特点，心脏运动试验可以进行各种不同的协议，包括斜坡步行、负荷递增等。有些情况下，可能会采用药物刺激来替代实际体育活动，以模拟心脏应激情况。

需要注意的是，心脏运动试验是一项较为严格的检查，需要在医生或护理人员的监护下进行。在进行之前，医生会评估患者的健康状况，了解其现有心血管疾病风险，确保其安全性和可行性。

（二）复查频率

复查频率的确定应根据患者的具体情况进行综合评估。对于稳定病情的患者，建议每年至少进行一次定期复查。这样可以及时了解病情的变化，评估治疗效果，并确定是否需要调整治疗方案。定期复查通常包括心电图、血液检查、心脏超声等，以全面评估心血管系统的功能和病情。

对于病情较重或存在其他高风险因素的患者，可能需要更频繁的复查。例如，在冠心病患者中，尤其是已经进行过介入治疗（如冠状动脉支架植入）的患者，建议每六个月进行一次复查。这样就可以密切监测冠状动脉的状况，评估支架是否存在再狭窄等问题，并及时采取干预措施。

复查频率还会受到其他因素的影响，如患者年龄、性别、合并症等。对于年轻的患者或女性患者，可能需要更频繁地进行复查，因为他们可能存在其他特殊的心血管风险。同样的，对于伴有糖尿病、高血压、高胆固醇等合并症的患者，也需要更密切地监测其病情，以便及时发现和处理出现的任何变化。

（三）随访内容

随访是在定期复查之外提供持续支持和教育的重要方式。护理人员可以通过电话、邮件、在线聊天等方式与患者进行随访沟通。随访内容包括但不限于以下几个方面：

1.症状评估

症状评估是对患者健康状况的重要部分，它可以帮助医生了解患者是否在最近一段时间内出现了哪些异常症状，并评估症状的变化情况。在进行症状评估时，医生通常会询问患者是否有以下症状：

（1）呼吸困难

呼吸困难是心血管疾病常见的症状之一。医生在评估患者的呼吸困难时会详细了解症状并询问相关情况。他们会询问患者是否在日常活动中感到呼吸困难，例如上楼、快走或做家务等活动是否容易导致气喘。此外，医生还会注意呼吸困难的出现频率和程度，以了解症状对患者生活的影响。

针对肺功能和疾病控制的情况，医生可能会进行进一步的评估。他们可能建议患者进行肺功能测试，如肺活量测试和峰流速测定。这些测试可以帮助医生评估患者的肺部功能状态，判断呼吸困难是否与肺功能异常有关。

除了了解症状和肺功能，医生也会探究潜在的风险因素。他们可能会问询患者的个人病史、家族病史以及暴露于有害物质环境中的情况。这有助于确定呼吸困难可能的疾病机制，例如肺部疾病或心脏病，并指导进一步的检查和治疗方案。

最后，医生还会评估患者的疾病控制情况。根据患者的症状和临床表现，医生可以判断心血管疾病的控制情况。如果呼吸困难的症状加重或频率增加，可能需要调整药物治疗方案、添加辅助治疗手段或改变生活方式，以提高疾病的控制水平。

（2）胸痛

胸痛是许多心血管疾病（如心绞痛、心肌梗死）的常见症状。医生在评估患者的胸痛时会仔细询问相关细节。他们会详细了解患者对胸痛的描述，包括疼痛的性质（是钝痛、压迫感还是刺痛等）、持续时间以及与体力活动或情绪变化的关联性。

通过了解胸痛的特点，医生可以初步判断病情的严重程度和可能的病因，并决定是否需要做进一步的检查。例如，剧烈而持续性的胸痛可能提示心肌梗死等较为严重的心血管事件，而与体力活动有关的胸痛可能暗示心绞痛。

医生还会考虑其他与胸痛相关的因素。他们可能会询问患者有无伴随的呼吸困难、恶心、出汗等症状，以及胸痛的放射痛（是否向左臂、颈部或下颌部放射）。这些信息有助于医生更准确地确定可能的诊断和进一步检查的需要。

在评估胸痛时，医生还会关注患者的个人病史、家族病史以及其他危险因素，如吸烟、高血压、高血脂等。这些因素有助于综合分析患者的整体风险，并指导后续的治疗和预防措施。

（3）心悸

心悸是一种感觉心跳加快或不规则的症状。医生在评估患者的心悸时会询问相关细节。他们会询问患者是否有心悸或心动过速的感觉，并了解这些症状发生的频率、持续时间以及可能的诱因。

通过了解心悸的特点，医生可以初步评估心脏节律的稳定性和控制情况。他们可能会进一步询问患者是否出现胸闷、呼吸困难、头晕或晕厥等相关症状。这些信息有助于医生判断心悸是否与心脏疾病有关，并确定是否需要进一步的检查，如心电图、动态心电图监测等。

医生还会关注患者的个人病史和家族病史，以及可能的危险因素，如高血压、甲状腺功能异常、药物副作用等。这些因素对心脏节律的影响可能需要在评估和治疗中加以考虑。

医生还可能建议患者进行运动心电图测试，以评估心脏在运动状态下的反应。这有助于检测潜在的心脏电信号异常，如心律失常，以及评估患者的心脏健康状况。

通过详细了解心悸的特点、频率、持续时间和诱因，医生能够初步判断心脏节律的稳定性和控制情况，并决定是否需要进一步的检查和治疗。准确评估和及时处理心悸有助于预防可能的并发症，并确保患者的心脏功能良好。

（4）水肿

水肿尤其在心力衰竭的患者中较为常见。医生会询问患者是否有浮肿的感觉，特别是脚踝、腿部或其他身体部位的水肿情况。他们会注意评估水肿的程度和范围，并与患者讨论相关症状的出现时间和可能的诱因。

医生可以初步判断心血管系统的排液功能和治疗效果。水肿的形成通常与液体在组织间隙的滞留有关，这可能是由于心脏泵功能不足导致体液潴留、静脉回流受阻、肾脏排液功能下降等原因引起的。了解水肿的程度和范围有助于医生判断疾病的严重程度并制订相应的治疗计划。

医生可能会建议进行相关检查，如超声心动图、心电图、血液检查等，以进一步评估患者的心脏功能和身体状况。根据检查结果，医生可以更准确地判断水肿的原因，并制订个体化的治疗计划，如药物治疗、限制盐分摄入、改善生活方式等。

2.药物管理

药物管理是心血管疾病随访过程中的重要环节，它涉及评估患者的药物依从性、解答疑问和调整治疗方案。

医生会评估患者是否按时、准确地服用药物。了解患者的药物依从性对于评估治疗效果至关重要。医生会询问患者对药物的使用情况，包括每天服药的次数、药物剂量的准确性以及是否遵循医嘱规定的时间间隔。这有助于确定患者是否能够有效控制心血管疾病，并排除因药物依从性不佳而导致的治疗效果不佳的可能性。

医生会倾听患者可能存在的疑问和困惑，并提供解答和指导。患者在使用药物过程中可能会出现一些不适或特殊情况，例如副作用、相互作用、药物使用的注意事项等。医生会耐心聆听患者的问题，并根据具体情况给予适当的回答和建议，以帮助患者正确理解和使用药物。

根据患者的药物反应和副作用情况，医生可以对药物治疗方案进行调整。医生会询问患者是否出现任何不良反应、过敏反应或其他异常情况，并评估这些反应对疾病控制和生活质量的影响。如果需要，医生可能会根据患者的具体情况调整药物剂量、频率或种类，以提供更加个体化的治疗方案。

通过定期复查和随访，护理人员可以提供全面的护理支持，帮助患者更好地管理心血管疾病。定期复查和随访不仅可以监测患者的健康状况，还可以提供教育、支持和指导，促进患者的康复和自我管理能力。因此，护理人员应重视定期复查和随访的重要性，并积极履行自己在其中的角色，以提供最佳的护理服务。

第三节 心血管内科疾病的护理实践与技术要点

一、评估患者状况

评估患者状况是心血管内科护理实践的重要环节。通过全面而准确地评估患者的状况，护理人员可以了解患者的病情、需求和风险，并为制订个性化的护理计划提供依据。以下是评估患者状况的关键要点：

（一）病史询问

护理人员在病史询问方面扮演着重要的角色，通过认真详细地询问患者的病史信息，可以获取关键的医疗信息，为制定个性化的护理计划提供有力支持。病史询问包括既往病史、家族病史、过敏史等。

1. 既往病史

在询问患者的既往病史时，护理人员需要了解是否存在其他心血管疾病的历史。这些疾病包括高血压、高血脂、糖尿病等，因为它们与心血管系统的功能和健康密切相关。

例如，糖尿病患者更容易发展为心血管并发症，肾脏疾病可能导致高血压和水电解负荷紊乱，而甲状腺问题可能影响心脏的代谢和功能。

对于既往病史的详细了解，有助于护理人员评估患者的心血管健康状况和风险，并为制定个性化的护理计划提供依据。护理人员还可以根据患者的既往病史，提供健康教育和行为指导，帮助患者管理疾病，预防并发症的发生。

2. 家族病史

在评估患者的家族病史时，护理人员需要询问患者是否有直系亲属患有心血管疾病，例如心脏病、高血压、中风等。了解家族病史对于评估患者的心血管健康和制定个性化的护理计划具有重要意义。

（1）心脏病

在进行护理评估时，护理人员应该询问患者是否有家族中存在心脏病的情况。这包括父母、兄弟姐妹或其他直系亲属是否曾经患有心脏病，并且需要了解家族成员所患心脏病的类型。常见的心脏病类型包括冠心病、心肌梗死、心律失常等。不同类型的心脏病可能对遗传因素的作用和治疗方案有所不同。

了解家族成员患上心脏病的年龄。早发性心脏病（在 50 岁以下发生）可能更与遗传相关，而晚发性心脏病（在 50 岁以上发生）可能受到其他环境或生活方式因素的影响。

了解家族成员被诊断为心脏病的时间。了解诊断时间可以帮助护理人员判断患者目前心血管系统的健康状况，并进一步评估其风险水平。

（2）高血压

在护理评估中，了解患者家族中是否有高血压的历史对于评估患者的心血管健康和制定个性化的护理计划至关重要。护理人员应该询问患者的父母、祖父母和兄弟姐妹等直系亲属是否曾经患有高血压。

了解哪些家族成员患有高血压，包括父母、祖父母、兄弟姐妹等。这有助于确定家族中高血压的聚集性，即高血压在家族中遗传的可能性。

了解家族成员患上高血压的年龄。早发性高血压（在 40 岁以下发生）可能更与遗传因素相关，而晚发性高血压（在 40 岁以上发生）可能受到其他环境或生活方式因素的影响。

了解家族成员对高血压的控制情况。了解他们是否接受药物治疗、生活方式干预或其他管理措施，以及其血压控制程度。

需要注意的是，高血压不仅仅受到遗传因素的影响，还受到许多其他因素的影响，包括生活方式、饮食习惯、体重管理等。因此，在制定护理计划时，护理人员应综合考虑患者的家族病史以及其他相关因素，以制定全面有效的个性化护理方案。

通过了解患者的家族病史，护理人员可以识别患者是否处于高风险群体，并为患者制订个性化的护理计划提供依据。例如，如果患者有家族心血管疾病的历史，护理人员可能会更加重视患者的心血管健康监测和预防措施。此外，了解家族病史也有助于提供遗传咨询和心理支持，帮助患者和家属理解并应对可能的风险。

3. 过敏史

在进行护理工作时，了解患者的过敏史对于确保患者的安全和提供适当的护理至关重要。

（1）药物过敏史

护理人员应询问患者是否对任何特定药物存在过敏反应或不良反应。

了解患者对哪些药物存在过敏反应。这包括常见的药物，如抗生素、止痛药、抗炎药等。了解具体的过敏药物可以帮助护理人员避免使用可能引起过敏反应的药物。

了解患者对药物的过敏反应类型，如皮肤瘙痒、荨麻疹、呼吸困难、过敏性休克等。不同的过敏反应类型需要采取不同的紧急处理措施，因此了解过敏类型对于及时应对过敏反应至关重要。

除了过敏反应外，了解患者是否有其他与药物相关的不良反应，如药物副作用或药物相互作用。这有助于护理人员评估患者对特定药物的耐受性，并避免使用可能导致不良反应的药物。

通过了解患者的药物过敏史，护理人员可以采取适当的措施来确保患者的安全。如果患者有已知的药物过敏史，护理人员应在治疗时避免使用相关药物，并寻找其他合适的替代药物。此外，护理人员还应向患者提供相关的药物教育，以帮助患者自我管理和识别可能引起过敏反应的药物。

需要注意的是，患者对药物过敏的情况可能会随时间发生变化，因此护理人员在每次护理过程中都应及时询问和记录患者的药物过敏史，并与其他医疗团队成员共享这些信息，以确保患者的安全和综合护理质量。

（2）食物过敏史

了解患者是否存在食物过敏史对于确保患者的安全和提供个性化的饮食计划非常重要。

易引起过敏反应的食物有：坚果类、鱼类、贝类、蛋类、乳制品等。护理人员应询问患者是否对某些食物存在过敏反应，了解具体的过敏食物可以帮助护理人员在饮食计划中避免使用可能引发过敏的食物。

还需要了解过敏反应的严重程度。有些过敏反应可能轻微，如局部皮肤瘙痒，而其他过敏反应可能更严重，如过敏性休克。了解过敏反应的严重程度有助于护理人员评估患者对特定食物的耐受性，并决定在食物计划中是否完全避免相关食物。

（3）其他过敏反应

除了药物和食物过敏外，还有其他类型的过敏反应可能影响患者。

花粉过敏也被称为季节性过敏性鼻炎，是一种对花粉过敏的免疫反应。当患者吸入花粉时，免疫系统会产生过度的抗体反应，导致鼻塞、流涕、打喷嚏、喉咙痒等症状。

尘螨是一种常见的微小生物，存在于灰尘中。某些人对尘螨过敏，特别是对其排泄物过敏。这种过敏反应通常表现为鼻塞、呼吸困难、皮肤瘙痒、打喷嚏和哮喘发作等症状。

某些人对宠物的皮屑、唾液或尿液过敏。与猫和狗相关的宠物过敏最为常见，可能引起鼻塞、咳嗽、皮肤瘙痒和哮喘等症状。

蜜蜂、黄蜂、蚊子等昆虫的叮咬可能导致过敏反应。一些人对昆虫毒液过敏，可能出现局部红肿、瘙痒、全身性皮疹、呼吸困难和血压下降等严重症状。

通过了解患者的过敏史，护理人员可以采取预防措施，避免使用可能引起过敏反应的药物或物质，并确保安全的护理措施。在进行护理操作或给予药物治疗时，护理人员应仔细核对患者的过敏信息，并与医疗团队共享这些重要的过敏信息。此外，护理人员还应向患者提供相关的教育和指导，使其了解如何自我保护，避免接触可能引发过敏反应的物质，以减少过敏事件的发生。

4.症状发生情况

了解患者当前症状的发生情况对于评估病情和制定相应的护理计划至关重要。护理人员需要详细询问症状的发生时间，包括首次出现症状的具体日期和持续时间。这有助于确定症状的频率和稳定性，并帮助护理人员识别与特定活动或环境相关的触发因素。

需要询问患者在症状发作时的疼痛、不适或其他感觉的严重程度。通常可以使用评分工具（如 0~10 级疼痛评分）来帮助患者描述症状的强度。了解症状的严重程度有助于护理人员评估病情的紧急性，并采取相应的处理措施。

还有症状的持续时间，即每次症状发作的时间长度。这有助于护理人员确定症状的持续时间是否符合正常范围，以及可能需要进一步的医学评估或治疗。

通过详细了解患者当前症状的发生情况，护理人员可以更全面地评估患者的病情和需求，并制定个性化的护理计划。此外，护理人员还可以通过与患者沟通，帮助患者更好地理解和描述症状，提供相应的教育和自我管理建议，以改善症状控制和生活质量。

值得注意的是，对于一些急性症状或可能涉及严重疾病的情况，护理人员应立即采取适当的行动，包括寻求紧急医疗干预或向其他医疗团队成员报告相关情况，以确保患者的安全和及时处理。

（二）心脏听诊

评估患者心脏状况是护理中非常重要的一项工作。心脏听诊是通过听取心脏的声音来评估其结构和功能的方法。以下是关于心脏听诊的详细信息：

1. 准备工作

心脏听诊是一种常见的临床评估方法，用于评估心脏功能和监测心脏疾病。在进行心脏听诊之前，护理人员需要做好准备工作，以确保准确有效地进行评估。

护理人员应确保患者处于舒适的位置，通常是平躺或半坐卧位。这样有利于患者放松，并使心脏区域暴露出来。护理人员还应请求患者解开衣物，使听诊部位裸露，便于听到心音。

护理人员需要使用清晰的听诊器。听诊器是一种专门设计用于听取体内声音的医疗工具。在每次使用之前，护理人员应确保听诊器是干净的。他们可以使用消毒酒精擦拭听诊器表面，以去除可能的污垢和细菌。

通过做好这些准备工作，护理人员可以确保进行准确有效的心脏听诊。这有助于及早发现心脏问题并提供及时的护理干预。对于护理人员来说，定期的训练和实践也非常重要，以提高他们的听诊技能和解释听到的心音的能力。

2. 位置和区域

心脏听诊是一种非侵入性的评估方法，护理人员通过将听诊器放置在心脏不同区域来收听心脏的不同部位。这些区域通常包括肺动脉瓣区、主动脉瓣区、三尖瓣区和二尖瓣区。

肺动脉瓣区，位于胸骨左缘的第二肋间隙处。在这个区域，护理人员可以听到肺动脉瓣关闭音。

主动脉瓣区，位于胸骨右缘的第二肋间隙处。在这个区域，护理人员可以听到主动脉瓣关闭音。

第三个区域是三尖瓣区，位于剑突下方约 1~2 厘米的位置。在这个区域，护理人员可以听到三尖瓣关闭音。

最后是二尖瓣区，位于左胸骨中线与第五肋间交叉点内侧 2~3 厘米处。在这个区域，护理人员可以听到二尖瓣关闭音。

在每个听诊区域，护理人员应当仔细倾听，并记录任何异常的心音。这些异常音可能是心脏疾病或功能异常的指示物。护理人员应当准确地标记和描述他们所听到的音频，以便进行进一步的评估和记录。

3. 心音

心音分为四个部分：第一心音（S1）、第二心音（S2）、第三心音（S3）和第四心音（S4）。护理人员应仔细辨别这些心音，并描述它们的特点和正常 / 异常的出现时间。

S1 是心脏听诊中的第一个心音，通常由心内瓣膜关闭产生。当心脏肌肉开始收缩时，二尖瓣关闭，形成了一个特殊的声音。在听诊过程中，护理人员会听到两个不同的心音合成为一个"lub"的声音。

S1 代表着心脏收缩的开始，标志着心脏的收缩相和舒张相的分界点。它也代表着二尖瓣关闭，即左心房和左心室之间的瓣膜关闭。这个音频信号传达了心脏正常的收缩功能和血液向前流动的阶段。

S2 是心脏听诊中的第二个心音，通常由动脉瓣关闭产生。当心脏舒张时，主动脉瓣关闭，形成了一个特殊的声音。在听诊过程中，护理人员会听到两个不同的心音合成为一个"dub"的声音。

S2 代表心脏舒张的开始，标志着心脏的舒张相和收缩相的分界点。它也代表着主动脉瓣关闭，即左心室和主动脉之间的瓣膜关闭。这个音频信号传达了心脏正常的舒张功能和阻止血液回流的阶段。

S3 是心脏听诊中的第三个心音，通常在健康成年人中不常见。它是一种低频音，可在心脏充盈过程中听到。S3 音频在听诊时听起来像一个低沉的"ta"声。

S3 音频的出现可能表示心脏扩张或充盈过程中的异常。在正常情况下，心脏舒张时，血液从心房流入心室，这种流动通常是无声的。然而，在某些情况下，当心室扩张或充盈异常时，会产生额外的振动和声音，形成了 S3 音频。

S3 音频的出现可能与多种心脏疾病和病理条件相关，如心力衰竭、心肌炎、心肌扩张、高血压等。它可以提示心脏功能异常或心脏负担增加，需要进一步评估和治疗。

护理人员通过仔细聆听和观察 S3 音频的特征，可以提供有关患者心脏健康状况的重要信息。在诊断过程中，他们还会结合其他临床表现、病史和其他辅助检查结果来做出准确的判断。

S4 是心脏听诊中的第四个心音，同样也是一种低频音，在正常情况下较少听到。它通常出现在心脏舒张期末，而且与左心室充盈异常有关。

S4 音频在听诊时听起来像一个低沉的"di"声。它的产生与心肌收缩前的心室充盈有关。正常情况下，心脏在舒张期接受血液充盈，这个过程是无声的。然而，在某些情况下，当心室收缩前，如果心脏充盈异常或左心室壁僵硬度增加，就会产生额外的振动和声音，形成了 S4 音频。

S4 音频的出现可能与多种心脏疾病和病理条件相关，如高血压、冠心病、心肌缺血等。它可以提示心脏的充盈功能异常或者左心室的充盈受限，需要进一步评估和治疗。

护理人员通过仔细聆听和观察 S4 音频的特征，可以提供有关患者心脏健康状况的重要信息。结合其他临床表现、病史和其他辅助检查结果，他们可以做出准确的判断。

4.额外的心音

除了上述所提到的四个基本的心音，还存在其他额外的心音，包括心脏杂音和心脏律动失常等。这些额外的心音在听诊过程中可能会被护理人员听到。

心脏杂音是指在心脏收缩和舒张期间出现的异常血流噪声。它们可以由瓣膜疾病、心肌异常、先天性心脏缺陷等因素引起。心脏杂音的特点、强度、位置和持续时间各不相同，可以被用来评估潜在的临床意义。有些心脏杂音可能是无害的，而另一些则可能表示潜在的心脏问题。护理人员需要仔细评估这些心脏杂音，并将其与标准值进行比较，以了解其可能的病理意义。

此外，心脏律动失常也是一种额外的心音。心脏律动失常是指心脏搏动的节奏异常，如心动过速、心动过缓、心房颤动等。这些异常的心脏律动在听诊时可能表现为不规则或有节律性的心音。心脏律动失常可能由多种原因引起，包括电生理异常、药物反应、代谢紊乱等。护理人员需要注意并记录这些额外的心音，以便进一步评估和处理。

通过进行心脏听诊，护理人员可以评估患者的心脏结构和功能，检测潜在的心脏问题，并监测治疗效果。它是一种非侵入性、简单且经济的评估方法，但需要护理人员具备良好的听诊技巧和对心音的准确理解。如果发现任何异常，护理人员应及时报告给医生，并指导患者进行必要的进一步检查和治疗。

（三）胸部 X 线检查

胸部 X 线检查是一种常用的医学影像技术，用于评估心血管病变和其他与胸部相关的疾病。作为护理人员，我们需要了解患者是否进行过胸部 X 线检查，并对检查结果进行浏览和分析，以更好地了解患者心脏和肺部的结构和功能情况。

在进行胸部 X 线检查时，患者需要站立或坐于 X 射线机前，将胸部暴露于射线源和感光片之间。然后，通过发射 X 射线并记录其透过程度，形成一张胸部影像。这个影像可供医生或护理人员进行分析和解读。通过胸部 X 线检查，护理人员可以评估以下方面的信息：

1.心脏形态

胸部 X 线影像可以提供有关心脏形态的信息，包括心脏的大小、形状和位置。通过仔细观察心脏在胸部 X 线影像中的特征，护理人员可以对心脏是否存在扩大或异常进行初步评估。

心脏的大小可以通过在胸部 X 线影像上测量心影的直径来确定。通常情况下，成年人的心脏大小应该适中，与胸廓的比例相符。如果心脏的大小超出了正常范围，可能提示心脏扩大的可能性。例如，心脏的横径（左右两侧距离）或纵径（上下距离）增加可能是心室肥厚或舒张功能不良的迹象。

心脏的形状也可以通过胸部 X 线影像来观察。正常情况下，心脏呈椭圆形，并且左心室位于心脏的左侧。如果心脏的形状异常，如变为球形或呈现出其他不规则形状，可能表明存在心脏结构异常或疾病。

心脏的位置也可以从胸部 X 线影像中获得初步了解。正常情况下，心脏位于胸骨后方，稍微偏向左侧。如果心脏的位置明显偏移或移位，可能与胸部病变、肺部疾病或心包积液等有关。

虽然胸部 X 线影像可以提供心脏形态的初步评估，但它并不能提供心脏结构和功能的详细信息。因此，在发现异常的心脏形态时，通常需要进一步进行其他检查，如心脏超声波检查（超声心动图）或心电图等，以获取更准确地诊断。

2.肺部状态

胸部 X 线影像可以提供关于肺部结构和纹理的信息，通过观察肺野的透明度、支气管分支及其周围的血管等特征，护理人员可以初步了解肺部的通气情况和可能存在的异常。

在胸部 X 线影像中，肺部呈现为一对均匀分布的灰色区域，这是由于射线的吸收和穿透能力与肺组织中空气和血液的比例不同所致。通过观察肺野的透明度，护理人员可以评估肺部的通气情况。正常情况下，肺部应该呈现出均匀的透明度，表示良好的通气状态。而当肺部存在积液、炎症或其他疾病时，肺野的透明度可能会出现不均匀或模糊。

在胸部 X 线影像中，还可以观察到支气管的分支及其周围的血管。正常情况下，支气管和血管应该清晰可见，并且支气管分支应该均匀分布在肺组织中。如果支气管分支受到狭窄、阻塞或扩张等影响，它们可能会呈现出异常的形态或分布。同样，周围血管的异常变化（如扩张、变细或异常分布）也可能与肺部疾病相关。

需要注意的是，胸部 X 线影像只能提供肺部结构和纹理的初步信息，对于某些肺部疾病的诊断并不具备高度准确性。因此，在发现肺部异常情况时，通常需要进一步进行其他检查，如胸部 CT 扫描或肺功能测试等，以获得更详细和准确的诊断结果。

3. 胸腔情况

胸部 X 线影像可以显示胸腔内的液体、气体或其他异常结构，这对于评估胸腔积液、气胸等疾病具有重要意义。

在胸部 X 线影像中，胸腔应该呈现为透明区域，这是由于射线能够穿透胸腔中的空气而产生的。然而，当胸腔内存在液体（如血液、浆液、脓液等）时，胸腔的透明度可能会受到影响，并且在影像上呈现为模糊或浑浊的区域。这种情况下，护理人员可以初步判断患者是否存在胸腔积液并进一步观察其性质和范围。

同样地，当胸腔内存在气体（如气胸）时，胸部 X 线影像也能提供初步的诊断线索。正常情况下，两肺之间的胸膜间隙应该是透明的，但当气体进入胸腔时，它将在影像上呈现为黑影，并导致肺组织的表面与胸壁分离开来。通过观察胸腔内的气体积聚情况，护理人员可以初步判断患者是否存在气胸并了解其严重程度。

胸部 X 线影像还能显示其他异常结构，如肿块、结节或异物。这些异常结构可能是肺部或其他相关组织的疾病所致，如肿瘤、感染或外伤等。通过观察这些异常结构的形态、大小和位置，护理人员可以提供初步观察和描述，并及时报告给医生以进行进一步评估和诊断。

在发现胸腔异常情况时，通常需要进一步进行其他检查，如胸部 CT 扫描、胸腔穿刺或其他影像学检查，以获取更详细和准确的信息。

4. 其他结构

胸部 X 线影像除了能显示心脏和肺部的情况之外，还可以呈现胸骨、肋骨及其周围软组织的状态。这些信息对于检测骨折、肿块或其他异常非常有帮助。

在胸部 X 线影像中，胸骨呈现为一条直线状结构，位于胸廓正中。通过观察胸骨的形态和位置，护理人员可以初步判断是否存在胸骨骨折或其他骨骼异常情况。例如，胸骨的断裂、移位或变形可能提示胸骨骨折的情况。

正常情况下，肋骨应该显示为弧形状，与胸廓相连并保持对称分布。通过观察肋骨的形态、数量和对称性，护理人员可以发现肋骨骨折、异常增生或其他骨骼疾病的迹象。

胸部 X 线影像还可以显示胸壁周围的软组织，如肌肉、脂肪和血管等。通过观察这些软组织的特征和分布，护理人员可以发现肿块、肌肉萎缩或其他异常情况。例如，软组织肿块可能是肿瘤、感染或其他疾病的表现。

需要注意的是，胸部 X 线检查作为一种辅助诊断手段，其结果通常需要由医生来进行最终解读和判断。护理人员在阅读和分析胸部 X 线影像时，应仅提供初步的观察和描述，并将相关发现及时报告给医生。

（四）实验室检查

实验室检查在护理中起着重要的作用，护理人员应了解并解读患者的实验室检查结果，包括血液生化指标、心肌标志物和血脂水平等。这些检查结果能够提供关于患者的心血管健康状态、代谢状况和潜在并发症的重要信息。

血液生化指标是评估患者整体健康状况的重要依据之一。通过分析血液中的生化指标，如血糖、血脂、肾功能指标、肝功能指标等，护理人员可以了解患者的糖代谢、脂代谢、肾功能和肝功能等方面的情况。例如，高血糖可能提示患者存在糖尿病或其他代谢性疾病，而异常的血脂水平可能与动脉粥样硬化等心血管疾病相关。

心肌标志物可以用来评估患者的心肌损伤程度。常用的心肌标志物包括肌钙蛋白、肌酸激酶同工酶和心肌肌钙蛋白等。当心肌受到损伤时，这些标志物会释放到血液中。通过测量心肌标志物的水平，护理人员可以初步判断患者是否存在心肌损伤，以及其严重程度。

血脂水平是评估患者心血管健康状况的重要指标之一。高胆固醇和高甘油三酯水平与动脉粥样硬化和冠心病等心血管疾病的风险增加相关。通过监测血脂水平，护理人员可以帮助患者了解自己的心血管风险，并采取相应的预防措施，如调整饮食、增加体力活动和药物治疗等。

除了上述常见的实验室检查指标外，还有许多其他的实验室检查可以提供关键信息，如炎症指标、凝血功能指标、电解质水平等。这些检查结果能够帮助护理人员全面评估患者的健康状况，并制定个性化的护理方案。

实验室检查结果仅供参考，最终的诊断和治疗方案需要由医生来确定。护理人员应准确解读实验室检查结果，并及时将异常结果报告给医生，以便其进行进一步的评估和处理。

二、监测生命体征和心电图

心血管内科疾病的护理实践和技术要点包括监测生命体征和心电图。这些是评估患者病情、指导治疗和观察疾病进展的重要工具。以下将详细介绍监测生命体征和心电图的要点。

（一）监测生命体征

1.血压监测

血压监测是心血管护理中的重要环节，定期测量患者的血压对于评估和治疗心血管疾病至关重要。通过血压监测可以获取患者的收缩压（Systolic Blood Pressure，SBP）和舒张压（Diastolic Blood Pressure，DBP），了解他们的心血管健康状况。在进行血压监测时，需要注意以下几点：

（1）使用准确的血压计和袖带

为确保准确测量患者的血压，血压计应该通过定期的校准来保证其准确性。校准是指将血压计与标准设备进行比较，以验证其测量结果的准确性。只有经过校准的血压计才能提供可靠的测量数据，因此在进行血压监测时，应选择可靠的血压计。

选择合适大小的袖带也是确保测量准确性的重要因素。袖带是包裹在患者上臂上的带子，用于施加气压并感知血压值。如果袖带过小或过大，都会影响到测量结果的准确性。袖带应选择与患者上臂周围尺寸相匹配的大小，通常应能够覆盖上臂的三分之二到四分之三处。正确选择袖带大小可以确保压力传感器适当地对血管施加气压，从而获得准确的收缩压和舒张压值。

（2）创造适宜的测量环境

要选择一个安静的环境进行血压测量。嘈杂的环境会增加患者的紧张感和焦虑情绪，可能导致血压升高。在测量期间，应尽量避免嘈杂的背景声音，如电视声、电话铃声等。此外，也要避免过多的人员聚集，以减少干扰。

患者在测量时应坐直，背部贴靠椅背，并保持放松的姿势。座位应有足够的支撑，让患者感到舒适和稳定。如果患者无法坐立或需要卧床测量，同样要提供一个舒适的卧床环境。

（3）正确放置袖带

为确保血压测量的准确性，需要正确地放置袖带。袖带应该固定在患者裸露的上臂皮肤上，并确保袖带位置位于心脏水平。袖带应贴紧但不宜过紧，以确保准确测量血压而不干扰血液流动。

（4）休息状态下进行测量

为获得准确的血压测量结果，应在患者休息状态下进行测量。在测量前，让患者稍事休息，使其身体和情绪相对稳定。这样可以避免因活动或情绪波动而导致的临时性血压升高，从而获得更准确的测量数值。

（5）规范的测量方法

进行血压测量时，需要遵循规范的测量方法。首先，正确安装袖带并固定在患者上臂裸露的皮肤上，在心脏水平位置放置袖带。接下来，逐渐地释放袖带气压，以便感知到收缩压和舒张压的数值。

在释放袖带气压的过程中，需要注意听到 Korotkoff 声音的变化。这些声音是由于血液通过收缩和舒张的动脉造成的，通常分为五个阶段。第一阶段是收缩压的出现，其表现为清晰、有力的心音；第二阶段是连续的、持续增强的心音；第三阶段是开始减弱的心音；第四阶段是完全消失的心音；第五阶段是最后一个舒张压产生的心音。

通过注意 Korotkoff 声音的变化，可以确定收缩压和舒张压的准确读数。收缩压是第一次听到 Korotkoff 声音的时刻，而舒张压则是在 Korotkoff 声音完全消失时记录下来的。

在测量过程中，还要注意使用专业的血压计仪器，并确保操作者具备正确的测量技巧。记录下准确的收缩压和舒张压数值，并在需要时重复测量以获得更加可靠的结果。

（6）记录和评估

在进行血压测量后，应准确地记录测得的血压数值，并与之前的测量结果进行对比。通过记录和对比数据，可以追踪患者的血压变化，并为医生评估患者的健康状况提供依据。

同时，根据医生的指示和患者的具体情况，对血压进行评估。正常的血压范围是指收缩压在 90~120 毫米汞柱（mmHg）之间，舒张压在 60~80 毫米汞柱（mmHg）之间。如果测量结果显示血压超出了这个范围，可能表明存在高血压、低血压或其他心血管问题。

评估血压是否正常还需要考虑患者的整体健康状况、年龄、性别、药物使用等因素。医生会综合考虑这些因素来判断患者的血压状况，并制定适当的治疗计划或建议。

对于长期监测血压的患者，定期记录和评估血压变化尤为重要。这有助于发现潜在的血压问题、调整治疗方案，并监测治疗效果。

（7）异常处理

当发现异常的血压读数时，例如高血压或低血压，应立即向医生报告，并采取相应的措施进行处理。医生可能会要求进一步检查以确认测量结果的准确性，并评估患者的整体健康状况。

对于高血压情况，医生可能会调整药物剂量、增加药物种类或制定其他治疗方案来控制血压。此外，医生还可能建议患者改变生活方式，如饮食调整、增加运动等，以帮助降低血压。

对于低血压情况，医生可能会评估是否由特定药物引起，如降压药或其他药物。在某些情况下，医生可能会减少药物剂量或更换药物，以提高血压水平。此外，医生还可能建议患者增加盐分摄入、保持水分充足和适度运动，以帮助提高血压。

2.心率监测

监测生命体征中的心率监测是一种重要的方法，用于评估一个人的心脏功能和整体健康状况。心率指每分钟心脏跳动的次数，它是心脏收缩和舒张的节奏。正常情况下，成年人的静息心率通常在 60~100 次 / 分钟之间。

心率监测可以通过多种方式进行。最常见的方法是使用心电图设备来记录心脏的电信号。将电极贴附在患者的胸部、手臂和腿上，捕捉到心脏电信号的变化，并将其转换为波形图。通过分析这些波形图，医生可以准确地确定心率、心律、心脏节律和可能存在的异常情况。

除了心电图，还可以通过脉搏检查来监测心率。在这种方法中，医生或护理人员会触摸患者的颈动脉、腕动脉或股动脉，并计算出单位时间内脉搏的数量。这种方法简单直接，适用于快速大致评估心率。

心率监测对于评估心血管健康非常重要。不仅可以帮助患者发现心律失常、心脏病变和其他心血管问题，还可以提供关于患者的整体健康状态的信息。在手术中、急诊情况下或进行体育活动时，监测心率尤为重要，以确保心脏功能正常。

通过持续的心率监测，医生可以追踪患者心率的变化，并根据需要调整治疗计划。对于心率异常的患者，可能需要进一步的诊断，如24小时动态心电图监测或运动负荷测试，以更全面地评估心脏的功能。

3.呼吸频率监测

监测生命体征中的呼吸频率是评估个人呼吸活动的重要方法。呼吸是身体获取氧气和排出二氧化碳的过程，呼吸频率即每分钟的呼吸次数。

呼吸频率可以通过观察胸部或腹部的起伏来初步评估，但更准确地测量需要使用计数器或电子设备。正常成年人每分钟呼吸大约12~20次。呼吸与脉搏的比是1：4，即每呼吸1次，脉搏搏动4次。小儿呼吸比成人快，每分钟可达20~30次；新生儿的呼吸频率可达每分钟44次。正常成人静息状态下，呼吸为12~18次/分，呼吸与脉搏之比为1：4。新生儿呼吸约44次/分，随着年龄的增长而逐渐减慢。

呼吸频率监测可以提供有关一个人的呼吸状态和整体健康的信息。异常的呼吸频率可能表明呼吸系统或其他系统出现问题。例如，呼吸频率增加可能是感染、焦虑、疼痛或缺氧等情况的迹象。另外，呼吸频率降低可能与镇静剂、药物过量、中枢神经系统问题或某些呼吸系统疾病相关。

呼吸频率监测在不同的医疗场景中具有重要作用。在手术室、急诊室或重症监护室等环境中，监测呼吸频率可以及早发现并评估患者的呼吸功能。此外，在健康保健机构、家庭护理或运动训练中，呼吸频率监测也可以帮助评估身体的适应性和健康状况。

通过持续的呼吸频率监测，医生或护理人员可以跟踪呼吸状态的变化，并根据需要采取相应的行动。在某些情况下，可能需要进一步的呼吸功能测试，如肺功能检查或血氧饱和度监测，以更详细地评估呼吸系统的健康。

4.氧饱和度监测

氧饱和度监测是一种用于评估一个人血液中氧气含量的重要方法。氧饱和度指的是血液中氧的浓度，通常以百分比（%）表示。

氧饱和度监测通常使用非侵入性的脉搏氧饱和度仪或脉搏血氧仪进行。这些设备通过红外线或光电传感器夹在指尖、耳垂或其他血液供应丰富的部位上，可以快速测量血液中的氧饱和度。

正常情况下，成年人的静息氧饱和度通常在95%~100%之间。氧饱和度低于正常范围可能表明机体供氧不足或存在呼吸系统问题。例如，肺部疾病、心脏疾病、贫血、肺栓塞等都可能导致氧饱和度降低。另外，氧饱和度超过正常范围通常并不会引起关注。

氧饱和度监测在医疗领域中被广泛应用。在急诊室、手术室、重症监护室和康复护理中，氧饱和度监测可以帮助医生评估患者的氧合程度和呼吸功能。此外，在家庭护理、体育训练和高海拔环境等场景中，氧饱和度监测也是一个有用的工具。

通过持续的氧饱和度监测，医生可以追踪血液中氧气含量的变化，并根据需要采取相应的行动。如果氧饱和度过低，可能需要给予辅助氧气治疗或进一步评估呼吸系统的功能。此外，氧饱和度监测还可以用于评估治疗方案的有效性以及疾病的进展情况。

（二）心电图监测

1.运动心电图监测

运动心电图监测是一种通过让患者在运动时进行心电图检查的方法，以更准确地评估心脏功能和心肌缺血情况。这种监测方式可以帮助医生在心电图上观察到在静息状态下可能不容易出现的异常心电图变化。

在运动心电图监测中，患者通常会进行有氧运动，例如步行或跑步，同时心电图仪会记录患者的心电图数据。通过让患者在运动时进行心电图检查，可以模拟日常活动或体力活动时心脏的工作状态，从而更好地了解心脏的功能和病变情况。

运动心电图监测对于评估心脏健康和诊断心脏疾病非常有价值。它可以帮助医生检测心律失常、缺血性心脏病、心肌供血不足等问题。特别是对那些在静息状态下心电图结果正常，但在运动时可能出现心电图异常的患者，运动心电图监测能够提供更全面的信息来确定心脏病变的存在与程度。

运动心电图监测需要有专业的医务人员在场，以确保患者的安全和监测的准确性。医生会分析运动心电图结果，并结合患者的症状、体检和其他检查结果来做出诊断和制定个体化的治疗方案。

2. 持续心电图监测

持续心电图监测是一种通过24小时或更长时间的心电图记录来评估患者心脏状况的方法。这种监测方式常用的设备是 Holter 心电图仪，它可以连续记录患者的心电图数据，以便检测和分析可能出现的心电图变化和心律失常。

对于存在心律失常、心绞痛等症状的患者，传统的静态心电图可能无法捕捉到发作期间的异常情况。而持续心电图监测能够提供更长时间的记录，从而更好地了解心脏功能和病变情况。通过持续心电图监测，医生可以观察到患者在日常活动中出现的心电图变化，如心律失常、心率变化、ST 段改变等。

持续心电图监测通常由医生安排，患者会佩戴 Holter 心电图仪器，将导联贴在胸部，并随身携带记录设备。在监测期间，患者可以正常进行日常活动，包括工作、运动和睡眠。记录结束后，医生会下载并分析监测期间的心电图数据。

持续心电图监测对于诊断和治疗心脏疾病具有重要意义。它可以帮助医生确定心律失常的类型、频率和持续时间，从而指导制定适当的治疗方案。此外，对于一些间歇性症状，如晕厥或胸痛，持续心电图监测也可以提供关键的信息来评估病因。

尽管持续心电图监测可以提供更全面和准确的心电图数据，但也存在一些限制。例如，监测期间可能无法捕捉到特定的心电图事件，或者记录设备可能会干扰患者的正常活动。因此，在分析结果时，医生需要综合考虑患者的症状、临床表现和其他检查结果。

三、应急护理

心血管内科疾病的护理实践涉及广泛的领域，包括预防、诊断和治疗。在应急护理方面，护理人员需要具备专业知识和技能，以迅速响应并提供有效的护理措施。

（一）心肺复苏

心肺复苏（Cardio Pulmonary Resuscitation，CPR）是一项关键的急救措施，用于处理心脏骤停等紧急情况。护理人员在进行 CPR 时，需要掌握正确的技巧和步骤，包括胸外按压和人工呼吸。以下是有关 CPR 的要点：

1. 紧急识别和呼叫

在紧急情况下，护理人员应立即识别并呼叫急救团队。当他们发现患者出现心脏骤停症状时，如意识丧失、突然停止呼吸或没有脉搏等，应立即采取行动。

在呼叫急救团队之前，护理人员需要确保自己的安全，例如检查周围是否有危险物品或环境。然后，他们应尽快开始进行心肺复苏。对于其他在场的人员，护理人员可以指派他们帮助呼叫急救、准备自动体外除颤器（Automated External Defibrillator，AED）或寻找附近的医疗设备等。

通过紧急识别和呼叫，护理人员能够快速引入专业急救人员并提供关键的生命支持措施，为患者争取宝贵的时间，提高抢救成功率。

2. 胸外按压

胸外按压是 CPR 中的关键步骤之一，用于恢复患者的心脏循环。在进行胸外按压时，护理人员需要找到正确的位置，即位于患者的胸骨正中央。他们应该交叉放置双手，将上方手掌放在下方手掌上，紧密贴合患者的胸部。

为了施加足够的力量，护理人员应利用自己的身体重量，用直臂向下施压。每次按压应使患者的胸廓下陷至少 5 厘米。这种下陷可以有效地推动心脏跳动，帮助血液流动和供氧。

在胸外按压过程中，护理人员应保持稳定的节奏和频率。根据最新的指南，推荐的压迫频率为每分钟 100~120 次。这意味着护理人员应每秒钟进行至少 2 次按压。通过坚持正确的频率，可以确保足够的心脏压力和循环恢复。

3. 人工呼吸

人工呼吸是心肺复苏的重要组成部分，用于为心脏骤停患者提供氧气。护理人员在进行人工呼吸前，应将患者的头轻轻后仰。这有助于保持气道通畅，使气体顺利进入肺部。在后仰时，护理人员应注意不要过度或过强，以避免颈部损伤。

护理人员在用自己的嘴对患者的嘴进行闭合之前，应捏住患者的鼻子。这样可以防止气体从鼻孔中逸出，确保其通过口腔进入气道。他们应轻柔地吹气，使空气进入患者的肺部。每次呼气应持续约 1 秒钟，以确保充分通气。

在进行人工呼吸时，护理人员应仔细观察患者的胸廓起伏。如果每次呼气后能看到明显的胸廓上升，说明人工呼吸有效。

护理人员还应按照 CPR 比例，即 30 次胸外按压后进行 2 次人工呼吸。这样可以保持心肺复苏的连贯性，同时提供足够的血液循环和氧气供应。

人工呼吸是为心脏骤停患者提供至关重要的氧气的一种方法。通过正确的技巧和频率，护理人员可以确保患者的气道通畅，并提供必要的支持，以增加生存机会。

4. 定期培训和更新

为了保持护理人员在 CPR 技能方面的准确性和有效性，他们需要定期参加有关 CPR 的培训课程和演习。这是因为医疗行业的标准和指南可能会随着时间的推移而不断更新，以提高急救和心肺复苏的效果。

参加培训课程和演习对于护理人员来说至关重要。通过这些课程，他们可以学习并掌握最新的 CPR 技巧、方法和指导原则。这些培训课程通常由专业的医疗机构或组织提供，他们会根据最新的科学研究和实践经验设计课程内容。

培训课程通常包括理论知识和实际操作两个方面。在理论知识方面，护理人员将学习 CPR 的基本原理、急救流程、正确的胸外按压和人工呼吸技巧等。在实际操作方面，他们将进行模拟演练，学习如何正确评估患者、应急反应和团队合作等技能。

此外，护理人员还需要及时了解并遵守最新的 CPR 指南和标准。这些指南通常由国际或国家级的医学组织发布，包括美国心脏协会（American Heart Association）和欧洲复苏委员会（European Resuscitation Council）等。这些指南会根据最新的研究和证据对 CPR 技术和步骤进行更新和调整。

定期参加 CPR 培训课程和演习可以帮助护理人员保持其技能准确性和有效性。这不仅有助于提高患者的生存率和康复效果，还可以增强护理人员在紧急情况下的自信和应对能力。因此，护理人员需要积极主动地参与这些培训活动，并时刻关注最新的指导意见，以确保他们的急救技能始终处于最佳状态。

（二）除颤

电除颤是一种用于终止患者异位快速心律失常，恢复窦性心律的治疗方法。对于护理人员来说，熟悉除颤设备的操作方法以及正确使用除颤电极的位置和参数设置非常重要。

1.设备操作

护理人员在使用除颤设备时，需要接受专业培训，以便学习和掌握正确的操作方法。由于不同型号的除颤器可能具有不同的操作界面和功能设置，因此护理人员需要根据所使用的具体设备进行培训和学习。

护理人员应该了解并熟悉除颤设备的整体结构和主要部件。这包括了解设备的电源开关、屏幕显示、按键和连接口等。他们还需要熟悉设备上不同功能按钮或选项的含义和作用，如能量调节按钮、心律监测按钮、除颤按钮等。

护理人员需要学习设备的基本操作流程。这包括准备工作，如检查电池电量、确认电极贴片是否黏附良好等。然后，通过将电极贴片贴附在患者胸部，确保电极位置正确，并与设备进行连接。在进行电击前，护理人员需要确认周围人员已经离开，确保安全。接下来，根据医嘱设置适当的能量水平，并按下相应按钮进行电击。完成电击后，护理人员应立即开始心肺复苏操作。

护理人员还需要学习设备的特殊功能和应用。例如，一些除颤器可能具有自动分析心律、自动调节能量等智能功能，护理人员需要了解并掌握这些功能的操作方法。他们还需要熟悉设备的报警系统，并能够正确应对不同的报警信息。

在日常工作中，护理人员应经常进行设备检查和维护，确保设备处于良好的工作状态。他们应该定期检查电池电量、电极贴片的有效期限，以及设备的外部清洁和消毒等。

2. 电极贴附

在使用除颤设备时，护理人员需要正确贴附电极片。通常情况下，除颤电极片有两个，一个被贴附在右上胸肋骨下缘，另一个被贴附在左侧胸部或剑突下方。

护理人员应仔细检查患者的皮肤状况，确保贴附电极的部位没有任何创伤、破损或皮肤病变等。如果发现异常情况，应及时通知医生进行评估和处理。

在贴附电极之前，护理人员需要将患者的衣物完全剥离，以确保电极与皮肤之间的直接接触。此外，还需要清洁该部位的皮肤，去除可能影响电极粘贴效果的污垢、油脂或化妆品残留。

接下来，护理人员应打开电极包装，并小心地将电极片从背面支撑材料中取出。在贴附电极之前，应先将其放置于患者身旁，避免过长时间暴露在空气中，防止电极干燥。

然后，护理人员将一个电极片贴附在右上胸肋骨下缘的位置，确保它与肋骨接触并紧密贴合患者的皮肤，另一个电极片贴附在左侧胸部或剑突下方，同样要确保与皮肤紧密贴合。

最后，护理人员需要仔细检查电极的贴附情况，确保它们牢固且正确贴合。如果发现电极脱落或贴附不良，应立即更换新的电极片，并重新贴附。

3. 参数设置

在使用除颤设备时，护理人员需要根据患者的状况和医生的指示，进行适当的参数设置。这些参数包括除颤能量水平、电极贴附类型（粘贴式或手持式）以及相位设置等。

护理人员需要根据医生的指示设置除颤能量水平。除颤能量水平是指电击时释放的能量强度，通常用joule单位表示。不同情况下，除颤能量水平的选择可能有所不同。例如，对于心室颤动或无脉搏的情况，一般较高的能量水平（如200J或更高）被推荐；而对于心房纤颤等心律失常，较低的能量水平（如120~200J）可能更合适。护理人员应准确设置除颤能量，遵循医生的建议和治疗方案。

护理人员需要根据具体情况选择电极贴附类型。一种常见的电极贴附类型是粘贴式电极，即将电极片直接贴附在患者胸部皮肤上。另一种类型是手持式电极，其中一个电极被手持，另一个电极贴附在患者胸部。根据医生的建议和设备的要求，护理人员需要选择适当的电极贴附类型，并确保其正确安装和贴合。

护理人员还需要设置除颤设备的相位。相位是指电击波形的形状，可以是单相（经过胸壁）或双相（经过胸壁和背部）。根据医生的指示和设备的要求，护理人员需要选择正确的相位设置，以提供最佳的除颤效果。

在进行参数设置时，护理人员应仔细阅读设备操作手册并遵循设备制造商的建议和要求。他们应熟悉设备的操作界面和功能按钮，确保能够准确设置参数。此外，护理人员还应注意观察患者的反应和监测设备的显示，以便及时调整参数或采取其他必要措施。

4. 监测和记录

在进行除颤治疗过程中，护理人员需要密切监测患者的生命体征、心电图和其他相关指标。同时，准确记录除颤治疗的关键信息，以便医生进行进一步评估和决策。

监测患者的生命体征是至关重要的。这包括监测患者的心率、呼吸频率、血压和氧饱和度等指标。护理人员应使用适当的监护设备，如心电监护仪、脉搏氧饱和度监测仪和血压测量装置等，对患者的生命体征进行实时监测。任何异常变化都需要及时观察和记录，并立即通知医生或相关团队。

护理人员还需要密切观察患者心电图的变化。心电图记录了患者心脏的电活动，可以提供有关心律、心率和心肌功能的重要信息。通过监测心电图，护理人员可以了解除颤治疗前后的心律变化和效果，并及时调整治疗措施。

除了生命体征和心电图，护理人员还应注意其他相关指标的监测。例如，血氧饱和度、动脉血气分析、尿量等指标的监测，有助于评估患者的氧合状态和代谢功能。

护理人员应准确记录除颤治疗的关键信息。这包括治疗时间、使用的能量水平、电极贴附方式、相位设置以及治疗效果等。记录这些信息可以提供给医生进行后续评估，并在需要时调整治疗方案。此外，还可以为科学研究、质量控制和法律要求等提供重要的依据。

在记录除颤治疗信息时，护理人员应遵循相关的记录规范和流程。他们应使用清晰、准确、一致的术语和格式，确保信息的可读性和易于解读的特点。同时，保护患者的隐私和机密信息是非常重要的，护理人员应严格遵守相关的法律和道德规范。

除颤是一项复杂而关键的治疗措施，在恢复患者的心律稳定和生命体征方面发挥着重要作用。护理人员需要通过培训和实践，熟悉除颤设备的操作和电极贴附位置，并按照医生的指示正确设置参数。持续的培训和更新对于护理人员来说至关重要，以确保他们能够提供高质量且安全的护理服务。

（三）心电监护与解读

心电监护是一种对心脏电活动进行连续监测的重要手段，它可以帮助护理人员及时发现和识别各种心律失常、心肌缺血等异常情况。护理人员在进行心电监护时需要具备解读心电图的能力，并且能够及时报告异常情况并采取相应的护理措施。

护理人员应熟悉心电图的基本知识和常见的心律失常类型。他们需要了解正常心电图的特征，包括 P 波、QRS 波群和 T 波的形态、间期和时间间隔等。同时，还需要学习各种心律失常的表现特点，如窦性心动过速、房颤、室上性心动过速、室颤等。通过掌握这些知识，护理人员可以更准确地解读心电图，并及时发现异常情况。

护理人员应掌握心电监护设备的操作和使用方法。他们需要了解设备的功能和操作界面，掌握正确的电极贴附方式，并选择适当的导联和频率设置。此外，护理人员还需要了解设备的报警系统和自动分析功能，以便及时发现和识别异常情况。

在进行心电监护时，护理人员需要密切观察心电图的变化。他们应关注心率、心律、ST 段、QT 间期等指标的变化，并及时比对以前的记录，以便评估患者的心脏状况。如果发现异常情况，如心律失常、ST 段改变等，护理人员应立即报告医生或相关团队，并采取相应的护理措施。

护理人员还可以通过心电图的解读来辅助其他临床判断。例如，在急性冠脉综合征的诊断中，心电图的变化常常具有重要的参考价值。护理人员可以与医生一起分析和解读心电图，为临床决策提供支持。

最后，护理人员还需注重记录和文档工作。他们应准确记录心电图检查的时间、导联、分析结果以及相关的临床情况。这些记录对于医疗团队的交流、回顾和评估都非常重要。

第四节　心血管内科护理中的护士必备的素质、注意事项与常见并发症

心血管内科护理是针对心血管疾病患者进行的专业护理，旨在提供全面的护理措施，帮助患者恢复健康并预防并发症的发生。近年来，随着护理专科护士培养力度的加大、护理硕士生数量的逐步增加，护理队伍的整体素质也进一步得到提升。作为临床护理人员，要求一是注重打牢基础，强化"三基"；二是拓宽知识面，强化学科人文精神；三是在千变万化的临床实践中不断改革创新，使护理技术水平不断提高，护理工作领域不断扩展。只有坚持以上三点，才能不断提高护理水平来适应心血管病介入诊疗的进步。

一、心血管专科护士必备的素质

现代心血管专科护士必须具备的素质包括知识素质、技能素质和情商素质，即护士不仅要具备专业理论知识和操作技能，还必须具备丰富的人文、社

会科学知识，坚韧的毅力和良好的控制力，以及情感沟通和优良的服务态度，才能满足患者日益增长的身心健康需求。心血管专科在临床医学领域中是发展最快的学科之一，新业务、新技术不断涌现，护士必须重组知识结构，吐故纳新，培养多种能力，为患者提供高质量的护理。

（一）知识素质

在当今知识经济型社会中，护士不仅是医嘱的执行者，还必须具备广泛的知识素养，如护理专科知识、心理学知识、人文社会科学知识、循证护理知识、安全法律知识、外语及计算机知识等，只有这样，才能更好地适应患者快速变化、日益增长的健康需求。

1.护理专科知识

随着社会及医学科学的快速发展，现代护理进入一个加速专业化发展的阶段，临床护理需要专家型的护理人才。临床护理专家是指在护理的某一专科或专病领域内，具有较高水平的理论知识和实践技能，具有丰富临床经验的高级护理人才。国外大量研究证实，临床专科护理专家的出现对提高专科护理水平，促进护理学科发展做出了较大贡献。专科化病房的建立对孕育临床护理专家起着积极的推动作用。随着生活水平的提高，住院患者在要求疾病治愈的同时，对健康指导的需求也越来越高，专科护士只有不断加强专科业务知识的培训与学习，通晓专科疾病护理的相关知识和技能，勇于创新，成为专家型的护理人才，才能满足专科护理迅速发展的需要，满足患者日益增长的健康需要。

2.心理学知识

在当今社会中，作为护士，如果不懂心理学，就不能算是一名合格的从业人员。专科护士要学习医学心理学、护理心理学、社会心理学等方面的知识，学习中要注意把握心理护理的基本理论和基本方法，掌握各种心理测量表的使用方法，正确评估患者的心理状态等。同时，要注意理论联系实际，应用心理学知识来解释心血管病患者的各种心理现象，对患者实施有效的心理护理，不断提高心理护理能力。护士本人还须注重自身心理健康的培养，力争使自己具备稳定的情绪、坚韧的意志、良好的性格、广泛的爱好、较强的适应能力与控制力，以便更好地为患者提供高质量的心理护理。

3.人文社会科学知识

随着社会经济的发展，人们生活水平的不断提高，社会竞争日益激烈，疾病谱、死亡谱也发生了相应的变化。以往各种急、慢性传染病被心血管病、恶性肿瘤、糖尿病、心因性疾病等所取代，而这些疾病与诸多不良社会因素的刺激和影响密切相关。护理学是一门兼有自然科学和社会科学的双重性质的学科，护理人员不仅应具备医学、护理专业的知识和技能，而且应掌握相关的人文社会科学知识，才能满足患者生理、心理、社会、精神、文化等多层面的护理需求。因此，护士必须关注服务对象的社会整体性，分析、研究引发各种疾病的社会、心理因素，采取相应的护理手段，提高整体护理水平。

4.循证护理知识

循证护理的产生源于循证医学，受循证医学思想的影响和启发，循证护理悄然兴起并得以迅速发展。循证护理定义为："慎重、准确、明智地应用当前所获得的最好的研究依据，并根据护理人员的个人技能和临床经验，考虑患者的价值、愿望和实际情况，三者结合制订出完整的护理方案。"它使传统的经验护理模式向以科学研究成果为基础的新型护理模式转变，是近年来护理领域发展的新趋势。循证护理既来源于临床，又高于临床，是护理学科的新领域，它要求护理人员展现更多的理性思考，寻求更多的科学证据支持，从事更多的循证研究或进行更多的循证实践活动，使所制订的护理计划更具有针对性、实用性，增加护理干预的有效性，以保证护理工作在严谨的、详尽的、科学的轨道上运转。通过循证护理制定的护理措施，应充分体现患者的愿望，增强患者的依从性，使其以积极的态度，自觉进行康复护理。

5.安全法律知识

医疗护理模式的重点是以患者安全为中心的。患者的安全包括治疗操作安全、用药安全、起居安全、人身安全等。护理人员应熟知国家相关法律条文，如《中华人民共和国民法典》《中华人民共和国刑法》《中华人民共和国医疗事故条例》《中华人民共和国护士条例》及《分级护理指导原则》等，明白自己在实际工作中存在的潜在性的法律问题，以便自觉地遵法守法，保护患者及自己的合法权益，做一个知法、懂法和守法的护理工作者。

（二）技能素质

护士的技能素质主要包括护理操作能力、健康教育能力、交流沟通能力、组织管理能力、科研带教能力、学习研究能力和突发事件的应对能力。

1. 护理操作能力

操作技能包括基础护理操作技能和专科护理操作技能，是指在不同的条件下，规范、精确、熟练地进行某项操作的能力，也称动手能力。操作技能的提高需要不断训练。

2. 健康教育能力

健康教育是研究传播保健知识和技术、影响个体和群体行为、消除危险因素、预防疾病、促进健康的一门科学。通过有计划、有组织、有目标、有措施、有评价的社会教育活动，帮助人们树立正确的健康意识，认识危害健康的因素，提高人们的健康素质和科学文化水平。护士必须具备很强的健康教育能力，才能提高患者治疗的依从性和自我保健的能力。

3. 交流与沟通能力

护患沟通分为言语沟通和非言语沟通。言语沟通包括书面交流和口头交流。有效的言语交流必须做到：简明扼要、用词恰当、语速适中。非言语交流时通过面部表情、手势等肢体语言达到传递信息的作用。人与人的交流至少有2/3属于非言语交流。临床上存在的交流与沟通问题，既有护士的态度问题，也有交流与沟通能力缺乏的问题。护士应加强培训与学习，熟练掌握护患人际关系交流与沟通技巧，提高患者的满意度。

4. 组织管理能力

组织管理能力是指为了有效地实现工作目标，灵活地运用各种方法把各种力量合理地组织和有效地协调起来的能力。在临床实践中，护理工作繁杂多样，并要在规定的时间内完成，如何排列这些任务的优先顺序并井然有序地完成，需要一定的组织管理能力，从某种角度讲，病房的每一位护士都是组织管理者，承担着一定的组织管理任务。

5. 突发事件应对能力

在护理工作中，突发事件随时可能发生，如意外事故、抢险救灾、战伤救护等。在突发事件发生时，护士要保持清醒的头脑，迅速启动应急预案，掌握第一手资料，争取在最短时间内控制局面，并在处理过程中做好评估和记录；突发事件过后，认真做好总结。总之，在应对突发事件时要求护士不但要有护理专业知识，还要有护理管理学、社会学、急救学、心理学等多学科知识，这样才能从容面对、有效解决突发事件中出现的各种疑难问题。

6.教学科研能力

我国护理科研工作起步较晚，发展较慢，与医学科学的发展相比，还存在很大的差距。为了发展我国的护理事业，提高护理工作水平，完善护理学科自身的理论体系，必须大力开展护理科研工作。护士要具备护理科研的基本知识，在临床护理工作中要善于严密观察、勤于思考、捕捉灵感，通过系统地探索和研究，不断总结经验，改进护理方法，提高整体护理水平。

7.学习钻研能力

医院的发展与高质量的医疗护理水平关键在人才，未来医院的核心竞争力是人才的竞争、知识的竞争，但归根结底是学习的竞争。学习只是一个过程，它的最终目的是创新，因此，护士需要刻苦钻研，把学到知识作为自己去创新、去发现的工具，这才是学习的真谛。

（三）道德素质

护士应具备高度的责任感、同情心和慎独精神，对患者尊重、热情、诚挚、关心，取得他们的信任，因为建立相互信任的关系是实施有效护理的关键。道德素质包括以下几点：

1.共情

共情就是体验患者内心世界的能力。共情在工作中主要体现为护士设身处地地理解患者，更准确地把握患者的真实病情和心境，使患者感到被理解、被接纳，从而产生安全、满足的情绪，这对护患关系有积极的促进作用。

2.积极关注

是指从心理学角度对患者的言语和行为的积极方面予以关注，从而使患者拥有正向价值观。患者身上总有这样那样的长处和优点，每个人身上都有潜力存在，都有一种积极向上的动力，通过自己的努力、他人的帮助，每个人都可以比现在生活得更好。

3.尊重

把患者作为有思想感情、内心体验、生活追求和自主特性的活生生的人去对待。尊重意味着对患者不嘲笑、不动怒、不贬抑、不惩罚。即便患者的言谈举止有些失礼，也应以礼相待。尊重也意味着保护隐私，对于患者的秘密、隐私，护士应予以尊重、保护，不应随意外传、议论。

4.热情

热情体现在患者住院治疗的全过程中。从患者入院到出院，护士都应热情、周到地服务，让患者感到自己受到了友善的接待。热情友善能够有效地消除或减弱患者的不安全感，使其感到被接纳、受欢迎。体贴同情患者，尽量满足患者的需求，给患者以安慰及温暖，从精神上使患者树立战胜疾病的信心和勇气。

5.真诚

真诚在护理活动中具有重要的意义，体现了护士发自内心地对患者的关心和体贴。如理解患者的痛苦和难处，主动为患者解决问题，对工作任劳任怨，认真负责，精益求精，严防差错事故的发生。

二、注意事项

（一）严格控制液体摄入量

心血管内科护理中，严格控制液体摄入量是一项重要的注意事项。此举旨在维持体液平衡、防止水肿形成以及减轻心脏负荷，有助于保持心血管系统的正常功能。

1.监测液体摄入量

在心血管内科护理中，监测患者的液体摄入量是一项重要的注意事项。护理人员应记录患者每日摄入的所有液体，包括饮水、饮料、汤类、口服药物含水量等，并尽可能精确地进行测量。为了实现这一目标，可以借助容量杯或瓶子等工具。

监测液体摄入量的目的是掌握患者的液体平衡情况，既能满足患者的生理需求，又能预防液体过多或不足所引发的问题。通过记录和监测摄入量，护理人员可以及时调整患者的液体管理计划，确保其在良好的液体平衡状态下康复。

具体操作上，护理人员应在患者进食或饮水时记录相应的摄入量，并注意不要遗漏任何液体来源。当患者需要口服药物时，应特别关注药物所含的水分量，并将其计算在内。使用容量杯或瓶子等标准化工具可以提高测量的准确性，避免因主观估计而引起误差。

护理人员还应注意液体摄入量的时间分布，以及患者在特定活动或治疗过程中可能产生的额外液体需求。举例而言，如果患者需要进行透析治疗，护理人员应记录透析前后的液体摄入量，以确保透析治疗的效果和安全性。

2.确定合理的液体摄入目标

在心血管内科护理中，确定患者合理的液体摄入目标是非常重要的。这个目标应该根据患者的具体情况和医嘱来确定。

一般而言，为了维持良好的液体平衡和预防液体过多引起的问题，建议患者限制总体液体摄入量。通常推荐的液体摄入目标范围是每天1500~2000毫升。这个范围对于大部分患者来说是适当的，可以满足他们的日常生理需求。

然而，对于某些特殊情况的患者，例如严重充血性心力衰竭或肾功能不全患者，可能需要更严格的液体控制。这些患者需要更加谨慎地限制液体摄入，以减轻心脏负担和保护肾功能。在这种情况下，液体摄入目标可能会更低，需要根据医生的指导和护理人员的监测进行调整。

确定合理的液体摄入目标时，还应考虑患者的整体健康状况、液体平衡状态、尿量和其他相关指标。护理人员需要与医生密切合作，根据患者的实际情况制定个性化的液体摄入计划。这包括确定特定时间段内的液体摄入量、分配给不同的饮食和药物摄入，并在必要时进行调整。

3.注意食物中的液体含量

在心血管内科护理中，除了直接饮用的液体外，我们还需要注意食物中的液体含量。某些食物，例如汤类、水果和蔬菜等，含有较高的水分。

在估算患者的液体摄入量时，我们应该将这些食物中所含的水分纳入考虑范围。这是因为食物中的水分也会对患者的液体平衡产生影响。

汤类食物常常是由水、肉类、蔬菜等原料熬制而成，其中的水分可以被身体吸收。因此，在记录液体摄入量时，我们需要计算患者摄入的所有汤类食物中的水分。这包括汤、羹、粥以及其他液体食物。

许多水果和蔬菜也含有高水分含量。例如，西瓜、草莓、黄瓜、芹菜等都是富含水分的食物。当患者食用这些水果和蔬菜时，他们摄入的水分也应被纳入液体摄入的计算中。

为了准确估算液体摄入量，护理人员应该与患者和家属进行沟通，了解他们日常饮食习惯以及摄入的各种食物和饮料。当记录液体摄入量时，我们需要综合考虑直接饮用的液体和通过食物摄入的液体。

4. 教育患者和家属

在心血管内科护理中，护理人员有责任向患者及其家属提供关于液体摄入控制的详细教育和指导。

告知患者和家属液体控制的目的是维持良好的液体平衡和预防液体过多引起的问题。它可以减轻心脏负荷、保护肾功能，并帮助控制水肿等症状。

解释如何进行液体摄入的监测和控制。这包括使用容量杯或瓶子准确测量饮水和饮料的摄入量，注意食物中的液体含量以及合理分配液体摄入。

教导患者和家属如何记录和报告液体摄入量的情况。这可以通过记录每天的饮水量、食物中的液体含量以及口服药物所含的水分等方式进行。

还要说明过量的液体摄入可能导致水肿、呼吸困难和心脏负荷增加等症状。提醒他们如果出现这些问题，应及时向医生或护理人员报告。

通过详细的教育和指导，患者和家属能够更好地理解液体摄入控制的重要性，并且能够积极参与液体管理计划。这将有助于患者的康复和预防液体相关问题的发生。同时，护理人员还应定期与患者和家属进行沟通和回访，以确保他们正确理解和实施所学到的液体摄入控制知识。

5. 监测体征和症状

在心血管内科护理中，严格控制液体摄入后，护理人员应密切关注患者的生命体征和症状变化。这是为了监测液体控制的效果以及可能出现的问题。以下是需要特别注意的几个方面：

（1）体重变化

体重是评估液体平衡的重要指标之一。护理人员应定期测量和记录患者的体重，并与之前的记录进行比较。如果患者的体重发生显著变化，可能是液体控制不当导致的问题，如液体过多或过少。通过定期监测体重，护理人员可以及时发现并纠正液体摄入不当所引起的问题，确保患者的液体平衡得到维持。

（2）水肿的观察

水肿是液体过多引起的常见症状之一。护理人员应仔细观察患者的身体，特别是双下肢、腹部和手臂等容易出现水肿的部位。如果发现水肿的存在或加重，可能需要重新评估液体控制的方案。通过密切观察和及时反馈，护理人员可以早期发现水肿的迹象，采取相应措施，如调整液体摄入量或采用其他治疗方法，以保持患者的液体平衡和减轻不适症状。这有助于提高患者的生活质量和健康状况。

（3）呼吸困难的加重

液体过多可以导致心脏负荷增加，对呼吸系统功能产生影响。护理人员应密切关注患者是否出现呼吸困难的症状，如呼吸急促、气喘或咳嗽加重等。这些症状可能是液体控制不当所致，导致心功能不良或肺水肿的表现。

护理人员需及时观察和记录患者的呼吸频率、呼吸深度和呼吸音等变化，同时询问患者有无胸闷、气短或活动受限等症状。如果发现呼吸困难的加重，可能需要重新评估液体摄入量，并与医生协商是否需要调整液体管理方案，以保持患者的液体平衡和呼吸系统功能的稳定。

护理人员还需关注患者的血氧饱和度、心率和血压等指标，以全面了解患者的病情并及时采取相应的护理干预措施。

通过密切监测患者的体征和症状变化，护理人员可以及时发现液体控制不当所引起的问题，并采取相应的干预措施。同时，护理人员还应与医生和其他关键人员进行沟通，共同制订和调整液体管理计划，以确保患者的液体平衡得到有效维护。

（二）加强营养支持

在心血管内科护理中，还需要注意加强营养支持。根据患者的病情和营养需求，提供均衡的饮食是一个关键步骤。在为患者制定饮食计划时，应避免高盐、高脂肪和高胆固醇的食物，以控制患者的血压和血脂水平，预防心血管事件的发生。以下是一些具体的注意事项：

1. 控制胆固醇摄入

高胆固醇的饮食也会增加心血管疾病的风险。因此，在制定饮食计划时，需要限制高胆固醇的食物摄入，并增加富含纤维的食物。

（1）限制动物内脏和脂肪

为了控制胆固醇的摄入，需要限制动物内脏和高脂肪的肉类。这些食物通常含有较高的胆固醇，会增加心血管疾病的风险。因此，建议患者减少或避免食用这些食物，并选择低胆固醇的替代品。

对于动物内脏，由于其富含胆固醇，应尽量减少或避免摄入。相反，可以选择其他肉类作为替代品，比如去皮的瘦肉或禽肉。去皮的瘦肉含有较低的胆固醇并且富含优质的蛋白质，是更健康的选择。

高脂肪的肉类也应该限制摄入。这包括油脂较多的肉类，如猪肉、羊肉等。这些肉类不仅含有较高的胆固醇，还富含饱和脂肪酸，会对血脂产生不良影响。为了降低胆固醇的摄入，可以选择去脂肪的肉类，或者选择禽肉作为替代品。禽肉相比于红肉含有较低的胆固醇和总脂肪量。

在制订饮食计划时，营养师或医生应与患者合作，根据患者的具体情况制定个性化的饮食指导。这包括确定适量的肉类摄入，选择更健康的肉类来源，并结合其他营养素的均衡摄入。通过减少动物内脏和高脂肪肉类的摄入，患者可以降低血液中的胆固醇水平，从而降低心血管疾病的风险。

（2）控制黄油和奶油摄入

为了控制胆固醇摄入，黄油和奶油的摄入量应适量控制。这些食物富含饱和脂肪和胆固醇，摄入过多会增加心血管疾病的风险。因此，建议患者在饮食中选择低脂或无脂的乳制品替代黄油和奶油。

黄油是一种高脂肪的食物，它主要由动物脂肪制成，其中包含较高的饱和脂肪和胆固醇。由于饱和脂肪酸对于血脂的不利影响，建议减少黄油的使用量。可以选择其他低脂或无脂的乳制品作为替代，如脱脂牛奶、低脂酸奶和低脂奶酪。这些乳制品通常具有较低的脂肪和胆固醇含量，仍能提供身体所需的营养。

奶油也属于高脂肪食物，与黄油类似，含有较高的饱和脂肪和胆固醇。为了降低胆固醇的摄入，可以选择使用低脂或无脂的替代品来代替奶油。例如，脱脂牛奶可以用于咖啡或茶的调味，低脂酸奶可以作为面包和烘焙食品的替代原料。

（3）限制蛋黄的摄入

蛋黄富含胆固醇，摄入过多会增加心血管疾病的风险。因此，建议患者每天的蛋黄摄入量要在适量范围内，并且可以增加食用蛋白质较多的蛋清。

一般来说，每个鸡蛋黄约含有 200 毫克的胆固醇。根据营养学家的建议，健康成年人每天的胆固醇摄入量应尽量控制在 300 毫克以下。因此，建议患者每周的蛋黄摄入量不超过 3~4 个。这样可以控制蛋黄摄入的总量，减少胆固醇的摄入。

同时，患者可以增加食用蛋白质较多的蛋清。蛋清是蛋的另一个组成部分，它富含优质的蛋白质，并且几乎不含胆固醇。因此，患者可以增加食用蛋清的比例，以满足蛋白质需求，同时减少胆固醇的摄入。

（4）增加纤维摄入

增加纤维的摄入对于控制胆固醇水平非常重要。蔬菜、水果、全谷物和豆类都是富含纤维的食物，摄入足够的这些食物可以帮助降低胆固醇水平。因此，建议患者每天摄入足够的蔬菜和水果，并选择全谷物食物和豆类作为主要碳水化合物来源。

蔬菜和水果是优秀的纤维来源。它们不仅富含膳食纤维，还提供了许多其他营养素和抗氧化物质。建议患者每天摄入 5 份以上的蔬菜和水果。蔬菜可以选择菠菜、苦菊、花椰菜等。水果可以选择新鲜的水果，如苹果、香蕉、草莓等。通过摄入足够的蔬菜和水果，可以有效增加纤维的摄入量，有助于降低胆固醇水平。

全谷物也是富含纤维的重要来源。相比于精制谷物，全谷物保留了更多的纤维和其他营养素。建议患者选择全麦面包、燕麦、全麦米饭等全谷物食物作为主要碳水化合物来源。这些食物富含可溶性和不可溶性纤维，有助于降低胆固醇水平，并提供长效能量。

（5）饮食中注意搭配健康脂肪

在饮食中，虽然需要限制高胆固醇食物的摄入，但是也要注意搭配一定量的健康脂肪。健康脂肪富含不饱和脂肪酸，对心血管健康有益。可以选择橄榄油、亚麻籽油、坚果和鱼类等食物作为替代。

橄榄油是一种优质的健康脂肪来源。它富含单不饱和脂肪酸，如油酸，对于心脑血管健康有益。建议患者使用橄榄油作为烹调用油或凉拌沙拉的调味品，而减少使用黄油或其他高饱和脂肪的动物油脂。

亚麻籽油也是一种富含健康脂肪的食物。亚麻籽油富含 α- 亚麻酸，是一种重要的 ω-3 多不饱和脂肪酸。这种脂肪酸对于促进心脑血管健康、降低胆固醇水平非常有益。可以将亚麻籽油用作凉拌沙拉或加入烘焙食品中。

坚果也是一种富含健康脂肪的食物。坚果如核桃、杏仁、腰果等富含多不饱和脂肪酸和单不饱和脂肪酸，具有抗氧化和抗炎的作用。建议患者每天适量食用坚果作为零食或添加到饮食中，以增加健康脂肪的摄入。

鱼类也是富含健康脂肪的食物之一。鱼类如三文鱼、鳕鱼、金枪鱼等富含 ω-3 多不饱和脂肪酸，对心脑血管健康有益。建议患者每周食用 2~3 次鱼类，选择蒸或煮的方式来减少添加额外的脂肪。

通过控制高胆固醇食物的摄入，增加纤维的摄入量，患者可以降低血液中的胆固醇水平，减少心血管疾病的风险。护理人员在实施饮食指导时，应与营养师合作，制定适合患者的个性化饮食计划，并提供支持和监督，帮助患者改善饮食习惯，保持良好的胆固醇控制。

2. 鼓励适量的蛋白质摄入

蛋白质对于维持心血管健康至关重要。适量摄入富含优质蛋白质的食物可以满足身体对蛋白质的需求，并提供必要的营养支持。建议选择瘦肉、禽类、豆类和乳制品等食物作为蛋白质的来源。

瘦肉是一种优质的蛋白质来源。瘦肉富含高质量的动物蛋白质，并且有相对较低的脂肪含量。可以选择鸡胸肉、火鸡肉、牛肉里脊等瘦肉作为蛋白质的来源。在烹调时，建议选择低脂肪的烹调方式，减少额外添加的油脂。

豆类和乳制品也是植物性和动物性蛋白质的重要来源。豆类如黑豆、黄豆等富含蛋白质，并且还提供了纤维和其他营养成分。乳制品如低脂奶、酸奶和乳酪富含优质蛋白质、钙等营养素。可以适量摄入豆类和乳制品，以增加蛋白质的摄入量。

在制定饮食计划时，护理人员应与患者合作，根据患者的具体情况制定个性化的蛋白质摄入指导方案。通过适量摄入蛋白质，患者可以满足身体对蛋白质的需求，维持心脑血管健康。

除了上述饮食方面的注意事项外，还应强调饮食的多样性和均衡性。合理搭配各种食物，确保患者摄入足够的维生素、矿物质和其他营养素。此外，还需要注意患者的饮食习惯和进食方式，例如减少快餐和外卖的摄入，鼓励规律进餐，咀嚼充分以促进消化和吸收。

在实施营养支持计划时，护理人员应与营养师密切合作，根据患者的具体情况进行个性化的指导和监督。定期评估患者的营养状态和进展，并及时调整饮食计划。

三、常见并发症

（一）心律失常

心律失常是心血管疾病患者常见的并发症之一，包括室上性心律失常和室性心律失常。下面将详细介绍这两种类型的心律失常。

1.室上性心律失常

（1）心房颤动（Atrial Fibrillation，AFib）

心房颤动是一种常见的心律失常，其主要特征是心房的电活动变得快速而不规则。这导致心房无法有效地收缩和排血，进而影响心室的充盈和泵血功能。

心房颤动的常见症状包括心悸、胸闷、乏力等。由于心房无法正常收缩，血液在心房中滞留，容易形成血栓。如果这些血栓脱落并被输送到脑部，可能引发中风。因此，中风是心房颤动最严重的并发症之一。

心房颤动还可能导致心功能的恶化，由于心室充盈不足，心脏泵血功能减退，可能引起心衰。心房颤动还可以导致心肌缺血，即心脏供血不足，如果缺血严重，可能导致心肌梗死。

（2）心房扑动（Atrial Flutter，AFlutter）

心房扑动是一种心律失常，其特点是心房快速而有规律的收缩，导致心室充盈不足。与心房颤动相比，心房扑动可能更严重，并且症状也类似。这种心律失常可能导致血液在心脏中的流动变得不正常，进而影响全身的血液供应。

心房扑动的症状可以包括心悸、胸闷、呼吸急促、乏力等。由于心房扑动使心脏无法有效地将血液泵入主动脉，因此全身器官和组织的氧供应可能受到影响，从而引起头晕、晕厥甚至心力衰竭等并发症。

与心房颤动相似，心房扑动的发作可以是持续性的，也可以是阵发性的。持续性心房扑动指心房扑动持续超过 7 天，而阵发性心房扑动则是指心房扑动发作时间较短，通常在 48 小时内自行终止。

诊断心房扑动通常需要进行心电图检查，该检查可以显示心房扑动的特征性波形。除此之外，医生可能还会进行详细的病史询问和身体检查以确定诊断。

治疗心房扑动的方法包括药物治疗和电复律。药物治疗旨在控制心率和维持正常的心律。电复律则通过施加电击来重置心脏的节律。对于长期存在且反复发作的心房扑动，可能需要考虑射频消融手术或心房起搏器等其他治疗选项。

2. 室性心律失常

室性心动过速（Ventricular Tachycardia，VT）和心室动颤（Ventricular Fibrillation，VF）是室性心律失常的两种常见类型，它们都会导致心室电活动紊乱，进而影响心室的泵血功能。

VT 是指心室过快而不规则的收缩。在 VT 中，心室的电活动异常增快，导致心脏无法有效地将血液泵出体内。这可能导致血流动力学不稳定，造成心脏供血不足和组织器官灌注不良。

VF 是一种更为严重的室性心律失常，其特点是心室电活动完全失序，呈现快速、不规则、无组织性的振动。在 VF 中，心室无法有效地进行收缩，血液无法被泵送至体内。VF 是一种危及生命的情况，如果不及时处理，可能导致心搏骤停和死亡。

VT 和 VF 的发作通常与心脏结构异常、冠心病、心肌梗死、心肌病等心脏疾病有关。其他因素，如电解质紊乱、药物中毒、外伤等也可能引发 VT 和 VF 的发作。

治疗 VT 和 VF 的目标是恢复正常的心律并维持血流动力学的稳定。急救措施包括立即进行心肺复苏和使用自动体外除颤器，以尽快恢复心脏的正常节律。医院的治疗方法包括给予抗心律失常药物、进行电复律或应用心脏起搏器或除颤器等设备进行干预。

（二）心力衰竭

心血管疾病患者常见的并发症之一是心力衰竭。心力衰竭是指心脏泵血功能减退，无法满足身体所需氧气和营养物质的供应。

心力衰竭表现为多种症状，包括呼吸困难、乏力、水肿等。具体而言，心力衰竭可分为左心衰竭和右心衰竭两种类型，这两种情况可能同时出现。

1.左心衰竭

呼吸困难：由于心脏泵血功能减退，导致肺部淤血和液体积聚，使患者感到喘不过气来。

咳嗽和咳痰：多为阻塞性咳嗽，常伴有粉红色痰液，是由于肺部淤血引起的。

疲劳和乏力：因心脏泵血不足，身体组织无法得到足够的氧气和营养物质供应。

心动过速或心律失常：由于心脏负荷增加，容易出现心律异常。

2.右心衰竭

体液潴留：右心泵血功能减退导致组织液体无法很好地回流至静脉系统，造成水肿，尤其是下肢和腹部。

肝功能受损：右心衰竭可引起肝淤血，导致肝功能异常，如黄疸、肝大等。

消化不良：肠道和胃部充血，可能导致恶心、呕吐和食欲不振。

颈静脉怒张：颈静脉回流阻力增加，导致颈静脉怒张。

除了上述并发症外，心力衰竭还可能引起其他问题，如肺动脉高压、肝功能异常等。因此，及早诊断和治疗心力衰竭，并积极管理其并发症，对患者的生活质量和预后至关重要。

（三）冠心病急性冠脉综合征

冠心病是一种常见的心血管疾病，它包括心绞痛和心肌梗死等。当冠状动脉发生阻塞或破裂时，会导致急性冠脉综合征，这是一种严重的并发症。

急性冠脉综合征通常由冠状动脉内斑块破裂、血栓形成或血栓堵塞引起。在这种情况下，供应心脏肌肉的冠状动脉受到严重的血液供应不足，从而导致心肌缺血和缺氧，进而引发一系列症状。

最常见的症状是胸痛，通常描述为压迫性、憋闷感或烧灼样疼痛，可能向左臂、颈部、下颌或背部放射。这种胸痛通常持续数分钟至数十分钟，并可伴有出汗、呼吸困难、恶心、呕吐等不适感觉。除了胸痛以外，一些患者还可能出现焦虑、不安、疲劳、心悸等非特异性症状。

对于急性冠脉综合征的诊断，医生通常会根据患者的症状、体征以及心电图和血液检查等结果进行评估。早期诊断尤为关键，因为及时治疗可以减少心肌损伤和并发症的风险。

治疗急性冠脉综合征的目标是恢复心脏血液供应，缓解心肌缺血和缺氧的症状。常规治疗包括使用药物来扩张冠状动脉、抗血小板治疗、镇痛等。根据病情严重程度，一些患者可能需要紧急的介入治疗，如经皮冠状动脉介入治疗（Percutaneous Coronary Intervention，PCI）或CABG，以恢复冠状动脉的血流。

预防急性冠脉综合征的关键是控制危险因素，如高血压、高血脂、糖尿病等，并采取健康的生活方式，如戒烟、健康饮食、适度的体育锻炼等。

（四）血栓形成

血栓形成是一种常见的疾病并发症，特别在心血管疾病患者中更为普遍。当血液凝结成块并附着在血管壁上时，就形成了血栓。这个过程被称为血栓形成。血栓可以堵塞血管，导致相应器官的缺血和坏死。

在心血管疾病中，血栓形成是一个严重的问题。例如，冠状动脉血栓可以导致心肌梗死。当冠状动脉中的斑块破裂或破碎时，血小板和凝血因子会聚集在破裂处形成血栓。这个血栓可以堵塞冠状动脉，限制心脏肌肉的血液供应，导致心肌缺血和缺氧，最终导致心肌梗死。

另一个常见的血栓形成引发的情况是脑血管血栓，可能导致脑卒中。脑卒中是由于脑部的血管被血栓阻塞导致的供血不足。这可能是由于斑块破裂或动脉硬化引起的。当血栓阻塞了脑部的血管时，脑组织无法得到足够的氧气和营养物质，导致脑细胞损伤甚至死亡，而这就是脑卒中所产生的后果。

除了心肌梗死和脑卒中，血栓形成还可能发生在其他部位，例如深静脉血栓（Deep Venous Thrombosis，DVT）和肺部栓塞。DVT是指在深静脉内形成的血栓，通常出现在下肢。如果这个血栓脱落并进入肺部的肺动脉，则可能引发肺部栓塞。肺部栓塞是一种严重的状况，因为它会导致肺循环受阻，影响氧气供应，并可能导致肺部组织损伤甚至死亡。

预防血栓形成非常重要，特别是心血管疾病患者。一些常见的预防措施包括使用抗凝药物、抗血小板药物、改善生活方式、积极控制危险因素（如高血压、高血脂、糖尿病等），以及使用弹性袜等辅助装置来减少静脉栓塞发生的风险。

对于已经发生血栓的患者，治疗目标是尽早恢复血液循环，溶解血栓并恢复供血。这可能包括使用抗凝药物和抗血小板药物来阻止进一步的血栓形成，以及进行介入手术或外科手术来清除血栓。

（五）感染

心血管内科患者由于免疫功能下降和长期卧床，存在较高的感染风险。他们的身体抵抗力较弱，容易受到各种感染的威胁。常见的感染包括呼吸道感染、尿路感染和血液感染等，这些感染可能使得患者的健康状况进一步恶化。

呼吸道感染是最常见的感染类型之一。心血管疾病患者特别容易出现肺部感染，如肺炎。这可能是因为他们的免疫系统功能受损，加上长期卧床，导致肺部通气不畅，容易滋生细菌和病毒。呼吸道感染可以引起咳嗽、胸闷、发热等症状，并且在心衰、心肌梗死等情况下会加重病情。

尿路感染也是心血管患者常见的感染类型。尤其是长期使用导尿管或尿潴留的患者更容易受到尿路感染的影响。尿路感染的症状包括尿频、尿急、尿痛、尿血等，如果不及时治疗，可能会导致严重的肾脏感染。

血液感染是一种严重的并发症，对心血管患者的健康有着重要影响。血液感染通常由细菌进入血液循环引起，可能源自其他感染灶，如呼吸道或尿路感染。血液感染可以导致发热、寒战、低血压、心慌、恶心等症状，严重时会威胁生命。

为了预防感染，心血管内科患者需要采取一系列措施。首先，保持良好的个人卫生习惯，包括经常洗手、正确使用口罩等，以减少病菌传播的风险。其次，遵守医生的建议，按时完成药物治疗，特别是抗生素治疗，以有效控制感染。此外，加强营养，保持充足的水分摄入，适度锻炼以增强免疫系统功能也是重要的措施。同时，定期进行相关检查和筛查，如呼吸道病原菌检查、尿液常规检查等，以及根据医生指导使用抗感染药物进行治疗。

对于已经发生感染的心血管患者，早期诊断和及时治疗非常重要。医生会根据感染部位和病情选择合适的药物治疗，并密切监测患者的病情变化。

（六）肺部并发症

心血管内科患者常伴有肺部并发症，其中包括肺水肿和肺栓塞等疾病。这些并发症会严重影响患者的呼吸功能，导致呼吸困难、气促等不适症状。

肺水肿是一种严重的肺部并发症，它通常与心力衰竭相关。当心脏无法有效泵送血液时，血液回流到肺部超过其承载能力，导致肺部充血和液体渗出。这会引起肺泡间负压增加，将导致液体渗入肺泡腔内，造成肺水肿。

肺水肿会导致呼吸困难、气促、咳嗽、胸闷等症状。患者可能感到无法深呼吸或躺下时呼吸困难的情况加重。严重的情况下，患者可能出现面色青紫、意识改变甚至窒息。

另一个常见的肺部并发症是肺栓塞。肺栓塞是由于血栓堵塞肺动脉或其分支而引起的肺血流阻塞。这些血栓通常来自下肢深静脉形成的血栓，随着血液流经体循环而到达肺部。一旦血栓堵塞了肺动脉，会导致肺血管阻塞和肺组织缺血。

肺栓塞患者可能出现呼吸困难、胸痛、咳嗽、咯血、心悸等症状。严重的肺栓塞甚至可能导致休克、晕厥和猝死。对于心血管疾病患者，特别是存在静脉血栓形成风险的患者，如深静脉血栓形成或房颤的患者，应尤为警惕肺栓塞的发生。

预防和及时治疗肺部并发症对于心血管内科患者非常重要。要控制好原发病，如心力衰竭、高血压等，可以减少肺水肿的发生。积极采取措施预防深静脉血栓形成，包括使用弹性袜、定期活动肢体、避免长时间卧床等。

对于已经发生肺部并发症的患者，早期诊断和及时治疗十分重要。医生会根据患者的病情选择合适的治疗方案，包括给予氧气支持、使用利尿剂、抗凝药物等。在严重情况下，可能需要进行介入手术或外科手术来清除血栓或改善肺功能。

第五章　骨科护理

第一节　骨科疾病的概述与分类

骨科疾病是指影响骨骼系统的各种疾病和病变。骨骼系统由骨骼、关节、肌肉、韧带等组成，它们共同协调工作来支持身体结构、保护内脏器官，并提供运动功能。骨科疾病可以包括骨折、关节疾病、肌肉韧带损伤、骨质疏松症等多种疾病。

骨科疾病的分类主要根据疾病类型、病因、受累部位等进行。下面将对常见的骨科疾病进行概述和分类。

一、骨折与骨裂

骨折与骨裂是常见的骨科疾病，它们都是指骨骼组织的损伤，但在性质和临床表现上有所不同。

（一）骨折

骨折是指骨骼断裂或破碎的情况，通常是由于外力作用引起的。骨折可以发生在任何年龄段，包括儿童、青少年和成人。骨折根据骨折部位、骨折类型、骨折稳定性等因素进行分类，以便进行正确的诊断和治疗。骨折的分类如下：

1.骨折部位

上肢骨折：包括手指、手腕、前臂、上臂等部位的骨折。

下肢骨折：包括足趾、脚踝、胫骨、腓骨、小腿骨折以及大腿骨折等。

脊柱骨折：脊柱骨折通常发生在颈椎、胸椎和腰椎部位。

2.骨折类型

闭合性骨折：闭合性骨折是指骨骼断裂但皮肤未破裂的骨折，也被称为简单骨折。在闭合性骨折中，骨片没有与外界环境接触，因此不易引起感染。这种类型的骨折通常可以通过适当的复位和固定手段进行治疗。及时的诊断和正确的治疗对于闭合性骨折的康复至关重要，能够确保骨折的愈合、功能的恢复和预防并发症的发生。

开放性骨折：开放性骨折是指伴有外伤性创口的骨折，容易引发感染并需要紧急处理。在开放性骨折中，骨片突破皮肤导致创口，增加了感染的风险。这种类型的骨折需要立即处理，包括清洁伤口、预防感染，并进行适当的复位和固定手术。及时的紧急处理对于开放性骨折的治疗至关重要，以确保伤口愈合、骨折稳定和预防并发症的发生。

压缩性骨折：压缩性骨折是指骨骼在受到压力作用下发生纵向挤压的骨折，常见于椎体。在压缩性骨折中，骨骼受到外力的压迫，导致骨骼结构沿纵向压缩变形。这种类型的骨折通常出现在脊柱的椎体部分，可导致背痛、身高减少以及姿势异常等症状。压缩性骨折需要进行适当的影像学检查来确认诊断，并根据骨折程度和症状选择合适的治疗方法，例如保守治疗、手术复位或植入支撑物来恢复骨骼稳定性和功能。

横断性骨折：横断性骨折是指骨折线与骨长轴呈直角或近直角的骨折。在这种类型的骨折中，骨折线几乎与骨骼的纵向方向垂直或接近垂直。横断性骨折常见于外力作用下对骨骼的直接冲击或扭曲力导致的损伤。根据骨折的位置、严重程度和骨骼的稳定性，选择合适的治疗方法，如保守治疗、手术复位和内固定等来促进骨折的愈合和功能的恢复。及时的诊断和正确的治疗对于横断性骨折的康复至关重要，以确保骨骼的稳定和预防并发症的发生。

斜行骨折：斜行骨折是指骨折线与骨长轴呈斜线的骨折。在这种类型的骨折中，骨折线是倾斜的而不是与骨骼的纵向垂直。斜行骨折通常由外力在骨骼上施加扭曲或弯曲力引起。

螺旋骨折：螺旋骨折是指骨折线沿着骨干绕行，形成类似螺旋形状的骨折。在这种类型的骨折中，骨折线呈旋转状，通常是由于外力引起的扭曲或旋转作用造成的。螺旋骨折常见于长骨的骨干部位。

（二）骨裂

骨裂是一种不完全性骨折，又称为"裂纹骨折"，指的是由于直接打击、轻微撞击或其他原因导致骨质出现裂纹，但是尚未出现骨质移位，是程度较轻的骨折。骨裂患者可表现为局部肿胀、疼痛，皮肤可出现瘀斑，肢体活动受限。临床上常见的骨裂有胸骨裂、髌骨骨裂、手腕骨裂、颅骨骨裂、髂骨骨裂等。骨裂应引起足够重视，及时进行正规治疗，以免骨质裂缝越来越大，难以愈合。骨裂的分类如下：

1.疲劳性骨裂

疲劳性骨裂是一种由于持续应力作用而导致的骨质疲劳和骨折现象，常见于经常从事高强度运动或长期从事重复性工作的人群。这种类型的骨折通常发生在承受重压和重复冲击的部位，如距骨、胫骨、腰椎等。

疲劳性骨裂是由于持续的机械刺激引起骨骼组织无法及时修复，而导致骨骼逐渐疲劳积累，最终出现骨折。常见的原因包括过度训练、频繁的冲击、不合理的训练计划、运动装备不当以及骨质疏松等。

疲劳性骨裂的症状可能是隐匿的，开始时可能只表现为轻微的骨痛或不适感，但随着应力的继续积累，疼痛可能会加剧且持续存在，甚至可能出现活动受限、肿胀和局部触痛等症状。

2.压缩性骨裂

压缩性骨裂是指在骨质受到外部压力时发生的骨裂现象。这种类型的骨裂通常出现在脊柱或骨质较弱的区域，如脊椎骨、髋骨等。

当身体从高处坠落并着地时，骨骼受到巨大的压力冲击，导致骨质发生压缩性骨裂。

骨质疏松使骨骼变得脆弱，容易发生骨折。当骨质疏松严重时，即使承受正常压力也可能导致骨质压缩性骨裂。

压缩性骨裂的症状包括局部疼痛、活动受限、身高减少（脊柱骨裂）、行走困难和姿势异常等。诊断通常通过临床评估、影像学检查（如 X 射线、CT 扫描）以及骨密度检测来确认。

3.应力骨裂

应力骨裂是指由于重复的应力或冲击作用而导致骨质发生裂纹的一种骨折类型。这种骨折通常发生在经常承受高频率、高强度活动的部位，如跑步时的跟骨裂、舞蹈运动中的髋臼裂等。

长时间进行高频率的运动，如长跑、篮球、网球等，会使骨骼受到反复应力和冲击，引发应力骨裂。

过度训练也会导致肌肉疲劳和减弱，进而增加了骨骼对应力的负担。如果没有足够的休息和恢复时间，骨质可能无法及时修复，从而出现骨裂。

应力骨裂的症状可能是隐匿的，开始时可能只表现为轻微的疼痛或不适感，但随着应力的继续积累，疼痛可能会加剧且持续存在，甚至可能出现活动受限、肿胀和局部触痛等症状。

骨折与骨裂虽然在性质上有所不同，但都需要得到及时的诊断和治疗。一般情况下，骨折需要采取复位、固定和康复训练等措施来促进骨折愈合和功能恢复。而对于骨裂，一般可以通过休息、减轻压力、物理治疗和营养补充来促进其修复。

二、关节疾病

（一）关节炎

关节炎是指关节发生的炎症性疾病，常见类型包括类风湿性关节炎（Rheumatoid Arthritis，RA）和骨关节炎（Osteoarthritis，OA）。

1.类风湿性关节炎

类风湿性关节炎是一种慢性、进展性的自身免疫性疾病，主要影响关节。它是由于免疫系统出现异常反应，攻击身体自身的关节组织，导致关节发生炎症和损害。RA可以累及多个关节，包括手指、腕关节、肘关节、膝关节等。

RA的症状包括关节肿胀、疼痛、僵硬、活动受限、早晨起床时关节僵硬时间延长、疲劳和全身不适感。炎症还可能导致关节变形、关节软骨破坏和骨质疏松。此外，RA也可能影响其他器官，如心血管系统、肺部和眼睛等。

治疗RA的目标是减轻炎症、缓解疼痛、改善功能和预防关节损伤。常用的治疗方法包括药物治疗、物理治疗、手术干预和生活方式管理。药物治疗包括非甾体抗炎药、糖皮质激素、改善病情的抗风湿药等。物理治疗可以通过热敷、冷敷、按摩、运动疗法等来减轻症状和改善关节功能。

2.骨关节炎

骨关节炎是关节炎类疾病中很常见的一种，全世界每年发病人数超过千万。通常又称其为磨损退变性关节炎，当关节表面的软骨随着时间的延长出现磨损的时候就容易导致骨关节炎的产生。骨关节炎可以影响全身大部分关节包括颈腰椎，膝关节，髋关节和指间关节等。骨关节炎是逐渐进展加重性的疾病且不能根治，目前的治疗以延缓病情发展，减轻疼痛和改善关节功能为目的。

OA最常见的部位是膝关节、髋关节、手指关节和脊柱。其症状包括关节疼痛、僵硬、关节肿胀、活动受限、关节发出摩擦声音或刺痛等。OA的疼痛通常会随着活动的增加而加剧，休息则可以稍有缓解。

治疗OA的方法主要包括非药物治疗和药物治疗。非药物治疗包括体重控制、适当运动、物理治疗、热敷、冷敷、使用辅助器具和改善关节使用姿势等。药物治疗包括非甾体抗炎药、局部疏骨药物、关节内注射药物等。在严重病例中，手术干预如关节置换手术可能是必要的。

（二）滑膜炎

滑膜炎是一种常见的关节疾病，主要指滑膜发生的炎症反应。滑膜是关节内的一层薄膜，它具有分泌滑液、润滑关节运动和提供营养等重要功能。当滑膜受到损伤、感染或其他刺激时，就会引发滑膜炎。

滑膜炎可以分为感染性滑膜炎和非感染性滑膜炎两种类型。

1.感染性滑膜炎

感染性滑膜炎是由细菌、病毒或其他微生物感染引起的滑膜炎症。常见病原体包括金黄色葡萄球菌、链球菌、肠球菌等。感染性滑膜炎通常由血液循环中的细菌进入关节引起，也可以通过外伤、手术或其他局部感染途径传播。

感染性滑膜炎的症状包括关节肿胀、红热、剧痛、活动受限和全身症状如发热、寒战等。关节肿胀可能伴有滑膜渗出物的积聚，导致关节腔内液体增加。

治疗感染性滑膜炎的关键是早期诊断和及时治疗。一般情况下，需要进行滑膜穿刺，以便分离和鉴定病原体，并根据药敏试验选择合适的抗生素治疗。同时，也需要注意休息，通过卧床休息和升高患肢等措施来减轻关节炎症的反应。

2.非感染性滑膜炎

非感染性滑膜炎是指滑膜发生炎症反应，但没有细菌、病毒或其他微生物感染。它可以由多种原因引起，如创伤、过度使用、自身免疫反应等。

常见的非感染性滑膜炎类型包括类风湿性滑膜炎、结节性滑膜炎和创伤性滑膜炎等。

（1）类风湿性滑膜炎

类风湿性滑膜炎是一种属于类风湿性关节炎（RA）的滑膜炎症性疾病。它主要累及滑膜组织，是一种慢性、进展性的自身免疫性疾病。

类风湿性滑膜炎的症状和特点与 RA 相似。常见症状包括关节肿胀、疼痛、僵硬、活动受限、早晨起床时关节僵硬时间延长、疲劳和全身不适感。滑膜炎症还可能导致关节变形、关节软骨破坏和骨质疏松。此外，类风湿性滑膜炎也可能影响其他器官，如心血管系统、肺部和眼睛等。

治疗类风湿性滑膜炎的目标是减轻炎症、缓解疼痛、改善功能和预防关节损伤。常用的治疗方法包括药物治疗、物理治疗、手术干预和生活方式管理。

（2）结节性滑膜炎

结节性滑膜炎是一种罕见的非感染性滑膜炎，其特征是滑膜内形成小囊肿样结节。该疾病通常发生在关节周围组织中的滑膜层，主要影响关节活动和功能。结节性滑膜炎可以单发或多发，并且常伴有滑膜充血、水肿和关节积液等症状。

结节性滑膜炎的病因目前还不十分清楚，但有人认为它可能与过度使用关节、外伤、代谢紊乱以及免疫系统异常等因素有关。此外，遗传因素也可能对该疾病的发生起到一定作用。

结节性滑膜炎的临床表现因患者个体差异而不同。一般来说，患者会出现关节疼痛、肿胀和僵硬感。受影响的关节活动范围可能会受限，导致日常生活功能的受损。关节积液也是该疾病的常见症状之一，关节液可呈黄色或混浊的外观。

诊断结节性滑膜炎通常通过临床症状、体格检查和影像学检查进行。关节的 X 线、MRI 以及超声波检查可以帮助医生确定滑膜内结节的存在及其程度。

在确诊后，治疗方案主要包括非手术和手术治疗。

（3）创伤性滑膜炎

创伤性滑膜炎是指由于关节外伤、手术或其他刺激引起的滑膜炎症。它是一种局部性的滑膜炎症反应，仅影响受伤关节的滑膜组织。

创伤性滑膜炎的发生通常与关节的直接损伤有关，如扭伤、撞击或手术操作。这些刺激会导致滑膜组织的炎症反应，出现关节肿胀、疼痛、红热和活动受限等症状。

在创伤性滑膜炎的治疗过程中，需要注意保护受伤关节，避免再次受伤或过度使用。这包括避免剧烈运动或重负荷活动，以及正确使用支具或外固定装置来稳定关节并提供支撑。

治疗非感染性滑膜炎的方法主要包括药物治疗和物理治疗。药物治疗可以使用非甾体抗炎药来减轻炎症和缓解疼痛，也可以应用类固醇激素进行关节内注射以减轻炎症反应。物理治疗包括冷敷、热敷、按摩、理疗和康复训练等，旨在缓解症状、促进康复和恢复关节功能。

（三）弹性韧带损伤

弹性韧带是连接骨骼的重要组织，其主要功能是提供关节的稳定性和支撑。然而，在一些运动或外伤情况下，弹性韧带可能会受到损伤，导致关节功能受限。

常见的弹性韧带损伤发生在膝关节和踝关节上。其中，前交叉韧带损伤是膝关节最常见的韧带损伤之一。这种损伤通常发生在剧烈运动、扭伤或意外事故中，如跳跃、转身时的错误落地造成的冲击力过大。膝关节前交叉韧带是连接股骨和胫骨的重要结构，当其受伤时，会导致关节不稳定、疼痛和功能障碍。

踝关节的韧带扭伤也非常常见。踝关节由胫骨和腓骨与距骨组成，其周围有多个韧带起到稳定作用。韧带扭伤通常发生在踝关节扭转或者外力撞击造成的情况下，例如踩空、不稳定的地面或者剧烈运动中。踝关节韧带损伤会导致肿胀、疼痛、关节不稳定以及行走困难。

弹性韧带损伤的严重程度可分为轻度、中度和重度。轻度损伤通常只是韧带的拉伤，而中度损伤可能涉及部分撕裂，重度损伤则是完全断裂。治疗方法根据损伤的程度和具体情况而定，可以包括保守治疗（如休息、冷敷、按摩、物理治疗等）或手术修复。

预防弹性韧带损伤的措施包括正确的运动姿势和技巧，适当的热身和拉伸运动，以及佩戴适合的保护装备，如护膝、护踝等。此外，避免剧烈运动时过度用力、注意环境安全也是预防这类损伤的关键。

三、骨质疏松症

骨质疏松症是一种常见的骨骼疾病，主要特征是骨量减少、骨质变薄和骨骼易碎。骨质疏松症通常发生在中老年人身上，尤其是女性更容易受到影响。这是因为女性在更年期后，雌激素水平下降，导致骨组织的吸收增加并且新生骨量减少。骨质疏松症可以分为以下几类：

（一）原发性骨质疏松症

原发性骨质疏松症是一种没有明显病因的骨质疏松症，最常见的类型是老年性骨质疏松症。老年性骨质疏松症主要发生对象是 50 岁以上的中老年人，尤其是女性更容易受到影响。这是因为女性在更年期后，随着雌激素水平下降，会导致骨组织的吸收增加并且新骨组织的生成速度减慢。

老年性骨质疏松症的病理过程主要涉及骨质破坏和破骨细胞活动增加超过骨形成细胞的活动，导致骨量减少和骨质变薄。骨质疏松症使得骨骼变得脆弱，易于发生骨折，尤其是腰椎、髋关节和手腕等部位的骨折风险增加。

老年性骨质疏松症的症状可能不明显，直到出现骨折等严重后果才会被发现。常见的症状包括骨折易发、身高降低、背部弯曲（俗称驼背）和骨痛。骨质疏松症还可能导致活动能力下降、日常生活功能受限等问题，严重影响患者的生活质量。

预防和治疗老年性骨质疏松症的方法主要包括以下几个方面：

1.健康的生活方式

（1）饮食均衡

保持饮食均衡对于维护骨骼健康至关重要。乳制品是常见的钙来源，如牛奶、酸奶和奶酪。豆类如豆腐、黄豆和黑豆也富含钙。此外，坚果（如杏仁和核桃）和绿叶蔬菜（如菠菜和油菜）也是良好的钙来源。

维生素 D 可通过阳光合成，但在某些地区或季节可能导致维生素 D 摄入不足。因此，食物中摄取维生素 D 也很重要。鱼类是优质的维生素 D 来源，尤其是油性鱼如鲑鱼、鳕鱼和金枪鱼。蛋黄、奶制品也含有一定量的维生素 D。

如果饮食无法提供足够的钙和维生素 D，医生可能会建议口服补充剂。根据个人需求和医生的建议，可以选择合适的钙和维生素 D 补充剂。

（2）限制酒精和咖啡因摄入

限制酒精和咖啡因的摄入对于维护骨骼健康很重要。骨质疏松症与过度饮酒有关。酒精可能干扰骨骼细胞的功能，影响钙的吸收和利用，从而导致骨质流失加剧。减少或戒除酒精摄入对于保持骨骼健康非常重要。

过多的咖啡因摄入可能也与骨质健康有关。咖啡因可影响钙的吸收和利用，增加钙的排泄。因此，适量饮用咖啡或茶是一个好的选择。具体而言，每天摄入不超过 300 毫克的咖啡因（约 3 杯咖啡）是比较合适的，但也应根据个人情况进行调整。

除了酒精、咖啡和茶，还有一些其他健康的饮品可以选择。例如，牛奶是一种富含钙的饮品，对于骨骼健康非常有益。如果不喜欢牛奶，可以选择豆奶或其他植物性奶制品，确保摄入足够的钙。

2. 药物治疗

药物治疗在高危患者或已经发生骨折的患者中可被考虑，以帮助增加骨密度和降低骨折风险。以下是一些常用的治疗药物：

（1）双膦酸盐类药物

双膦酸盐类药物是常用于治疗骨质疏松症的药物之一，包括阿仑膦酸钠和伊班膦酸钠等。

双膦酸盐类药物通过抑制骨吸收细胞（骨破坏细胞）的活动来减缓骨质流失速度。它们能够与骨矿化相关的细胞发生相互作用，抑制骨吸收过程，并改善骨骼健康。这种作用有助于增加骨密度，并降低骨折风险。

双膦酸盐类药物通常需要医生处方，并根据个体情况进行剂量和用药方案的调整。使用这些药物时，应按照医生的指示规定的剂量和频率进行用药，并且要注意遵守药物的使用说明。

在使用双膦酸盐类药物期间，可能需要进行定期的骨密度检查和血液测试，以监测治疗效果和药物的耐受性。此外，这些药物可能会引起一些副作用，如胃肠道反应、头痛、肌肉酸痛等。如果出现不适或其他不寻常的症状，应及时告知医生。

需要注意的是，双膦酸盐类药物的使用需要遵循医生的建议和监督，并且在治疗过程中可能需要定期复查和调整用药方案。

（2）雌激素替代疗法

雌激素替代疗法是一种常用于维护骨骼健康的治疗方法，特别适用于女性。雌激素在骨骼健康方面发挥着重要作用。在更年期后，由于卵巢功能衰退，女性体内雌激素水平下降，这可能导致骨密度减少和骨质疏松风险增加。雌激素替代疗法通过提供外源性雌激素来补充体内缺乏的激素，以帮助维持骨密度，并减少骨折风险。

雌激素替代疗法不适用于所有女性。在考虑使用雌激素替代疗法之前，医生会对患者进行个体评估，包括综合考虑患者的年龄、更年期症状、骨密度测试结果以及患者的整体健康状况。潜在的利益与风险需要权衡，以确定是否适合进行雌激素替代疗法。

雌激素替代疗法有多种剂型可供选择，包括口服药片、贴片、凝胶或阴道制剂。不同的剂型适用于不同的患者需求和偏好，医生会根据患者的具体情况来推荐最合适的剂型。

雌激素替代疗法可能伴随一些风险和副作用。例如，长期使用雌激素替代疗法与乳腺癌、心血管疾病等潜在风险相关。因此，医生会根据患者的个体情况和对利益与风险的评估，权衡是否进行雌激素替代疗法，并在治疗过程中进行定期监测和调整。

（3）其他药物

除了双膦酸盐类药物和雌激素替代疗法外，还有其他药物可用于治疗骨质疏松症。

例如雷洛昔芬，它是一种非甾体类化合物，通过调节雌激素受体的活性来减少骨质流失。选择性雌激素受体调节剂在某些情况下可以用来增加骨密度，并降低骨折风险。

某些药物如硝酸盐、钠氟化物等被归类为钙离子抑制剂，它们可以抑制骨吸收细胞中的钙离子通道，从而减缓骨质流失速度，并可能对骨密度有一定的积极影响。

长期使用高剂量的类固醇（如肾上腺皮质激素）可能导致骨质疏松症。在这种情况下，医生可能会考虑采取药物干预措施，例如补充钙和维生素 D，以及使用其他药物来减轻骨质流失的影响。

药物治疗应由医生根据个体情况和病情评估来决定，并且需要密切监测和遵循医嘱。在使用任何药物之前，请咨询医生，并了解可能的副作用和风险。药物治疗通常与其他措施（如饮食、运动和生活方式改变）结合使用，以综合提高骨骼健康水平。

（二）继发性骨质疏松症

继发性骨质疏松症是指由于其他因素引起的骨质疏松症，不同于原发性骨质疏松症。

继发性骨质疏松症的发生与其他因素密切相关。常见的诱因包括长期使用某些药物，如激素类药物（例如高剂量的肾上腺皮质激素）、抗癫痫药物、抗抑郁药物等，这些药物可能干扰正常的骨组织代谢和钙平衡。其他引起继发性骨质疏松症的因素还包括慢性肾脏疾病、甲状腺功能减退、风湿性疾病（如类风湿关节炎）、消化系统疾病（如克罗恩病）以及某些遗传性疾病等。

继发性骨质疏松症的病理机制多种多样。例如，长期使用激素类药物可能抑制骨形成细胞的活动，导致骨质减少。慢性肾脏疾病会干扰维生素 D 的代谢和激活，影响钙的吸收和骨再吸收的调节。甲状腺功能减退会降低甲状腺激素水平，从而影响骨代谢。

对于继发性骨质疏松症，首要任务是针对潜在的原因进行预防或治疗。例如，在使用激素类药物时，医生可能会考虑采用最小有效剂量、寻找替代药物或者同时进行骨保护治疗。对于慢性肾脏疾病患者，积极控制血压和血糖，适当调整饮食以及辅助维生素 D 和钙摄入等都有助于改善骨质健康。

继发性骨质疏松症的治疗往往需要综合措施。除了针对潜在的原因进行治疗外，常规的骨质疏松症治疗方法也适用于继发性骨质疏松症患者，如补充钙和维生素 D、进行适量的体力活动、限制饮酒和戒烟等。

骨质疏松症的主要症状包括骨折易发、身高降低、背部弯曲、骨痛等。常见的骨折部位有腰椎、髋关节和手腕等。由于骨质疏松症多数没有明显的症状，因此容易被忽视，直到出现骨折等严重后果才会被发现。

四、肌肉损伤

肌肉拉伤是一种常见的运动损伤，指肌肉纤维受到过度牵拉或撕裂，导致疼痛、肿胀和功能障碍。肌肉拉伤的病因主要包括以下几个方面：

（一）不适当的姿势

不恰当的姿势和技术是肌肉拉伤的一个常见原因。如果在运动过程中使用错误的姿势，比如错误地举起重物、采取不正确的跑步姿势等，都会增加肌肉受伤的风险。

因此，在进行任何形式的运动活动时，确保使用正确的姿势和技术非常重要。这包括寻求专业教练或指导员的帮助，通过正确的指导和训练来学习正确的运动技巧，以减少肌肉拉伤的发生。此外，了解并遵循运动的安全规范和注意事项也至关重要，以确保在运动中保持正确的姿势和技术，并避免潜在的运动损伤。

（二）不足的热身和准备活动

不足的热身和准备活动往往是导致肌肉拉伤的常见原因之一。在进行任何体力活动之前，适当的热身和准备对于预防肌肉拉伤至关重要。

热身活动主要通过增加肌肉温度来改善肌肉的弹性和灵活性。当我们进行剧烈运动时，肌肉会收缩和放松，如果肌肉处于冷却状态，则容易出现拉伤。而通过热身活动，肌肉温度会上升，血液流通也会增加，从而为肌肉提供了更多的氧气和营养物质，进一步增强了肌肉的功能和弹性。

热身活动还可以帮助我们提高心肺功能和身体代谢率。通过进行适当的有氧热身活动，如慢跑、跳绳等，我们可以逐渐提高心率，使心血管系统适应运动的需求。这样不仅可以增加身体的耐力和持久力，还可以加速新陈代谢，促进脂肪燃烧，从而帮助我们更好地进行后续的运动训练。

在进行热身活动时，我们应该注重全身各个部位的拉伸和活动。这样可以帮助我们预防肌肉不平衡和关节僵硬，提高身体的整体柔韧性。常见的热身活动包括颈部、肩部、手臂、腰部、臀部、腿部等部位的轻微伸展和旋转运动。

（三）突然的剧烈运动或扭曲动作

突然的剧烈运动或扭曲动作也是引起肌肉拉伤的常见原因之一。这种情况下，肌肉在短时间内受到较大的张力或压力，超过了其正常承受范围，从而导致肌肉组织的损伤。

当我们进行突然的剧烈运动时，例如快速转身、突然停顿、急剧加速等，肌肉会突然收缩和放松，这种突变会增加肌肉和韧带的负担。当肌肉没有足够的时间来适应这种突然的压力时，容易发生拉伤。同样地，扭曲动作也会对肌肉造成额外的应力，进而引发拉伤的风险。

突然的剧烈运动往往会导致肌肉协调不良和身体平衡失控。在进行复杂的动作或高强度的运动时，如果肌肉之间的配合不协调，或者我们的身体无法保持稳定的平衡，那么肌肉受力的分布就会不均匀，某些肌肉群可能会受到过多的拉伸或压力，从而引发拉伤。

为了预防这种情况下肌肉拉伤的发生，我们应该注重技巧的训练和逐步增加运动强度。通过系统的训练，我们可以提高身体的协调性和平衡能力，使肌肉群之间的配合更加协调，减少不必要的应力集中在某个部位。

肌肉拉伤可以分为一级拉伤、二级拉伤、三级拉伤，这三个分别有不同程度的严重性。

一级拉伤：一级拉伤是轻度的肌肉纤维拉伤，通常疼痛轻微，没有明显的活动障碍，肌肉力量基本保持正常。

二级拉伤：二级拉伤是中度的肌肉纤维拉伤，疼痛明显，可能有局部肿胀和瘀斑，活动范围受限，肌肉力量下降。

三级拉伤：三级拉伤是严重的肌肉纤维撕裂，疼痛剧烈，局部肿胀明显，常伴有明显的瘀斑和肌肉力量丧失，活动完全受限。

拉伤后处理和治疗肌肉拉伤的方法包括以下几个方面:

1.休息和保护

在发生肌肉拉伤后,休息和保护是非常重要的步骤,以避免造成进一步的损伤。

休息对于受伤肌肉的恢复非常关键。在拉伤后,肌肉组织需要时间来修复和再生。过度活动或负重运动可能会导致肌肉拉伤恶化,并延长康复时间。因此,在受伤后,我们应该停止相关活动,并给予自己足够的休息时间,以便肌肉能够逐渐愈合。

保护受伤区域也是很重要的。使用弹性绷带、肌肉支撑带等辅助工具可以提供额外的支持和稳定性,减少受伤部位的运动范围,防止进一步扭转或拉伤。这些辅助工具还可以帮助减轻疼痛感和肿胀,并加速康复过程。

在保护受伤区域时,我们还需要注意正确的姿势和动作。避免使用受伤肌肉进行任何剧烈活动,保持身体的平衡和稳定。如果需要进行日常活动,可以考虑使用助行器或拐杖等辅助工具,减少对受伤肌肉的负荷。

此外,寻求专业医生或物理治疗师的建议也是很重要的。专业人士可以根据拉伤的严重程度和类型提供适当的治疗方案和康复计划。他们可能会推荐一些物理疗法,如冷敷、热敷、按摩、理疗等,以促进受伤肌肉的恢复和修复。

2.冷敷和热敷

在拉伤发生后的最初 48~72 小时内,冷敷和热敷是常用的物理疗法,可帮助减轻疼痛、肿胀并促进肌肉恢复。

冷敷被广泛应用于拉伤初始阶段。冷敷可以通过收缩血管、减少血液流入受伤区域,从而减轻疼痛和肿胀。冷敷还能够降低组织代谢率,减少细胞损伤,并抑制炎症反应。最常用的冷敷方法是将冰袋或冰块包裹在毛巾中,然后轻轻按压在受伤处,每次持续 15~20 分钟,每隔 2 小时重复一次。

经过 48~72 小时后,可以开始使用热敷来促进肌肉恢复。热敷可以通过扩张血管、增加血液流量,提高营养物质和氧气的供应,加速废物排出,促进肌肉修复和放松。最常见的热敷方法是使用热水袋、热湿毛巾等,将其放在受伤区域上,每次持续 15~20 分钟,每隔 2~3 小时进行一次。

需要注意的是，在使用冷敷或热敷时，要避免过度应用或超过指定的时间。过度冷敷可能导致组织损伤和低温灼伤，而过度热敷则可能增加炎症反应并引发其他并发症。因此，应严格按照医生或物理治疗师的建议进行冷敷和热敷的使用，以确保安全有效。

3.疼痛管理

在疼痛管理中，非处方药物如布洛芬或对乙酰氨基酚被广泛应用于缓解疼痛和减轻炎症反应。

布洛芬是一种非甾体抗炎药，具有镇痛、退热和抗炎作用。它可以通过抑制体内的炎症介质合成，减少炎症反应并缓解相应的疼痛。然而，布洛芬也存在一些潜在的不良反应，如胃肠道不适、肝肾功能损害等。因此，在使用布洛芬之前，应该咨询医生或药师，了解是否适合自己的情况，并按照指导使用正确的剂量和用法。

对乙酰氨基酚，也被称为扑热息痛，是一种常见的非处方镇痛药。它可以通过抑制体内的疼痛传导物质来缓解疼痛感。与布洛芬相比，对乙酰氨基酚的抗炎作用较弱，主要用于缓解轻度至中度的疼痛和退热。然而，对乙酰氨基酚也有一些潜在的不良反应，如肝功能损害等。因此，在使用对乙酰氨基酚之前，同样应该咨询医生或药师，并严格按照正确的剂量和用法使用。

除了非处方药物，还有其他疼痛管理方法可以考虑。例如，物理治疗和康复训练也可以改善肌肉功能和促进康复。但无论采取何种疼痛管理方法，都建议在专业人士的指导下进行，并根据个人情况选择合适的方案。

五、骨肿瘤相关疾病

骨科疾病是指影响骨骼和与其相关的组织和结构的各种疾病。这些疾病可以涉及骨髓、骨关节、骨软骨、韧带、肌肉和神经等。

骨肿瘤是指在骨组织中形成的良性或恶性肿瘤。这些瘤细胞可以发源于骨骼本身，也可以是其他组织或器官的肿瘤细胞通过血液或淋巴系统迁移至骨骼形成的转移瘤。骨肿瘤的分类可以基于细胞类型、生长模式、发生部位、肿瘤性质以及临床表现等方面。

根据细胞类型，骨肿瘤可分为两大类：良性骨肿瘤和恶性骨肿瘤。良性骨肿瘤生长缓慢，通常局限于骨内，不会扩散到其他部位。良性骨肿瘤常见的类型包括骨囊肿、骨纤维异常增殖症、骨血管瘤等。这些肿瘤在X射线或其他影像学检查中表现为边界清晰的圆形或椭圆形影像，但往往不需要治疗，因为它们生长缓慢，很少引起症状或损害骨骼功能。

恶性骨肿瘤则是一类恶性肿瘤，具有较高的恶变风险和复发率。最常见的恶性骨肿瘤是骨肉瘤，它通常发生在青少年和年轻成年人身上。骨肉瘤生长迅速，可破坏骨骼结构，导致骨痛、肿胀和功能受限等症状。

其他恶性骨肿瘤包括骨转移瘤和多发性骨髓瘤等。骨转移瘤是指其他原发癌症，如肺癌、乳腺癌、前列腺癌等通过血液或淋巴系统转移到骨骼中形成的转移瘤。它们常常引起骨痛、易骨折和骨质疏松等症状。多发性骨髓瘤则是一种骨髓浆细胞恶性增生疾病，常伴随骨质破坏和高蛋白血症等临床表现。

根据发生部位，骨肿瘤可分为中央型骨肿瘤和表浅型骨肿瘤。中央型骨肿瘤通常发生在骨骼的中心部位，如骨干、股骨近端和肱骨近端等。常见的中央型骨肿瘤包括骨肉瘤、骨巨细胞瘤和骨源性肉瘤等。表浅型骨肿瘤则发生在骨骼的外围，如骨膜、骨皮质和骨软骨交界处。常见的表浅型骨肿瘤包括骨纤维异常增殖症、骨脂肪肉瘤和软骨肉瘤等。

骨肿瘤还可以根据肿瘤生长模式分类为隐匿型骨肿瘤和破坏型骨肿瘤。隐匿型骨肿瘤生长缓慢，通常没有明显的骨痛和症状，常常在X射线检查中无法明确显示。破坏型骨肿瘤则生长迅速，可以引起骨痛、肿胀和功能障碍等症状，同时在X射线中显示为明显的骨破坏区域。

骨肿瘤的治疗方法多因个体情况而异。良性骨肿瘤通常只需要进行观察和定期影像学检查，而恶性骨肿瘤则常需要综合治疗，包括手术切除、放疗、化疗、靶向治疗和免疫治疗等。

六、先天性骨畸形和遗传性骨病

（一）先天性骨畸形

先天性骨畸形是指在胚胎期或出生时就存在的骨骼结构异常。这种异常可能影响身体的某个部位或多个部位，导致功能障碍和身体外观上的变化。

先天性骨畸形可以分为很多不同类型，其中比较常见的包括先天性髋关节脱位和先天性脊柱侧弯。

先天性髋关节脱位是指婴儿出生时髋关节没有正确地发育。正常情况下，髋关节应该稳定地连接在骨盆上，但在脱位的情况下，髋关节会脱离骨盆。这可能导致患儿的双腿长度不一致，导致行走困难以及其他相关的问题。治疗方法通常包括使用特殊的固定器具来帮助髋关节重新定位和发育。

先天性脊柱侧弯是指脊柱在胚胎期或出生前就开始向一侧弯曲。这可能导致脊柱的不正常曲度，进而影响到背部的外观和功能。严重的脊柱侧弯可能会引起呼吸困难和其他健康问题。治疗方法通常包括佩戴特殊的支具来纠正脊柱的曲度，以及进行物理治疗来增强肌肉和骨骼的支撑能力。

除了这些常见的先天性骨骼畸形，还有其他类型的骨骼异常，如先天性肢体畸形、先天性手指或脚趾缺失等。这些骨骼异常可能是由遗传因素、胚胎发育过程中的问题或其他不明原因引起的。

（二）遗传性骨病

遗传性骨病是由基因突变引起的骨骼系统疾病，这些突变可以从父母那里继承下来。这类疾病可能影响骨骼的生长、形态和功能，导致各种不同类型的异常。

其中一种常见的遗传性骨病是骨发育不全。这是一组骨骼发育障碍的疾病，包括骨骼生长迟缓、骨密度减少以及易骨折等。这些疾病可以分为多种类型，如成骨不全症、软骨发育不良等。成骨不全症是一种影响骨骼强度和结构的遗传性疾病，患者往往骨骼脆弱易折断。软骨发育不良则是指软骨无法正常发育和增长，导致矮小和其他相关问题。

此外，还有其他形式的遗传性骨病，如骨髓纤维化、骨质疏松症和先天性骨性发育畸形等。这些疾病可能会影响骨骼的结构和功能，导致患者面临骨折风险增加、骨骼畸形以及其他相关并发症。

由于遗传性骨病是由基因突变引起的，因此往往在个体的整个生命过程中都存在。治疗方法通常包括对症治疗，以减轻症状并提高生活质量。这可能涉及药物治疗、骨密度监测、物理治疗和手术干预等。此外，家庭的支持和关爱也对患者的康复和心理健康至关重要。

遗传性骨病是一类复杂的疾病，每种类型的病情和症状可能都有所不同。早期的诊断和综合治疗可以帮助患者管理症状、减少并发症，并提高他们的生活质量。与医生密切合作，并定期进行随访和检查，对于患有遗传性骨病的人来说非常重要。

第二节　骨科疾病中西医结合护理的原则与方法

骨科疾病中西医结合护理是一种综合运用中医和西医的理论和方法，以促进康复、缓解症状和提高生活质量为目标的护理模式。它充分发挥了中医药的辨证施治和调节功能，结合西医的诊断技术和现代医疗手段，为患者提供全面个性化的护理。

一、辨证施治

骨科疾病中西医结合护理的原则与方法之一是辨证施治。辨证施治是中医特有的诊断和治疗方法，通过辨别患者的病情、体质和病机等方面的不同表现，制定针对性的治疗方案。以下将详细介绍骨科疾病中辨证施治的原则和方法。

（一）辨证分型

辨证分型是辨证施治的重要步骤之一，通过对患者的临床表现和病史进行综合分析，将骨科疾病进行分类。常见的辨证分型包括寒湿型、痹阻型等。

1.寒湿型

寒湿型是指骨科疾病中由于寒湿邪气侵袭所引起的症状。患者通常会出现关节或肌肉的疼痛，疼痛感较为明显且难以缓解，可能伴有沉重感、麻木或冰冷感等不适感觉。常见的疾病包括风湿性关节炎、类风湿性关节炎等。

在治疗寒湿型骨科疾病时，主要目标是促进寒湿邪气的排除，并恢复正常的气血循环。

选用具有温热功效的中药进行治疗，如艾叶、独活、羌活等。这些药物能够温暖经络，驱散寒湿，促进气血的运行，从而减轻疼痛和改善症状。

通过针灸的刺激作用，调理经络，促进气血的循行，以温热的针刺手法治疗相应的穴位，如阳关、足三里等，能够帮助消散寒湿，缓解疼痛。

还可以通过局部热敷或全身温泉浴，可以使患者的局部组织得到温暖，促进血流循环，减轻疼痛感，并有助于排除体内的寒湿邪气。

饮食上也应避免生冷寒凉的食物，应多摄入一些温热性质的食物，如姜、葱、辣椒、黑胡椒等，以增加体内的阳气，有助于祛除寒湿。

2. 痹阻型

痹阻型是指由于气滞和血瘀等因素引起的关节或肌肉的活动受限、运动疼痛等症状。患者常常感到局部有拘挛感，活动困难，并可能导致关节变形。常见的疾病包括颈椎病、腰椎间盘突出等。

治疗痹阻型骨科疾病的目标是疏通经络、活血化瘀，恢复关节或肌肉的正常活动功能。

选用具有活血化瘀作用的中药进行治疗，如川芎、桃仁、红花等。这些药物能够促进血液循环，消散血瘀，改善痹阻症状。

通过适量的运动和物理疗法，如理疗、康复运动等，可以增强肌肉力量，改善关节的稳定性，同时也有助于疏通气血，促进康复。

在治疗过程中，要注意休息和保护患处，避免过度用力和损伤。此外，在饮食调理方面，建议避免辛辣刺激性食物，多摄入富含纤维和维生素的蔬果，保持良好的营养平衡。

（二）辨证求因

辨析病因是中医辨证施治的关键环节之一，对于骨科疾病的治疗具有重要意义。常见的病因包括外伤、劳损、湿邪侵袭、气滞血瘀等。

1. 外伤

外伤是骨科疾病最常见的病因之一，包括骨折和软组织损伤。外伤通过直接的力量作用导致骨骼和周围组织受到损伤，引发疼痛、肿胀、活动受限等症状。

在治疗外伤时，首先要进行准确的诊断，并对损伤部位进行评估。对于骨折，需要进行骨折复位以使骨骼恢复正常位置，并保持稳定。这可以通过手动复位或手术复位实现，取决于骨折类型和严重程度。

在伤口愈合方面，关键是保持创面清洁、防止感染。对于深层组织损伤，可能需要缝合或手术修复，而浅表性伤口则可以采用清洁和敷料覆盖来促进愈合。

此外，在外伤的早期处理中，应注意控制肿胀和疼痛。可以使用局部冷敷和提升患肢来减轻肿胀，并根据疼痛程度适当使用止痛药物。

除了急性处理外，康复阶段也是外伤治疗的重要部分。康复包括物理治疗、功能锻炼和康复训练，旨在恢复受损组织的功能和力量，并提高患者日常生活和工作的质量。

2.劳损

劳损是导致骨科疾病的常见病因之一，长期过度使用或姿势不良会对肌肉、韧带、关节等组织造成损伤。一些常见的劳损性骨科疾病包括颈椎病、腰椎间盘突出等。

在劳损性骨科疾病的治疗中，缓解疼痛和恢复功能是关键目标。这可以通过药物治疗、物理疗法和康复训练来实现。药物治疗可以使用镇痛药、消炎药等来缓解疼痛和减轻炎症反应。物理疗法如热敷、冷敷、按摩、理疗等都可以促进血液循环、松弛肌肉、减轻炎症和疼痛。康复训练的重点是针对受损部位的锻炼，包括肌肉力量训练、伸展运动、姿势调整等，以恢复受损组织的功能和稳定性。

除了治疗，调整工作和生活习惯也是劳损性骨科疾病的重要方面。避免长时间保持同一姿势、过度使用某个部位，合理安排工作和休息时间，分配体力活动和休闲活动，以减轻受损部位的负担。正确的坐姿、站姿，使用符合人体工程学的工具和设备也能减少肌肉和关节的不适感。

3.湿邪侵袭

湿邪是中医理论中的概念，表示外界的湿气侵入人体，引发疾病。当湿邪侵袭到骨科系统时，常会出现关节疼痛、肿胀和活动受限等症状。

在治疗湿邪侵袭骨科疾病时，首要任务是驱除湿邪。中医认为湿邪可以通过排汗、利尿、温通等方式进行驱除。可以使用一些具有化湿作用的中药，如苍术、白术等，或者采用适当的艾灸、拔罐等疗法来促进湿气的排出。

中医认为湿邪易于侵袭体弱的人体，因此，通过调整饮食结构和生活习惯，增强体质是很关键的。建议避免食用寒凉、油腻、生冷等容易产生湿邪的食物，多摄取新鲜蔬菜水果和粗粮等健康食物。保持适度的运动也能够增强身体的免疫力和抵抗力。

在湿邪侵袭骨科疾病的治疗中，还需要根据具体病情进行个体化的调理。有些患者可能伴有气虚、血瘀等情况，需要针对性地进行调理。因此，建议患者寻求专业中医医师的指导，进行全面的辨证论治，以制定合适的治疗方案。

在辨证求因的过程中，还需要综合考虑个体差异、年龄、体质等因素。针对不同病因的骨科疾病，治疗方案也会有所不同。例如，对于外伤引起的骨折，主要以复位固定为主；对于劳损导致的颈椎病，除了缓解疼痛外，还需要进行锻炼和调整生活习惯。

（三）随证调整

辨证施治是中医治疗的核心理念之一，强调根据患者的具体病情和体质特点进行个体化的治疗。在治疗过程中，往往需要随证调整治疗方案，以适应病情的变化。

密切观察患者的病情变化是非常重要的。医生需要仔细询问患者的症状、体征和体验，进行全面的望、闻、问、切四诊，并结合实验室检查等辅助手段获取更多信息。在治疗开始后，医生还应持续关注患者的病情变化，包括症状的减轻或加重、体征的改变、治疗反应等。

根据观察到的病情变化和治疗反应，医生可以及时调整治疗方案。例如，如果发现原来选用的药物或疗法效果不佳，可以考虑更换其他药物或采取不同的治疗方法。同时，医生还可以根据病情的变化调整药物的剂量和使用频率，以达到更好的治疗效果。

此外，有些疾病可能会出现病机演变的情况，即病情在发展过程中出现新的病理变化。在这种情况下，治疗方案也需要相应调整和矫正。例如，某些疾病可能开始时表现为气滞血瘀，但随着时间的推移，可能会出现气虚血瘀的证候。在这种情况下，需要根据病情的变化重新辨证，并进行相应的调整治疗。

（四）预防为主

辨证施治不仅关注骨科疾病的治疗，也非常重视预防工作。预防为主是中医理念中的重要原则。通过辨证分析患者的体质和易感因素，制定相应的预防措施，可以有效地避免骨科疾病的发生和复发。

在骨质疏松症的预防中，可以采取多种综合手段。首先，中药调理可以起到很好的作用。根据患者的体质特点和具体情况，选用适当的中药进行调理，以提高骨密度、增强骨质。

适当的运动也是预防骨科疾病的重要手段之一。通过合理的运动，可以增加骨骼负荷，促进骨组织的新陈代谢，提高骨密度。常见的适宜运动包括散步、太极拳、瑜伽等。对于不同年龄和体质的人群，需要结合个人情况制定具体的运动方案。

良好的生活习惯也对预防骨科疾病非常重要。保持均衡的饮食结构，摄取充足的蛋白质、钙、维生素 D 等营养素；避免长时间保持同一姿势，注意正确的体位和姿势，避免过度疲劳和劳损；避免吸烟和过量饮酒等不良习惯，对骨健康也有积极的影响。

二、药物治疗

药物治疗是骨科疾病中西医结合护理的重要组成部分。下面将针对药物治疗进行详细阐述。

（一）中药治疗

中药治疗在骨科疾病中起着重要作用。根据患者的具体情况，医师会辨证施治，选择适当的中药进行治疗。常用的中药有以下几类：

1. 活血化瘀类

活血化瘀类中药在骨科疾病的治疗中起着重要作用。这些药物包括川芎、当归等，具有促进血液循环、改善气滞血瘀症状的功效。

桃仁和红花是常用的中药材，具有活血祛瘀的作用。它可以疏通经络、舒筋活络，改善血液循环，减轻疼痛和肿胀。在骨科疾病中，对于骨折、骨挫伤等，桃红四物汤可以帮助修复受损的骨组织，促进其愈合过程。

川芎具有活血散瘀、调经止痛的作用。在骨科疾病中，川芎可以缓解因气滞血瘀引起的疼痛、肿胀和局部僵硬等不适症状。同时，它还可以促进局部血液循环，加速损伤组织的修复和康复。

当归具有舒筋活络、调经止痛的功效。它能够促进血液循环，改善气滞血瘀导致的疼痛和不适。

2. 健骨固骨类

巴戟天具有补肾阳、强筋骨的特性，同时也能够促进骨细胞的生长。在骨科疾病中，巴戟天可以通过调节内分泌系统，提高骨组织的形成与修复能力，从而增强骨密度，预防骨质疏松和骨折。

山药富含多种营养成分，包括蛋白质、脂肪、维生素和矿物质等，具有补脾健胃的作用。在骨科疾病中，山药可以通过滋养肾脾，增强机体的吸收和利用钙质，加强骨骼的营养供应，从而预防和改善骨质疏松症。

3. 止痛镇痛类

止痛镇痛类中药在骨科疾病的治疗中也发挥了重要作用。这些药物包括乌梅、川乌等，具有缓解疼痛和不适感的功效。

乌梅具有温中散寒、理气止痛的特性。在骨科疾病中，乌梅可以通过活血化瘀、舒筋活络的作用，缓解因炎症、肿胀或损伤引起的疼痛和不适感。同时，它还能够促进组织修复和康复过程，加速骨折愈合。

川乌具有祛风除湿、舒筋止痛的功效。在骨科疾病中，川乌可以发挥消散瘀血、活血通络的作用，缓解因气滞血瘀导致的疼痛、肿胀和僵硬等症状。同时，它还能够促进局部血液循环，加速受损组织的修复和康复。

中药可以通过各种剂型的使用发挥药效，包括颗粒剂、汤剂、丸剂等。在使用中药治疗时，需要遵循医师的指导，正确服用，并注意可能出现的不良反应和药物相互作用。

（二）西药治疗

西药在骨科疾病的治疗中也发挥着重要的作用。西医师会根据病情选择适当的西药进行治疗。以下是常用的西药治疗方式：

1. 镇痛药

镇痛药在医学领域中起到重要的作用，包括非甾体抗炎药和阿片类镇痛药。这些药物能够缓解疼痛和炎症反应。

非甾体抗炎药是一类常用的镇痛药物，具有消炎、退热和镇痛的作用。它们通过抑制前列腺素合成酶的活性，从而减少前列腺素的生成，进而减轻疼痛和减少炎症反应。常见的包括布洛芬、对乙酰氨基酚等。它们适用于缓解轻度至中度疼痛，如头痛、牙痛、肌肉骨骼疼痛等。

阿片类镇痛药是一类强效的镇痛药物，包括吗啡、哌替啶等。它们通过与中枢神经系统的阿片受体结合，抑制疼痛信号的传导，从而达到镇痛的效果。阿片类镇痛药通常用于严重的急性或慢性疼痛，如术后疼痛、癌症相关疼痛等。然而，由于阿片类药物具有潜在的成瘾性和滥用风险，使用时需要谨慎，并遵循医生的指导。

除了非甾体抗炎药和阿片类药物，还有其他类型的镇痛药物可供选择，如局部麻醉药、抗抑郁药和抗癫痫药等。这些药物通过不同的机制缓解疼痛，根据病情和症状特点进行选择。

需要注意的是，使用镇痛药物时应遵循医生的建议和正确用药原则。同时，要注意可能的副作用和药物相互作用，尤其是对于阿片类药物，应密切监测患者的用药情况和身体反应。

2. 消炎药物

消炎药物在医学领域中得到广泛应用，其中包括激素类药物。这些药物能够减轻炎症反应。

激素类药物，也被称为类固醇类药物，是一类强力的消炎药物。其中最常见的是糖皮质激素，如氢化可的松、泼尼松龙等。糖皮质激素具有抗炎、免疫抑制和抗过敏作用。它们通过与细胞内的受体结合，影响多个细胞和分子水平的炎症反应，从而减轻组织损伤引起的炎症症状。

激素类药物能够有效控制许多炎症性疾病，如风湿性关节炎、哮喘、自身免疫性疾病等。它们通过降低炎症因子的产生，减少白细胞的迁移和活化，抑制免疫反应等途径发挥作用。然而，激素类药物也存在一定的副作用和风险，如免疫抑制、骨质疏松、水肿等。因此，在使用激素类药物时，需要严格遵循医生的指导，按照正确的剂量和疗程进行使用。

3. 抗生素

抗生素在医学领域中是治疗细菌感染性疾病的必要手段，尤其是骨感染等细菌感染性疾病。抗生素具有抑制或杀灭细菌的作用，可以有效控制和治疗感染。

对于骨感染等细菌感染性疾病，使用抗生素是主要的治疗方法之一。骨感染通常由细菌感染引起，如金黄色葡萄球菌、链球菌等。这些细菌进入骨组织后会引发炎症反应，导致骨质破坏和组织损伤。抗生素可以通过不同机制来抑制细菌的生长和复制，从而减轻感染症状，并防止感染扩散到周围组织和其他器官上。

选择合适的抗生素需要根据患者的具体情况和感染的细菌类型进行判断。常用的抗生素包括青霉素、头孢菌素、氨基糖苷类药物等。抗生素的选择应遵循以下原则：首先是对感染细菌敏感性高；其次是能够通过口服或静脉注射等途径到达感染部位；最后是考虑患者的耐受性和药物不良反应。

在使用抗生素时，需要严格按照医生的指导进行用药。应确保按照正确的剂量、频率和疗程使用抗生素，并避免过度或滥用抗生素。此外，抗生素在使用过程中也可能引起一些副作用，如胃肠道不适、过敏反应等。因此，患者需要密切观察用药期间的身体反应，并及时向医生报告。

在治疗骨感染等细菌感染性疾病时，除了抗生素，还可能需要其他辅助治疗措施，如手术清创、局部抗菌药物的应用等。综合运用这些治疗手段可以提高治疗效果，加速康复过程。

4. 骨量调节剂

骨量调节剂是一类用于治疗骨质疏松症等骨骼相关疾病的药物，其中包括双膦酸盐类药物和选择性雌激素受体调节剂。这些药物可以增加骨密度，从而减轻骨质疏松症引起的骨折风险。

双膦酸盐类药物是一类常见的骨量调节剂，如阿仑膦酸、伊班膦酸等。它们通过抑制骨吸收细胞（破骨细胞）的活性，减少骨质破坏，从而增加骨密度。双膦酸盐类药物通常用于治疗骨质疏松症、转移性骨病等疾病，帮助减少骨折的发生，并改善患者的骨骼健康。

选择性雌激素受体调节剂是另一类常用的骨量调节剂，如他莫昔芬。它们通过调节雌激素对骨细胞的作用，增加骨形成和减少骨吸收，从而提高骨密度。选择性雌激素受体调节剂常用于女性更年期后骨质疏松的治疗，可有效预防骨折的发生。

除了双膦酸盐类药物和选择性雌激素受体调节剂，还有其他一些骨量调节剂可供选择，如雄激素替代疗法、钙和维生素 D 补充等。这些药物和措施可以通过不同机制促进骨形成、抑制骨吸收，从而增加骨密度，并提升骨骼健康。

在使用西药治疗时，需要严格按照医师的处方用药，遵循正确的用药剂量和使用时长，同时注意可能出现的不良反应和药物之间的相互作用。

（三）中西药结合治疗

在骨科疾病的治疗中，中西医结合护理是一种常见的方法，可以通过中药和西药的结合使用，以取长补短，发挥协同作用。具体来说，医师会根据患者的具体情况制定个体化的治疗方案，综合考虑病情、病因、患者健康状况等因素，选择适当的中药和西药进行搭配治疗。

中西药结合治疗的优势在于可以综合利用中药和西药的各自优点，达到更好的治疗效果。西药通常具有快速、明确的治疗作用，如抗生素、抗炎药等，可以迅速缓解症状、控制感染、减轻疼痛等。而中药则注重调理整体身体状态，具有温和、持久的效果，可以调节气血、促进新陈代谢、增强机体免疫力等。因此，中西药结合治疗既能够迅速有效地缓解患者的疼痛和不适，又能够从根本上调理身体，促进康复和预防复发。

具体应用中西药结合治疗时，医师会根据不同疾病的特点进行个性化调整。在骨折康复中，例如，医师可以通过使用西药控制疼痛、消炎和抗感染，同时结合中药来促进骨骼的修复和恢复。中药可以通过活血化瘀、促进骨细胞增殖、增加骨密度等作用来加速骨折愈合过程。此外，中药还可以缓解手术后的炎症反应、促进伤口愈合等。

在中西药结合治疗中，需要注意药物的配伍禁忌和相互作用，以避免不良反应和副作用的发生。所以，在选择中药和西药的组合时，医师会根据药物的特性和患者的体质，仔细权衡利弊，并进行适当的调整。此外，中西药结合治疗还需要患者与医师密切合作，按时按量服用药物，并及时向医师反馈治疗效果和身体状况的变化。

三、定期复诊

定期复诊是骨科疾病中西医结合护理的重要环节。通过定期复诊可以评估治疗效果，调整治疗方案，并及时发现和处理可能出现的并发症或新的问题。定期复诊有助于全面监测患者的康复进展过程。

（一）评估治疗效果

定期复诊可以评估骨科疾病治疗效果的重要性不可忽视。通过定期复诊，医生能够与患者进行详细的沟通，了解症状变化和体感改善情况，并进行必要的体格检查和影像学检查。这些评估手段提供了客观的数据和信息，帮助医生评估治疗效果，以便及时调整治疗方案。

在定期复诊中，医生会与患者充分交流，询问症状的变化情况。例如，在骨折的治疗中，医生会询问患者是否有明显的疼痛减轻、活动范围增加、肿胀减少等症状的改善。通过患者的主观反馈，医生可以初步了解治疗的效果。

除了主观症状的变化，医生还会进行必要的体格检查。体格检查包括观察受伤部位的肿胀、红肿和压痛情况，检查关节的活动度和稳定性等。通过对体格检查结果的评估，医生可以对治疗效果进行初步判断。

医生还会进行影像学检查来评估治疗效果。常用的影像学检查包括 X 线、CT 扫描和 MRI 等。通过这些检查，医生可以直观地了解骨骼的愈合情况、关节的对齐状态等。影像学检查提供了客观的数据，帮助医生更准确地评估治疗效果。

定期复诊评估治疗效果的目的是及时发现治疗中可能存在的问题，并采取相应的措施进行调整。如果治疗效果不佳，医生可以根据评估结果，进一步优化治疗方案，例如调整药物的剂量或种类、增加康复训练的强度等。通过定期复诊评估治疗效果，可以最大限度地提高治疗的成功率，促进患者的康复进程。

（二）调整治疗方案

在患者定期复诊的过程中，医生会根据病情的变化和治疗效果来进行相应的调整治疗方案。这是为了确保患者能够获得最佳的治疗效果。

当医生发现患者的治疗效果不佳或出现其他问题时，他们会采取及时的措施来应对。其中一种可能的措施是更换药物。如果当前使用的药物无法达到预期的疗效，医生可以选择尝试其他药物，以寻找更适合患者的治疗方案。这需要医生综合考虑患者的病情、病史、药物耐受性等因素，然后作出相应的决策。

医生还可以调整药物的剂量来提高治疗效果。有时候，增加药物的剂量可以更好地控制病情，而有时候减少剂量则可以减轻药物的副作用。医生会根据患者的具体情况来进行个体化的剂量调整。

在某些情况下，手术可能是必要的选择。如果药物治疗无法满足治疗目标或病情严重，医生可以考虑手术干预。手术可以直接针对疾病的原因进行治疗，例如切除肿瘤、修复受损的组织等。手术选择会根据患者的具体情况和需要来确定，医生会充分评估手术的风险和好处，并与患者进行沟通和共同决策。

（三）发现并处理并发症和新问题

定期复诊对于及时发现和处理可能出现的并发症或新问题至关重要，尤其在骨科疾病中。骨科疾病常伴随着炎症、感染、肌肉萎缩等并发症的风险，及时发现并处理这些并发症可以避免疾病进一步恶化和影响康复。

如果定期复诊中发现了并发症或新问题，医生会及时采取相应的治疗措施。根据具体的情况，治疗可能包括药物治疗、康复训练、手术干预等。例如，如果发现了感染的存在，医生可能会开具抗生素进行治疗；如果出现肌肉萎缩，医生可能会推荐相应的康复训练来增强肌肉力量和功能。医生的治疗方案会根据患者的具体情况进行个体化的调整。

定期复诊还有助于提前预防并发症的发生。通过及时监测和评估，医生可以早期发现潜在的危险因素，并采取预防措施来减少并发症的风险。例如，对于骨科手术后的患者，医生会关注是否存在血栓形成的风险，并采取相应的预防措施，如使用抗凝剂、建议的一些活动或穿戴弹力袜等。

第三节　骨科疾病的护理实践与技术要点

骨科疾病是指影响骨骼、关节和相关组织的各种疾病，如骨折、关节炎、韧带损伤等。在骨科疾病的护理实践中，有一些重要的技术要点需要我们了解和掌握。

一、伤口护理

骨科疾病的护理实践中，伤口护理是一个非常重要的环节。伤口的正确护理可以预防感染、促进愈合，并减少并发症的发生。下面将详细介绍骨科疾病伤口护理的技术要点。

（一）无菌操作

无菌操作是在伤口护理中非常重要的一项技术要点。它的目的是保证伤口环境的清洁，减少感染的风险

1.洗手

在进行伤口护理前，护理人员需要严格按照正确的洗手方法进行。这是保证无菌操作和减少感染风险的重要步骤。

洗手时应使用流动的清水和适当的肥皂。流动水可以有效地冲洗双手上的污垢和细菌，而肥皂则有助于去除更顽固的污渍和杀灭细菌。选择合适的肥皂，如抗菌肥皂或含有消毒成分的肥皂。

在洗手过程中，护理人员应确保彻底清洁双手的每个部位，包括指尖、手指缝和手腕，这些区域往往是容易被忽视的地方，也是细菌滋生和积聚的

地方。

洗手时间应持续至少20秒。因为在这段时间内，肥皂的消毒成分可以充分发挥作用，去除细菌和污垢。可以借助钟表或计时器来确保洗手时间达到要求。

洗手后，应使用干净的纸巾或烘干器将双手擦干。湿润的手部表面更容易滋生细菌，所以要确保双手完全干燥。

正确的洗手是预防感染的基本措施，无论在伤口护理还是其他医疗环境中都非常重要。通过彻底清洁每个手部区域，并保持足够的洗手时间，可以有效消灭细菌，降低交叉感染的风险。护理人员们应该时刻牢记洗手的重要性，并在实施伤口护理前始终进行洗手操作。

2.穿戴个人防护用品

为了防止交叉感染，护理人员在进行伤口护理时需要穿戴适当的个人防护用品。

手套是伤口护理中最基本的个人防护用品之一。护理人员应选择符合自身手部大小的一次性手套，并通过正确的穿戴方法将其佩戴好。在穿戴手套之前，需要确保双手是干燥的，以免手套滑动或破裂。佩戴手套后，需要将手套的袖口覆盖到手腕上，确保手部完全被覆盖，以避免双手与伤口直接接触。

在进行伤口护理时，护理人员可能会面临呼吸道飞沫和细菌的风险。因此，佩戴口罩可以有效地阻挡飞沫进入呼吸道，降低感染的可能性。护理人员应选择符合标准的医用口罩，并将其正确佩戴在口鼻区域上方，使口罩紧贴面部。在佩戴过程中，要注意避免触摸口罩的外表面，以免污染。

护理人员在进行伤口护理时，头发也可能成为潜在的细菌源。因此，佩戴帽子可以有效地防止头发掉落到伤口或操作区域内。护理人员应选择符合规范的帽子，将其正确佩戴在头部，并将发际线完全覆盖。

穿戴个人防护用品是保护护理人员自身和患者安全的重要步骤。它们可以阻断细菌和其他病原体的传播途径，减少交叉感染的风险。护理人员需要时刻确保个人防护用品的清洁和完整性，在使用后及时丢弃并更换新的，避免重复使用导致感染传播。通过正确佩戴和使用个人防护用品，护理人员可以有效地保护自己和患者的健康。

3.准备所需物品

在进行伤口护理之前，护理人员需要准备好所需的物品，确保在操作过程中能够高效地进行。

选择合适的消毒剂对伤口进行消毒是非常重要的一步。常见的消毒剂包括碘伏、酒精等。护理人员应根据患者的具体情况和医疗要求选择合适的消毒剂。消毒剂应放置在干净的容器中，并确保容器密封，以防止污染。

根据伤口类型和大小，护理人员需要准备合适的敷料。敷料种类繁多，如无菌纱布、透明敷料、胶带等。选择敷料时应根据伤口特点、渗出液以及医嘱进行判断。护理人员应确保敷料处于完整的包装状态，并避免使用过期的敷料。

棉签和棉球是常用的辅助工具，在伤口处理中起着重要作用。它们可用于清洁伤口周围的皮肤、擦拭伤口渗出物，以及在应用药物时进行涂抹。护理人员需要准备足够数量的棉签和棉球，并确保它们保持干燥和无菌。

根据具体情况，护理人员可能需要准备其他辅助工具，如医用剪刀、镊子、注射器等。这些工具在处理伤口时起到辅助作用，例如剪除敷料、清理伤口、取样等。护理人员应确保这些工具经过适当的消毒并保持干净的状态。

在准备所需物品时，护理人员应确保所有物品都是干净、无菌的。消毒剂应符合医院规定的消毒标准，敷料应符合伤口处理的要求。准备好所需物品后，护理人员应将其放置在干净整齐的操作台上，方便随时取用。这样可以提高工作效率，避免因缺乏必要物品而延误伤口护理过程。

4.保持环境清洁

在进行伤口护理时，护理人员需要保持环境的清洁，以减少感染的风险和提供安全的治疗环境。

在开始伤口护理之前，护理人员应确保操作台面是干净、整洁的。使用适当的清洁剂对操作台面进行擦拭和消毒，以去除表面的污垢和细菌。护理人员应按照医院或部门的相关规定和程序进行清洁操作，并确保清洁剂的浓度和作用时间符合要求。

除了操作台面，护理人员还需要保持整个操作区域的清洁。这包括周围的地板、墙壁和家具表面等。定期进行地面清洁，以防止灰尘和细菌的积聚，保持环境的卫生和整洁。

空气中的颗粒物和微生物可能成为伤口感染的来源。因此，护理人员需要尽量减少在操作区域引入空气中的颗粒物。确保操作室的门窗紧闭，避免不必要的人员进出，以减少空气中的污染物。如果有空调或过滤设备，应定期清洁和更换过滤器，保持良好的室内空气质量。

为了防止其他人靠近操作区域引起交叉感染，护理人员还应使用隔离措施。这可以包括设置隔离帷幕、警示标志或限制操作区域的通行。通过限制外部人员接近操作区域，可以减少环境中潜在的细菌来源。

保持环境清洁是伤口护理中至关重要的一环。护理人员需要时刻保持高度警惕，确保操作区域的卫生和整洁。通过有效的清洁和消毒措施，以及合理的隔离措施，可以降低感染的风险，为患者提供安全和有效的治疗环境。

5.定期更换手套和清洁工具

在进行较长时间的伤口护理过程中，保持手套的清洁和更换频率以及定期清洁工具是至关重要的。

护理人员应根据具体操作情况和医院制定的规范来确定手套的更换频率。通常情况下，手套应在每次更换敷料、处理分泌物或触摸非无菌物品之后立即更换。此外，如果手套被污染、破损或过长时间使用，也需要立即更换。

护理人员在更换手套时要注意正确的脱穿方法，以避免手套的内侧接触到污染物。首先，用一只手的指尖捏住另一只手的手套外侧腕部，轻轻向下拉，使手套反卷。然后，将脱下的手套握在手中，并用未脱下的手的两个指头从脱下的手套的内侧插入其中，轻轻将其反卷。最后，将已脱下的手套与未脱下的手套一起丢弃。

在进行清洁工具消毒时，护理人员应正确使用消毒剂。首先，选择符合医院规定的消毒剂，并按照说明书上的要求配制适当的浓度。然后，将工具放入消毒液中浸泡一段时间，确保工具完全被消毒剂覆盖。完成消毒后，将工具从消毒液中取出，并在空气中晾干或使用无菌纸巾擦拭干净。

定期更换手套和清洁工具是保持伤口护理操作的无菌性和安全性的重要措施。护理人员应始终遵循医院制定的相关规范和流程，确保手套的及时更换和工具的有效清洁。通过正确的脱穿手套方法和适当的消毒步骤，护理人员可以最大限度地降低感染风险，提供安全和有效的伤口护理。

（二）伤口清洁

在进行伤口清洁时，护理人员需要采取正确的步骤和使用适当的清洁剂来确保伤口的清洁和预防感染。

1.选择合适的清洁剂

在进行伤口清洁时，选择合适的清洁剂是非常重要的。通常情况下，温盐水和医生指定的消毒剂是常用的伤口清洁剂。

温盐水是一种温和且有效的清洁剂，可以通过将适量的盐溶解在温水中来制备。它具有抗菌和清洁作用，可以用于清洗创面和去除污垢。温盐水对于一般的浅表伤口和轻微烧伤是安全有效的选择。它不会对伤口组织造成刺激或伤害，并且易于获取和准备。使用温盐水时，应确保水温适中，避免过热或过冷。

对于特殊类型的伤口或严重伤口，医生会根据伤口的情况、感染风险和个体化需求来选择合适的消毒剂。护理人员应该严格遵循医生的指示和医院的规定，正确使用和配制消毒剂。

在选择清洁剂时，护理人员需要考虑以下因素：伤口类型、严重程度、感染风险、患者的过敏史和个人化需求。不同的清洁剂可能具有不同的成分和作用机制，因此必须根据实际情况做出明智的选择。无论使用温盐水还是其他消毒剂，护理人员都应该确保清洁剂的质量和有效性，并采取正确的清洁步骤，以确保伤口的清洁和预防感染。

2.清洁伤口

在进行伤口清洁时，护理人员应用纱布或棉球浸湿于清洁剂中，轻轻擦拭伤口。擦拭时应避免用力过大，以免刺激伤口或引起出血。清洁的动作应从伤口中心向周围进行，避免将细菌带入伤口中。

对于较浅的伤口，可以用温盐水或清洁剂轻轻冲洗，并用纱布或棉球小心擦拭。对于较深的伤口，护理人员可能需要使用注射器或灌洗器进行喷洗，以确保彻底清洁。

在清洁伤口时，护理人员应密切观察伤口的情况，如出血、渗液或感染迹象。如果发现异常情况，应及时向医生报告并采取适当的措施。

伤口清洁是伤口护理中非常重要的一步，可以帮助患者减少感染的风险并促进伤口的愈合。护理人员应根据医生的指示和医院规定，选择合适的清洁剂，并采取正确的清洁步骤，保持手部清洁和无菌状态。通过正确的清洁工具和适当的操作，护理人员可以为患者提供安全、有效的伤口清洁和护理。

（三）感染预防

1.保持伤口周围的皮肤干燥和清洁

护理人员应该经常清洗伤口周围的皮肤。使用温水和适当的洗涤剂，轻轻清洁患者的皮肤，以去除污垢和细菌。使伤口周围的皮肤始终保持干燥。湿润的环境有助于细菌滋生，因此护理人员应使用柔软的纱布或干燥的棉球轻拭周围的皮肤，并确保没有残留的水分。

2.定期更换床单和衣物

为确保伤口周围的清洁和无菌状态，护理人员应定期更换与伤口接触的床单和衣物。例如，当床单或衣物受到明显污染、湿润或有异味时，应立即进行更换。

更换后的床单和衣物应正确清洗。使用适当的洗涤剂和温水，彻底清洗以去除污垢和致病微生物。护理人员应遵循洗涤指南，包括洗衣的温度和程序，并确保彻底漂洗以去除残留的洗涤剂。

更换后的床单和衣物在干燥的环境中储存，以防止细菌滋生。护理人员应确保它们完全干燥后再储存或使用，避免潮湿环境引起微生物繁殖。

通过定期更换床单和衣物，护理人员可以确保与伤口接触的物品保持清洁和无菌状态，减少患者感染的风险。这是维护伤口周围清洁环境的重要步骤之一，有助于促进伤口的愈合和预防感染。

3.使用抗生素或局部抗菌药膏

在医生的指导下，护理人员可根据需要为患者使用适当的抗生素或局部抗菌药膏，以预防伤口感染的发生。

如果医生认为有必要，可以根据患者的情况和伤口类型，选择合适的抗生素进行治疗。抗生素可以通过口服、静脉注射或局部涂抹的方式使用。护理人员应确保按照医嘱准确用药，遵守给药时间和剂量。

对于浅表性伤口或表皮损伤，护理人员可能会使用局部抗菌药膏。这些药膏通常含有抗菌成分，可以直接应用于伤口表面。护理人员应注意在清洁伤口后，使用无菌器具将药膏均匀涂抹在伤口上，并遵循药膏的使用频率和方法。

在使用抗生素或局部抗菌药膏时，护理人员应密切观察患者是否出现过敏反应，如皮肤红肿、瘙痒、呼吸困难等。如出现症状，应及时向医生报告，并采取适当的措施，如停药或更换药物。

抗生素或局部抗菌药膏的使用可以帮助抑制病原体的生长和繁殖，加速伤口的愈合，减少感染的风险。然而，护理人员在使用这些药物时应谨慎，并遵循医生的指导，以确保安全有效地预防感染。

（四）告知家属注意事项

伤口护理不仅仅是护理人员的责任，患者和家属的积极参与也至关重要。护理人员在伤口护理中应向患者和家属提供相关的教育，以确保他们了解正确的伤口护理步骤、注意事项和常见问题的解答。

1.伤口护理的步骤

护理人员应向患者和家属详细介绍正确的伤口护理步骤。包括清洁伤口前的手卫生，使用适当的洗涤剂和温水轻轻清洁伤口，用无菌纱布或药膏进行覆盖和包扎等。护理人员可以演示给患者和家属看，并指导他们如何正确操作。

2.注意事项

护理人员应向患者和家属强调一些重要的注意事项。例如，避免用力擦洗伤口，以免造成创伤；保持伤口周围的清洁和干燥，避免受到外界污染；避免自行撕去结痂，以免引起感染；遵循医嘱和定期更换敷料等。护理人员应重点强调这些事项的重要性，并解答患者和家属可能有的疑问。

3.伤口愈合过程的解释

护理人员可以向患者和家属解释伤口愈合的过程。他们可能会担心伤口出现红肿、渗液或疼痛等情况，护理人员可以向他们解释这些是正常的愈合反应。同时，护理人员还可以告知他们应该密切观察伤口是否有异常症状，如感染迹象，以及何时需要寻求进一步的医疗帮助。

4.日常生活中的注意事项

护理人员应指导患者和家属在日常生活中如何妥善照顾伤口。例如，建议避免参与剧烈运动或重体力劳动，以免对伤口造成压力；避免使用含酒精的清洁剂清洗伤口，因为酒精可能刺激伤口；提醒在保持个人卫生时避免直接接触伤口等。

5.定期复诊的重要性

护理人员还应向患者和家属强调定期复诊的重要性。复诊可以让医生对伤口的愈合情况进行进一步评估，并根据需要调整治疗方案。护理人员可以协助安排复诊时间，并解答患者和家属可能有的关于复诊的问题。

二、康复护理

骨科疾病的康复护理对于患者恢复功能和提高生活质量至关重要，护理人员在康复护理中扮演着重要的角色。

（一）康复训练指导

护理人员可以根据患者的具体情况制定个性化的康复计划，并向患者提供针对性的训练指导。

1.运动训练

运动训练是康复过程中的重要环节，对于不同的骨科疾病，护理人员可以向患者介绍相应的运动训练方式，帮助他们恢复功能。例如，在骨折康复中，护理人员可以指导患者进行康复运动，包括活动受限的关节运动和增加肌肉力量的练习。

在进行关节运动的训练时，护理人员需要向患者详细介绍每个运动的步骤和注意事项。例如，对于受伤的手腕，护理人员可能会建议患者进行手掌伸展和收缩的训练。护理人员会告知患者如何正确伸展手腕，以及在进行运动时应该注意避免过度伸展造成疼痛或不适。

在肌肉力量训练方面，护理人员可以向患者介绍一些简单的练习方法，以帮助加强肌肉。例如，对于下肢骨折的康复患者，护理人员可能会建议进行踝关节的肌肉锻炼。护理人员会向患者展示如何正确进行踝关节的屈伸和旋转练习，并强调逐渐增加强度和重复次数的重要性。

除了具体运动的指导外，护理人员还应鼓励患者坚持康复运动并提供适当的监督。护理人员可以定期与患者进行交流，了解他们的训练进展和遇到的困难。在康复训练阶段，护理人员可以根据患者的情况进行评估，并调整训练计划以达到更好的效果。

2. 肌肉强化训练

护理人员可以向患者介绍一些简单的肌肉强化训练方法，以帮助他们逐渐恢复功能。在进行肌肉强化训练时，护理人员可以提供一些辅助设备，比如弹力带或各种大小的砝码，来进行肌肉锻炼。

弹力带是一种非常实用的工具，适用于各种肌肉群的锻炼。例如，对于下肢骨折康复中的患者，护理人员可以建议他们用弹力带进行踝关节或膝关节的肌肉锻炼。指导患者正确地将弹力带固定在脚部或小腿上，然后进行屈伸或旋转运动，以加强相应肌肉的力量。

除了弹力带，砝码也是一种常见的肌肉强化锻炼工具。例如，对于上肢受伤康复中的患者，护理人员可以建议他们使用较小的砝码进行手臂屈伸练习，指导患者正确地将砝码固定在手臂或手腕上，并进行适度的运动，同时注意避免过度用力。

在进行肌肉强化训练时，护理人员要提醒患者逐渐增加锻炼的强度和重复次数，而不是一次过度用力。这有助于避免再次受伤或引起其他不适。护理人员应跟患者强调锻炼的渐进性，建议他们每周逐渐增加锻炼时间和强度，并定期评估他们的进展。

3. 平衡训练

骨科疾病常常对患者的平衡能力造成不良影响。护理人员可以通过指导患者进行平衡训练来帮助他们提高平衡能力。平衡训练可以包括一系列动作，如单脚站立、闭目站立和平衡板训练等。护理人员需要向患者详细解释每种训练方法的目的和效果，并确保他们正确地进行训练。

单脚站立是一种简单而有效的平衡训练方法。这种训练能够帮助患者增强脚踝的稳定性和肌肉力量，提高平衡能力。护理人员需要向患者强调保持正确的体位姿势，身体平衡是关键。

闭目站立是一种更具挑战性的平衡训练方法。关闭视觉输入会增加训练的难度，迫使患者依靠其他感觉来保持平衡。这种训练可以通过激活内耳和神经系统来提高平衡能力。护理人员需要提醒患者在进行闭目站立时要有周围环境的支持，以确保安全性。

平衡板训练是一种更复杂的平衡训练方法。这种训练可以有效提高患者的核心肌肉力量和平衡控制能力。护理人员需要确保患者在进行平衡板训练时有适当的支持和指导，以避免受伤。

（二）辅助工具和设备推荐

为了帮助患者进行步行和日常活动，护理人员可以根据患者的需要推荐适当的辅助工具和设备。这些工具和设备可以帮助患者提供支持和稳定性，减轻其在行动过程中的不便和疼痛。护理人员应向患者和家属解释如何正确使用这些辅助工具，并强调它们的重要性和作用。

拐杖是一种常见的辅助工具。拐杖可以帮助患者分担部分身体重量，增加平衡感，并提供额外的支持。根据患者的具体需求和能力，护理人员会推荐合适的拐杖类型，例如四脚拐杖、三脚拐杖或单脚拐杖。同时，护理人员需要教授患者正确的使用方法，包括如何正确握拐杖、步伐平稳以及拐杖的使用顺序。

另一种常用的辅助工具是助行器。助行器可以提供更加稳定和安全的支持，适用于需要更多稳定性和平衡辅助的患者。护理人员会推荐行走架、四点助行器、滚动助行器等不同类型的助行器，并根据患者的具体情况进行个性化选择。护理人员需要向患者和家属解释如何正确使用助行器，包括正确使用手柄、步伐平稳和正确调节助行器高度。

除了拐杖和助行器，还有其他一些辅助工具和设备可以帮助患者提高步行和日常活动的能力。例如，步行器可以提供更大的支持和稳定性，适合那些需要额外稳定性的患者；轮椅可以帮助患者克服步行困难，特别是对于那些无法进行长时间步行的患者。此外，护理枕、防滑垫和坐垫等辅助装置，也能为患者提供额外的舒适度和支持。

（三）鼓励患者积极参与康复训练

在康复过程中，患者可能会面临一些困难和挑战。护理人员应该与患者密切合作，鼓励他们积极参与康复训练，并提供情绪支持和激励。如以积极的方式与患者交流，向他们传达希望和勇气，帮助他们建立积极的康复心态。

护理人员可以向患者介绍成功的康复案例。通过分享康复过程中的成就和突破，帮助患者看到康复的可能性和潜力，激励和激发患者的信心，让他们相信自己也能克服困难，取得好的康复效果。

在患者参与康复训练的过程中，护理人员还应该提供情绪支持和激励。康复过程中可能会出现挫折和困难，患者可能会感到沮丧和失去信心。护理人员需要主动与患者沟通，倾听他们的困惑和不安，并提供情绪支持和鼓励。通过积极的态度、鼓励和称赞，护理人员可以帮助患者克服困难，保持积极的康复动力。

此外，护理人员还可以为患者制定具体的康复目标，并监测他们康复的进展。如与患者共同制定康复计划，并适时调整和优化计划，以确保它们符合患者的能力和需求；定期进行康复评估和跟踪，向患者展示他们的进步和改善情况，这将鼓励他们坚持康复训练。

（四）训练计划的调整

康复过程是渐进的，随着患者的不断康复，训练计划也需要相应地进行调整。护理人员应该定期评估患者的康复效果，并根据评估结果进行训练计划的调整。这样可以确保康复训练的持续有效，并让患者能够更快地恢复健康。

在与患者定期评估康复效果时，护理人员可以利用不同的评估工具和方法，如功能评定量表、自评问卷和日常观察等，客观地了解患者的康复进展，并确定哪些方面需要进行调整和改进。在评估过程中，护理人员还应该与患者进行深入交流，倾听他们的需求和意见，以便更好地满足他们的康复需求。

根据评估结果，护理人员可以逐渐增加训练的强度。例如，对于力量训练，可以逐渐增加重量或次数；对于康复运动，可以逐渐增加运动强度或时间。这样可以帮助患者适应更高的训练强度，逐步提高身体的适应力和耐力。

此外，护理人员还可以改变训练方式。例如，对于运动康复，护理人员可以在患者适应了基础训练后，引入更具挑战性的运动项目或运动器械，通过改变训练方式激发患者的兴趣和动力，提高康复训练的效果。

除了逐渐增加训练强度和改变训练方式外，护理人员还可以为患者增加新的康复目标。在与患者和康复团队包括医生、物理治疗师、职业治疗师和康复辅导师等进行讨论和协商后，确保新的康复目标符合患者的实际情况和康复需求，通过增加新的康复目标，激发患者的积极性，帮助他们更快地达到康复目标。

第四节　骨科护理中的注意事项与常见并发症

骨科护理是指针对骨骼系统疾病或损伤进行的护理工作，在进行骨科护理时，需要注意以下事项和常见并发症。

一、术后护理

（一）减轻术后疼痛

骨科护理中，减轻术后疼痛是一个非常重要的任务。术后疼痛不仅会影响患者的舒适度和生活质量，还可能延迟康复进程。因此，在骨科护理中，采取措施来有效减轻术后疼痛是非常关键的。下面将详细介绍骨科护理中减轻术后疼痛的注意事项。

1.评估疼痛程度

评估疼痛程度可以帮助护理人员了解患者的疼痛情况，从而采取相应的措施来减轻疼痛。

（1）使用疼痛评估工具

常用的疼痛评估工具包括 VAS（可视模拟评分法）和面部表情量表等。

VAS 是一种常用的疼痛评估方法，通过让患者在一个直线上标记疼痛程度的位置来量化疼痛感受。通常，VAS 的评分范围是 0—10，其中 0 表示无疼痛，10 表示最剧烈的疼痛。护理人员可以要求患者根据自己的感受，在 VAS 直线上标记出自己的疼痛程度。

面部表情量表是一种适用于儿童和认知能力受限患者的疼痛评估工具。它通过观察患者的面部表情来判断疼痛程度。通常，面部表情量表会展示一系列不同的面部表情，护理人员需要根据患者的面部表情选择相应的评分。

（2）向患者提供明确的评估指导

在使用疼痛评估工具之前，护理人员需要向患者提供明确的评估指导，以确保评估的准确性和有效性。护理人员应向患者详细说明评估的目的，并解释评估的目的是为了了解患者的疼痛程度和特点，以便制定适当的治疗计划和提供相应的疼痛缓解措施。

护理人员还需向患者解释评估的方法，如评估通常包括询问一些问题和观察患者的表情、身体姿势及行为反应等。同时，护理人员还可告知患者评估可能会涉及一些身体接触，例如轻轻触碰或按压疼痛部位，但这些接触不会造成过多的疼痛或不适。

为确保患者能够正确理解和配合评估过程，护理人员还可以使用简单明了的语言与患者进行交流，并给予足够的时间让患者表达自己的感受。如提供一些例子来帮助患者理解不同评分所代表的疼痛程度，例如轻微刺痛、中等疼痛或剧痛等。

（3）综合多种评估方法

在评估患者疼痛时，护理人员应综合多种评估方法，以获取更全面准确的信息。除了使用疼痛评估工具，护理人员还可以通过与患者交流，询问关于疼痛的性质、部位、持续时间等方面的问题。

通过与患者进行交谈，护理人员可以了解到更多关于疼痛的主观感受。例如，刺痛、胀痛还是钝痛，疼痛是持续存在还是间歇发作等。这些信息有助于了解疼痛的特点，进一步指导治疗和缓解措施的制定。

护理人员还可以观察患者的生理和行为反应来评估疼痛程度。如注意患者的面色苍白、出汗情况、呼吸加快或表情痛苦等现象。行为方面，护理人员可以观察患者是否活动受限、坐卧不安或拒绝进食等。这些观察结果可以提供有关疼痛程度的线索，帮助护理人员更准确地评估患者的疼痛程度。

综合多种评估方法可以增加疼痛评估的准确性和可靠性。通过结合患者的主观描述和客观观察，护理人员可以获得更全面的疼痛信息，从而更好地了解患者的疼痛状况，并为其提供个体化的疼痛管理方案。这样可以有效减轻患者的疼痛感受，提高其生活质量。

2.合理用药

骨科手术后常伴有疼痛，合理用药可以有效缓解患者的不适。常用的药物包括镇痛剂如阿片类药物、非甾体抗炎药、局部麻醉药等。医生应根据患者的疼痛程度和个体情况，选择合适的药物和给药途径，并严格控制用药剂量和频率。

骨科手术后，髓内钢板、螺钉等植入物有助于骨折的愈合，合理用药可以促进骨组织的生长和愈合。常用的药物包括钙剂、维生素 D、生长因子等。医务人员应根据手术类型和患者的营养状况，选择合适的药物和剂量，并定期进行相关指标的检测。

（二）防止深静脉血栓形成

术后长时间卧床的患者容易发生深静脉血栓形成（Deep Venous Thrombosis，DVT），这是一种在血液凝固过程中形成的血栓，通常出现在深静脉系统中。如果不及时预防和治疗，DVT 可能引发严重的并发症，如肺栓塞。为了降低术后患者发生 DVT 的风险，采取适当的预防措施非常重要。

1.早期活动

术后尽早进行主动活动非常重要。这包括起床行走、转身等适度的运动。通过早期活动，可以促进血液循环，减少血液在静脉中滞留的时间，从而降低深静脉血栓形成的风险。

当患者长时间卧床不动时，血液循环会变得迟缓，易导致血栓形成。通过早期活动，可以刺激肌肉收缩，增加静脉压力，促进血液回流。此外，活动还能促进心脏泵血，提高血管内壁的细胞活性，防止血栓黏附于血管壁。

然而，早期活动需要根据患者的具体情况和医生的指导来进行。在术后初期，患者可能会感到虚弱或不适，因此需要逐渐增加活动的强度和持续时间。同时，应注意避免过度劳累和剧烈运动，以免引起不良反应或伤及手术部位。

2.使用弹力袜

当人体静脉系统的正常功能受到损害或衰退时，会导致血液在下肢堆积，增加了深静脉血栓形成的风险。医用弹力袜是一种专门设计用于改善静脉循环的袜子，也被称为压力袜。

医用弹力袜通过施加适当的压力来帮助推动血液顺利流回心脏，从而减少了下肢静脉压力。这种压力是逐渐递减的，即从足部向上逐渐减小。这种渐变压力有助于促进血液流动，减少下肢静脉中的淤血现象。

由于医用弹力袜对下肢施加适当的压力，可以促进血液流动，减少血栓形成的风险。这对那些长时间站立、坐着或乘坐飞机等容易发生血栓的人群特别重要。

对于一些患有静脉疾病（如静脉曲张）的人来说，医用弹力袜可以作为辅助治疗手段，减轻症状，并延缓疾病的进展。

但是，使用医用弹力袜前应咨询医生，以确定合适的压力和尺寸。不当使用可能导致不适或其他问题。此外，弹力袜并不能完全治愈静脉疾病，仅能起到辅助作用。对于严重的静脉疾病，应遵循医生的建议进行综合治疗。

3.给予抗凝药物

在一些高危患者或有明确指征的患者中，可能需要使用抗凝药物进行预防性治疗。这些药物可以延长血液凝固时间，减少血栓形成的风险。

抗凝药物主要分为两类：抗血小板药物和抗凝剂。常见的抗血小板药物包括阿司匹林、氯吡格雷等，它们通过抑制血小板聚集来减少血栓的形成。而抗凝剂则包括肝素、华法林以及新一代口服抗凝药物（如利伐沙班、达比加群酯等），通过干扰凝血因子的活化和血栓形成过程来起到抗凝作用。

抗凝药物的使用需要在专业医生的监督下进行，并且应根据患者的具体情况进行个体化的用药。医生会综合考虑患者的年龄、性别、病史、血栓风险评估等因素来确定是否需要给予抗凝药物以及选择何种药物和剂量。

使用抗凝药物需要密切监测患者的凝血功能，以确保药物的安全和有效性。定期进行凝血指标检测（如国际标准化比值、部分凝血活酶时间等）是必要的，以便调整剂量并避免出现药物过度抗凝或不足抗凝的情况。

此外，患者在使用抗凝药物期间需要注意一些特殊事项。例如，避免剧烈运动或活动，减少受伤的风险；遵循医生的建议进行饮食控制，特别是对于服用华法林的患者需要注意维持适当的维生素 K 摄入量；在即将接受手术或其他操作时，应提前告知医生，以便采取相应的措施来调整药物使用。

二、常见并发症

（一）出血

出血是骨科手术后常见的并发症之一，包括切口出血和内部出血。护理人员应密切观察患者的出血情况，及时采取措施进行止血，并与医生协作处理出血问题。

对于切口出血，护理人员应定期检查伤口情况，观察是否有渗血、渗液或出血现象。如果发现出血量较大，应立即通知医生，并采取相应的止血措施。常见的止血措施包括局部按压、敷料更换和缝合修补等。局部按压是最常用的止血方法之一，护理人员应用干净的纱布或绷带按压伤口，并适时松弛按压力度以观察伤口出血情况。对于敷料更换和缝合修补，护理人员应采用无菌操作，确保伤口干净和封闭。在止血过程中，护理人员需要注意观察患者的疼痛程度和出血情况，并及时报告给医生。

内部出血是指手术后出现组织或血管内部的出血。内部出血常伴随明显的血肿、肿胀和疼痛。护理人员应密切监测患者的生命体征和疼痛程度，及时报告医生，并与医生协作处理出血问题。治疗内部出血的方法通常包括注射止血药物、手术止血和血管栓塞等。护理人员应密切配合医生的治疗计划，帮助患者准备治疗所需的设备和药物，并在治疗过程中给予患者相应的护理支持。

预防出血的措施也是非常重要的。在手术前，护理人员应与患者进行充分的沟通，了解个体差异和潜在的出血风险因素，如高龄、抗凝药物使用、出血性疾病等，并向医生提供相关信息。在手术过程中，护理人员应配合手术团队进行严谨的手术操作和有效的止血措施，以减少出血风险。术后，护理人员应指导患者如何正确使用敷料，注意切口卫生，避免搔抓或剧烈活动。此外，护理人员还应关注患者的用药情况，特别是抗凝药物的应用，及时调整用药剂量以减少出血风险。

（二）创面愈合问题

创面愈合问题是一些患者在手术后可能面临的困境之一，不同个体以及其他因素可能导致创面愈合困难。护理人员应密切观察创面的情况，包括红肿、渗液等，并及时报告医生，以便进行相应的处理和护理。

对于出现创面愈合困难的患者，护理人员需要加强观察，注意创面的变化。红肿是创面感染或炎症的一个常见征象，护理人员应观察创面周围是否存在红肿现象。如果发现红肿明显，可能需要进行局部处理，如局部清洁和消毒。渗液是另一个常见的创面愈合困难的表现，护理人员应注意观察渗液的性质，如颜色、量和味道等。如果渗液异常，可能需要进行相应的引流或伤口处理。

护理人员还应关注创面的湿润程度。一些患者由于个体差异或其他原因，创面可能过于湿润或过于干燥。过于湿润的创面可能导致感染或拖延愈合，护理人员应注意保持干净、干燥的环境。过于干燥的创面则可能导致组织缺水和愈合障碍，护理人员应适当保湿，使用适宜的敷料和药物进行创面保护。

除此之外，护理人员还应指导患者正确的创面护理。患者应遵循医生和护理人员的指导，正确清洁创面、更换敷料，并避免搔抓或剧烈活动等不利于创面愈合的行为。护理人员还应注意患者的营养状态，合理补充蛋白质、维生素和微量元素，以促进创面愈合。

对于创面愈合困难的患者，护理人员与医生应密切合作，共同制定治疗计划。治疗方法可能包括药物治疗、局部疗法和手术修复等。护理人员需要配合医生的治疗计划，提供相应的护理支持，如药物给予、伤口冲洗和换药等。

（三）神经损伤

在骨科手术中，神经损伤是一种潜在的并发症。神经损伤可能导致感觉异常、肌力减退等神经功能变化。为了及时发现和处理神经损伤的情况，护理人员应进行神经监测，并密切注意患者的神经功能变化，并及时报告医生。

神经监测是一种重要的护理程序，可以帮助护理人员了解患者的神经功能情况。常用的神经监测方法包括神经肌肉电刺激（Neuromuscular Electrical Stimulation，NMES）、肌电图（Electromyogram，EMG）和体感诱发电位(Spinal Somatosensory Evoked potential，SSEP)等。通过这些监测方法，护理人员可以评估神经的传导速度和功能状态，及时发现和记录患者的神经功能变化。

在手术后的护理过程中，护理人员应密切观察患者的神经功能变化。特别是手术部位附近的神经，护理人员应注意观察患者的感觉和运动功能是否有异常。感觉异常包括疼痛、麻木、刺痛等，而运动功能异常则表现为肌力减退、活动受限等。如果发现这些神经功能变化，护理人员应及时记录并报告医生，以便进行进一步的评估和处理。

对于已经发生神经损伤的患者，护理人员应提供相应的护理支持和指导。首先是保护患者的受损神经，避免进一步损伤。其次是提供疼痛管理，因为神经损伤可能导致患者出现疼痛症状。护理人员可以根据医嘱给予相应的镇痛药物，并提供舒适的环境和活动。此外，护理人员还应教导患者进行康复训练，包括物理治疗和康复护理，以促进神经的再生和恢复。

在预防神经损伤方面，护理人员在手术前也要积极参与讨论和计划。护理人员可以提供患者的相关信息，如患者的神经状态、手术部位和手术方式等，以便医生和外科团队评估和制定手术方案。此外，护理人员还可以参与手术准备工作，如协助患者正确位置、垫坐垫、垫支架等，以减少手术中神经受损的风险。

（四）呼吸并发症

某些骨科手术可能会对患者的呼吸功能造成影响，尤其是胸廓畸形矫正手术等。在这些手术中，护理人员应密切观察患者的呼吸状况，并采取措施预防呼吸困难或肺部感染等呼吸并发症。

手术后患者可能会出现疼痛，疼痛会影响患者的呼吸深度和频率。手术后的患者往往需要卧床休息，这可能导致肺部分泌物积聚和通气不畅，增加呼吸并发症的风险。

为了预防呼吸并发症，护理人员应密切观察患者的呼吸状况。包括呼吸频率、呼吸深度和呼吸节律等。如果发现患者的呼吸异常，如呼吸减慢、呼吸浅表或呼吸不规律等，护理人员应立即采取措施通知医生，以便及时处理。此外，护理人员还应密切注意患者疼痛的情况，及时给予镇痛治疗，以促进患者的正常呼吸。

除了观察患者的呼吸状况，护理人员还应采取措施预防呼吸并发症的发生。一方面，护理人员可以帮助患者保持正确卧床姿势，如协助患者翻身、改变体位等，以减少肺部分泌物积聚和通气不畅的风险。另一方面，护理人员可以鼓励患者进行深呼吸、咳嗽和活动，以促进肺部通气和分泌物的排出。此外，护理人员还可以通过口腔护理、气道湿化和吸痰等措施，预防呼吸道感染和肺部感染的发生。

骨科手术后的护理也包括呼吸康复的指导。护理人员可以教导患者使用支气管扩张器或进行呼吸肌锻炼，以提高患者的呼吸功能。护理人员还可以提供呼吸康复方面的教育和指导，比如深呼吸的技巧和颈部、肩部的伸展运动等。

（五）骨不连或错位

一些骨科手术，特别是复杂骨折修复或关节置换手术，存在骨不连或错位的风险。骨不连指的是骨折部位的骨头没有完全结合起来，而错位则是骨折部位的骨头没有正确对齐。为避免并发症的发生，护理人员在手术后应特别注意观察患者骨折部位的稳定性和进行必要的 X 光检查，以便及时发现和报告相关问题。

发生骨不连或错位的原因有多种。首先，有些骨折比较复杂或严重，需要进行手术修复。手术过程中，医生可能使用钢板、螺钉或金属固定物来稳定骨折部位，但有时这些固定物可能不够稳定或松动，导致骨折无法正确愈合。其次，手术后患者常常需要长时间卧床休息，这可能会导致骨折部位的脱位或错位，进一步影响骨折的愈合。

为了及时发现和处理骨不连或错位的情况，护理人员需要密切观察患者骨折部位的稳定性和进行必要的 X 光检查。护理人员可以观察患者是否有骨折部位的移动、变形或肿胀等症状，这可能表明骨折出现了问题。此外，护理人员还应注意患者有无持续性的疼痛或不适感，这也可能是骨不连或错位的表现。在观察中如果发现了任何异常情况，护理人员应立即向负责的医生报告，以便及时采取适当的处理措施。

除了观察患者的症状和体征，护理人员还可以参与骨折部位的固定和保护，以预防骨不连或错位的发生。护理人员可以帮助患者维持正确的体位，轻柔地协助进行床边活动，以防止骨折部位的移动或变形。此外，护理人员还可以指导患者进行肢体被动活动，促进血液循环和骨折部位的愈合。

在实际护理工作中，护理人员需根据患者的具体情况进行个体化的护理计划和干预措施，并与医生、康复师等多学科合作，以提高患者的康复效果，减少并发症的发生。

第六章　康复护理

第一节　康复护理的中西医结合理念和目标

康复护理是一种综合性的医疗服务，旨在帮助患者恢复健康、增强功能和提高生活质量。

一、中西医结合康复护理的理念

（一）理论综合

理论综合是中西医结合康复护理的重要理念之一。它强调将中医和西医的理论知识相互融合，以更全面、准确地理解和应对患者的病情，制定个体化的康复方案。下文将详细探讨中西医结合康复护理的理论综合。

1. 中医理论

中医理论是中医学的核心，它的基本原则和理念对于中西医结合康复护理具有重要的指导作用。

中医理论强调整体观察和辨证施治，即通过综合观察患者的症状、体质、脉象等多个方面的信息，进行辨证施治。中医理论认为人体是一个整体，各个器官和系统相互联系、相互影响，只有综合考虑各种因素，才能准确判断病情和制定治疗方案。在康复护理中，同样需要综合考虑患者的身体状况、生活习惯、心理状态等多个方面，以全面了解患者的康复需求和潜在问题。

阴阳学说是中医理论的核心内容之一，它认为人体的健康与阴阳平衡密切相关。阴阳代表了事物的两个相反而又统一的方面，如寒热、虚实、内外等。中医认为，人体的生理病理变化是由于阴阳失衡造成的，通过调节阴阳平衡，可以促进人体的健康和康复。在康复护理中，同样需要关注患者的阴阳平衡，通过中医的调理方法，如针灸、按摩、调饮食等，来调节身体的阴阳平衡，促进患者康复。

气血津液学说是中医理论中关于人体物质运行的重要观点。中医认为，气、血、津液是维持人体正常生理功能的重要物质基础。气血津液的运行畅通与否直接影响人体的健康状况。在康复护理中，理解患者的气血津液状态，评估其运行情况，对于制定适当的康复方案具有重要意义。中医的治疗方法，如中药补益、推拿调理等，可以通过调节气血津液的运行，修复受损的组织，促进康复过程。

经络学说是中医理论中的重要概念，它是一个复杂的网络系统，通过经络传导，使得整个身体各部位相互联系、协调运行。中医认为，疾病的发生与经络的阻塞或破坏有关，通过调理经络系统，可以促进血液和气的流通，改善身体的功能状态。在康复护理中，中医的针灸、推拿等疗法可以通过刺激经络，促进血液循环，增强受损组织的营养供应，从而加速患者康复过程。

2.西医理论

西医理论以现代医学为基础，通过科学研究和临床实践，建立了一套完善的理论体系。西医强调以证据为依据，注重对疾病进行精确的诊断和治疗。

西医理论的基础包括生理学、病理学、解剖学等学科。生理学研究人体各个系统的正常功能，病理学研究疾病的发生机制和变化规律，解剖学研究人体的结构和器官组织。通过对这些基础学科的深入研究，西医理论可以准确地了解人体的生理病理过程，从而指导疾病的诊断和治疗。

西医注重使用先进的医疗技术和药物治疗，以对抗疾病。例如，影像学技术如 X 射线、CT 扫描、MRI 等可以帮助医生观察和诊断病变部位。手术技术可以修复受损的组织或器官。药物治疗可以通过药物的作用机制来控制疾病的发展和症状的缓解。在康复护理中，西医的技术和药物治疗方法可以帮助患者恢复受损的功能，提高患者的生活质量。

在中西医结合康复护理中，西医的理论知识在准确诊断和评估患者的疾病方面发挥着关键作用。通过运用先进的医疗技术和设备，如神经电生理检查、功能性影像学等，可以帮助医生更精确地了解患者的病情和康复需求。此外，西医的康复技术，如物理疗法、康复训练等，可以通过有针对性的康复计划，帮助患者恢复受损的功能，提高生活能力。

3. 中西医结合

中西医结合康复护理是一种综合运用中医和西医理论知识的康复护理方法。它不仅要充分利用中医和西医的理论框架，还要明确两种医学体系的差异和优势。通过整合这两种医学体系的理论知识，可以更全面地了解患者的病情，提高治疗的准确性和针对性。

在康复治疗中，中西医结合可以根据中医的辨证施治理论，综合考虑患者的身体状况、气血循环等因素，并结合西医的康复技术和药物治疗来制定个体化的康复方案。例如，对于某些患有运动损伤的患者，中西医结合可能会采用中医的理疗、针灸、推拿等手段来改善气血循环，促进组织修复和恢复功能，同时结合西医的康复训练和药物治疗来加速康复进程。

中西医结合康复护理的优势在于综合运用了中医和西医的优点。中医注重整体观念，强调身心的平衡和阴阳的调和，能够提供独特的辨证施治理论和中药治疗方法。而西医则注重科学化的诊断和康复技术，具有先进的影像学检查和手术治疗手段。通过中西医结合，可以充分发挥两种医学体系的优势，提高患者康复效果。

4. 案例分析

以中风康复为例，中风是一种常见的神经系统疾病，中西医结合康复护理在其治疗中发挥了重要作用。中风的治疗需要综合考虑患者的病情、身体状态和康复需求，中西医结合康复护理能够针对不同类型的中风提供个体化的治疗方案。

根据中医的辨证施治理论，中风可分为气虚血瘀证、阴虚风动证、风痰阻络证、肝阳上亢证等。针对不同类型的中风，中医可以运用针灸、推拿、中药等方法来调理身体，以祛除痰湿、活血化瘀，改善气血循环，促进患者康复。

同时，结合西医的康复技术，如物理疗法、语言训练等手段，可以促进患者的神经功能恢复和肌肉协调能力。物理疗法包括康复训练、运动疗法等，通过针对性的运动和锻炼来增强患者的肌力和平衡能力。语言训练则针对中风引起的语言障碍进行治疗，帮助患者恢复语言能力。

通过中西医结合康复护理，可以综合运用中医和西医的理论和技术，提供更全面、个体化的治疗方案，加快患者的康复进程。中医的辨证施治理论能够根据患者的具体情况进行个性化的治疗，而西医的康复技术则提供了先进的物理疗法和语言训练等手段。通过中西医结合康复护理，患者可以获得更多的治疗选择和更好的康复效果，提高生活质量和功能恢复程度。

（二）持续性

中西医结合康复护理的理念之一是持续性。持续性强调在康复过程中，治疗和护理应该是连续的、逐步推进的，以达到最佳的康复效果。

1.功能评估

功能评估在中西医结合康复护理中起着重要的作用，它帮助医护人员了解患者整体的功能状态和康复进展情况。

功能评估使用标准化的评估工具进行客观测量和评估。这些评估工具包括 Fugl-Meyer 平衡功能评定、Berg 平衡量表、简式 Fugl-Meyer 运动功能评定法、ADL 评分（改良 Barthel 指数）等，这些工具经过严格的科学验证和临床应用，能够有效地评估患者的运动能力、日常生活能力、平衡能力等方面。

通过功能评估，能够对患者的各项功能进行量化的评估。例如，通过 Barthel 指数评估患者的日常生活能力，包括饮食、洗漱、穿衣等方面；通过 Berg 平衡量表评估患者的平衡能力，包括站立、行走、转身等方面。这些量化的评估结果能够提供客观的数据，用于跟踪康复进展和制定相应的康复训练计划。

功能评估结果能够为医护人员提供有针对性的康复训练计划。根据评估结果，医护人员能够了解患者具体的康复需求和问题所在，进而制定相应的康复训练目标和方案。例如，对于行走困难的患者，可以通过腿部肌力锻炼、平衡训练等方式来提升其运动能力和平衡能力。

功能评估在中西医结合康复护理中是一个重要的环节，它不仅能够客观评估患者的功能状态，还能为制定康复训练计划和监测康复进展提供依据。通过功能评估，医护人员能够提供个性化、针对性的康复护理，帮助患者恢复功能和提高生活质量。

2.持续治疗

中西医结合康复护理强调治疗的持续性，这意味着康复治疗是一个长期的过程，需要持续进行。

（1）中医的养生调理

中医治疗注重调整患者的生活习惯和饮食营养，以促进自身恢复能力的发挥。中医强调"三分治七分养"，即通过良好的生活习惯和饮食调理来维持健康。在康复过程中，医护人员会给予患者相应的中医养生建议，如合理饮食、适度运动、保持情绪平衡等。这些养生调理的方法是长期有效的，可以帮助患者在康复过程中保持良好的状态。

（2）西医的治疗手段

西医治疗强调药物治疗、康复训练和物理疗法等手段。这些治疗手段通常需要在一定时间内连续进行才能产生效果。例如，在康复训练中，患者需要进行反复的肌肉锻炼和功能恢复训练，以逐步恢复受损的功能。物理疗法如理疗、推拿等也需要持续进行，才能有效缓解疼痛和促进康复。

持续治疗是中西医结合康复护理的核心原则之一。通过中医养生调理和西医治疗手段的持续应用，患者可以逐步康复，并保持良好的生活状态。定期随访和复查有助于及时调整和优化康复计划，确保治疗的持续有效性。综上所述，中西医结合康复护理注重治疗的持续性，以帮助患者实现更好的康复效果。

二、中西医结合康复护理的目标

（一）减轻病痛

中西医结合康复护理的首要目标之一是减轻患者的病痛。

药物治疗：在康复护理中，药物治疗是常用的手段之一。西医药物可以通过镇痛、消炎、抗生素等作用，帮助患者减轻疼痛感和控制病情发展。同时，中医药也能起到缓解疼痛的作用。中药可以通过调节气血、活血化瘀等方式，改善病情并减轻疼痛。医护人员会根据患者的具体情况，选择合适的药物治疗方案，既考虑到西医的药物治疗，也兼顾中医的药物调理。

运动训练：运动训练是康复护理中重要的组成部分。虽然在康复过程中可能会出现一定的疼痛感，但适量的运动训练可以促进血液循环、增强肌肉力量、改善关节活动度等，从而减轻疼痛。运动训练可以包括伸展运动、力量训练、平衡训练等。医护人员会结合患者的具体情况和康复目标，制定个性化的运动训练计划。

通过药物治疗、运动训练等综合手段，可以有效地减轻患者的疼痛感，提高其生活质量。医护人员会根据患者的具体情况制定个性化的治疗方案，以达到最佳的疼痛缓解效果。同时，持续的康复治疗也能够帮助患者逐步减轻病痛，恢复功能，并提高身体的自愈能力。

（二）恢复功能

中西医结合康复护理的另一个重要目标是帮助患者恢复受损的功能。

康复训练：康复训练是中西医结合康复护理中的核心内容之一。通过针对性的训练，包括肌肉力量训练、关节活动度训练、平衡和协调训练等，帮助患者恢复受损的功能。康复训练可以根据患者的具体情况和康复目标进行个性化设计，逐步提高患者的身体功能和活动能力。这种综合性的训练计划可以通过增强肌肉力量、改善关节活动度、提高平衡能力等方式，促进患者的功能恢复。

个性化康复计划：在中西医结合康复护理中，个性化的康复计划起着关键作用。医护人员会根据患者的具体情况和康复目标，制订个性化的康复计划。这包括制定适当的训练方案、选择合适的物理疗法和中医疗法，并根据患者的康复进展进行调整。个性化康复计划能够更好地满足患者的需求，提高康复效果。

通过针对性的训练和治疗手段，患者的肌肉力量、关节灵活性、平衡能力等都可以得到有效改善。个性化康复计划的制定和持续跟进也能够确保患者在康复过程中得到最优化的功能恢复效果。

（三）预防复发

预防复发对于疾病康复非常重要，中西医结合康复护理不仅关注治疗疾病本身，还注重预防疾病的再次发作。通过指导患者进行适当的锻炼、饮食调节、心理调适等方面，帮助患者养成良好的生活习惯，降低疾病复发的风险。

适当的锻炼对于预防疾病复发至关重要。根据患者的具体情况，康复护理人员可以制定适合的运动方案，如有氧运动、力量训练、瑜伽等。锻炼可以增强患者的身体素质，提高免疫力，减少患病的可能性。同时，适度的运动也有助于改善心情，缓解焦虑和抑郁，从而降低疾病复发的风险。

饮食调节也是预防复发的重要环节。康复护理人员会根据患者的疾病类型和个人情况，制定合理的饮食计划。例如，对于心脏病患者，可以减少高脂肪、高胆固醇的食物摄入；对于糖尿病患者，需要控制碳水化合物和糖分的摄入量。合理的饮食结构能够维持身体健康，降低疾病复发的风险。

心理调适也是预防疾病复发的重要手段之一。康复护理人员会与患者进行心理沟通，了解他们的内心情感和压力，并提供相应的支持和建议。通过正面的心理调适，患者可以更好地应对生活中的挑战和压力，减少疾病复发的可能性。

除了上述方法，中西医结合康复护理还应注重患者的日常生活习惯。康复护理人员会指导患者养成良好的生活习惯，如定期检查身体健康状况，遵循医生的用药方案，避免过度劳累和不良的生活习惯等。这些习惯的养成有助于维持身体健康，减少疾病的复发。

第二节　中西医结合康复护理的评估和制订护理计划的方法

中西医结合康复护理的评估和制订护理计划是为了全面了解患者的病情和需求，从而能够提供个性化而有效的康复治疗。

一、中西医结合康复护理的评估

（一）信息收集

医护人员在与患者进行访谈和询问时，会通过详细的提问和倾听来收集关于患者的各种信息。

医护人员会询问患者的过往疾病史、手术史、药物过敏史等，以了解患者的健康背景和可能存在的潜在风险因素。

医护人员会询问患者当前的主要症状，例如疼痛、发热、呕吐等，并详细询问相关信息，如症状出现的时间、频率、强度以及是否有加重或缓解的因素。

针对疼痛症状，医护人员可能使用评分工具（如 VAS 评分）来帮助患者描述疼痛的程度和影响程度，从而更好地了解患者的疼痛感受。

医护人员会询问患者的生活方式，包括饮食习惯、运动情况、吸烟和饮酒等习惯，以评估与健康相关的生活因素对患者病情的可能影响。

此外，医护人员还会收集其他相关的医学检查报告和影像资料，如血液化验、X 光片、CT 扫描等，这些资料能够提供更直观、客观的信息，帮助医护人员对患者进行全面的评估和诊断。

（二）身体检查

医护人员在进行身体检查时，会通过一系列的观察、测量和测试来评估患者的身体状况和功能障碍。

1. 外貌与行为观察

医护人员在进行外貌与行为观察时，会仔细观察患者的外貌特征和行为举止，以获取有关患者身体状况的线索。

医护人员会注视患者的面色、皮肤状态、黏膜颜色等。苍白的面色可能提示贫血、休克或低血压等问题，而黄疸可能与肝功能异常有关。

医护人员会留意患者的行为表现。例如，他们会注意患者是否表现出痛苦、不安或焦虑的情绪。这可能暗示患者正在经历某种程度的不适或疼痛。此外，他们还会观察患者的活动情况，包括活动的自由度和是否受限制。

通过仔细观察患者的外貌特征和行为举止，医护人员可以初步了解患者的生理和心理状况。这些观察结果将为后续的诊断和治疗提供重要的参考依据。然而，需要注意的是，外貌与行为观察只是初步评估的一部分，最终的诊断需要结合其他检查和医学评估来进行。

2. 生理指标测量

医护人员在进行生理指标测量时，通过测量患者的身高、体重、血压和心率等指标，获得客观的数据来评估患者的整体健康状况和体格发育情况。

　　医护人员使用身高测量仪或墙壁尺寸来准确测量患者的身高。这个指标可以用来评估患者的生长发育情况，并与相应的年龄和性别标准进行比较。

　　医护人员通常使用体重秤来测量患者的体重。体重是一个重要的指标，用于评估患者的整体健康状态、营养状况以及可能存在的肥胖或体重不足问题。

　　医护人员会使用血压计来测量患者的血压。这个过程包括收缩压（较高值）和舒张压（较低值）两个数值的测量。血压的正常范围对于评估患者心血管系统的功能和潜在风险非常重要。

　　医护人员可以通过触摸患者的脉搏或使用心电图仪器来测量患者的心率。心率是指每分钟心脏跳动的次数，正常范围因年龄、性别和身体活动水平而异。心率的变化可以提供有关患者的心血管健康和自主神经系统功能的线索。

　　通过生理指标的测量，医护人员能够获得客观的数据，有助于评估患者的整体身体状况和发现潜在的健康问题。这些指标的测量结果将与相应的参考范围进行比较，并结合其他临床信息来评估患者的健康风险和制定个性化的治疗计划。同时，周期性的生理指标测量还可以帮助医护人员监测患者的健康状况并进行干预措施的调整。

　　3. 运动功能检查

　　医护人员会要求患者做一系列简单的屈伸、转动等动作，观察是否存在活动障碍、异常姿势或不正常的运动模式。例如，他们可能会注意患者在行走中是否有跛行、脊柱是否弯曲、手臂是否能自由伸展等。

　　医护人员可以使用专业的力量测试仪器来评估患者的肌肉力量。通过让患者进行一系列特定的肌肉收缩动作，医护人员可以测量和记录患者各个肌群的力量水平。这有助于判断患者是否存在肌肉无力或肌力不平衡等问题。

　　医护人员还可以通过一系列的体力活动来评估患者的耐力水平。例如，让患者进行一定时间的步行、跑步或其他身体锻炼活动，观察患者的耐力表现和心率变化。这有助于评估患者的心血管健康和身体耐力水平。

　　医护人员可能会进行一些平衡和协调测试，以评估患者的平衡能力和运动协调性。例如，让患者尝试单脚站立、行走在狭窄的平衡板上或进行其他需要较高平衡控制的动作。这有助于评估患者是否存在平衡障碍或运动协调问题。

通过运动功能检查，医护人员可以评估患者的运动能力和活动功能，并发现任何存在的问题或异常。这些检查结果将为医护人员制定康复计划、制定个性化的运动治疗方案和指导患者参与适当的运动活动提供重要的依据。同时，运动功能检查还可以帮助监测患者在康复过程中的进展和效果，并进行必要的调整和干预。

4.感觉功能检查

医护人员在进行感觉功能检查时，主要评估患者的触觉、痛觉和温度感觉等方面。

医护人员会使用不同的刺激物（例如细丝或棉花球）轻轻触碰患者的皮肤，并询问患者是否有感觉。他们可能会检查患者不同部位的触觉感受，如手指、足底、腹部等。通过观察患者对触摸刺激的反应，医护人员可以评估患者的触觉灵敏度和定位能力。

医护人员会使用尖锐的工具（例如针或尺子）轻轻刺激患者的皮肤，以评估其痛觉反应。他们可能会询问患者刺激感觉的程度，或者要求患者指出被刺激的部位，这样可以检查患者对痛觉刺激的感受和辨别能力。

医护人员会用冷热的物体轻轻触碰患者的皮肤，以评估其对温度变化的感知能力。他们可能会询问患者刺激区域的感觉是冷的还是热的，或者要求患者指出被刺激的部位。通过这种方式，医护人员可以评估患者对温度变化的敏感性和辨别能力。

通过感觉功能检查，医护人员可以评估患者的感觉系统是否正常工作。这些检查结果有助于确定感觉障碍或异常，并为医护人员制订的康复计划和治疗方案提供重要的依据。同时，感觉功能检查也可以用来监测患者在治疗过程中的进展和效果，并进行必要的调整和干预。

根据具体情况，医护人员还可能进行其他专项检查，如听力测试、视力检查、神经系统检查等，以全面评估患者的身体状况和功能。

二、制订康复护理计划

基于评估结果，医护人员会综合考虑患者的身体、心理、社会环境等多个方面，制订个性化的护理计划。

（一）目标设定

目标设定是制订康复护理计划的重要步骤之一，旨在根据患者的康复需求和能力水平确定具体可行的康复目标。

根据患者的康复需求和能力水平，医护人员需要确定具体、可行和可衡量的康复目标。这些目标应该与患者的康复需求紧密相关，并在实践中可以被观察、评估和记录。

1.改善肌肉力量

改善肌肉力量是针对患有肌肉萎缩或功能障碍的患者常见的康复目标之一。肌肉力量的改善可以通过制订个性化的康复计划来实现，其中包括针对特定肌群的力量训练、物理疗法和康复锻炼等。

针对肌肉力量的康复计划通常由医护人员根据患者的具体情况和康复需求进行制订。在开始康复训练之前，医护人员会对患者进行评估，了解他们的肌肉状况、功能障碍的程度以及康复的潜力。这些评估结果将成为制订康复计划的重要依据。

肌肉力量的改善主要通过力量训练来实现。针对特定肌群进行的力量训练可以逐渐增加负荷和重复次数，从而促进肌肉的生长和发展。这些训练可以包括使用自身重量、弹力带、哑铃、杠铃等器械进行的练习。训练的内容和强度会根据患者的情况进行逐步调整，以确保安全和有效性。

康复锻炼也是增强肌肉力量的关键环节。康复锻炼通常由专业的康复师指导，包括一系列针对特定肌肉群的运动和活动。这些锻炼可以通过改善肌肉协调性、平衡能力和姿势控制来提高肌肉力量。

2.提高平衡能力

医护人员可以通过一系列的训练方法来帮助患者改善平衡能力，其中包括平衡训练、协调练习和步态训练等。

平衡训练是提高平衡能力的核心内容之一。这种训练旨在通过刺激平衡感受器官和神经系统，促进身体的姿势控制和稳定性。常见的平衡训练包括站立平衡、单腿站立、闭眼平衡、倒立训练等。通过逐渐增加难度和挑战，患者可以逐步提高平衡能力并增强身体的稳定性。

协调练习也是提高平衡能力的重要手段之一。这种训练主要通过活动和运动来提高肌肉的协调性和配合能力。例如，医护人员可以通过球类运动、舞蹈、太极拳等活动来帮助患者培养和改善身体的协调能力。这些练习不仅可以提高平衡能力，还可以增强患者的身体感知和运动控制能力。

步态训练也是提高平衡能力的重要组成部分。对于存在步态异常的患者，步态训练可以帮助他们恢复正常的行走模式，并提高平衡能力。这种训练可以包括步态分析、步态矫正以及辅助器具的使用等。通过调整步态参数、加强肌肉力量和改善姿势控制，患者的平衡能力可以得到显著改善。

除了以上提到的训练方法外，护理人员还可根据患者的具体情况选择其他适合的康复技术和方法，如物理疗法、功能性训练等。此外，康复过程中的个人意识和参与度也至关重要。患者应积极参与康复活动，按照医护人员的指导进行训练，并持之以恒地坚持下去。

3.提高日常生活自理能力

提高日常生活自理能力是针对行动或认知功能受限的患者的关键康复目标之一。医护人员可以通过一系列的训练方法来帮助患者提高自理能力，其中包括日常生活技能训练、辅助器具使用指导和认知训练等。

日常生活技能训练是提高自理能力的核心内容之一。这种训练旨在帮助患者独立完成日常生活中的基本任务，如床旁起坐、洗漱穿衣、进食等。医护人员会根据患者的具体情况制定个性化的训练计划，并逐步引导患者进行相关活动。通过反复练习和逐渐增加难度，患者可以逐步提高自身的独立能力和自主性。

辅助器具使用指导也是提高自理能力的重要手段之一。对于一些行动受限的患者，合理使用辅助器具可以帮助他们更好地完成日常生活中的各项任务。医护人员会向患者介绍和指导使用适当的辅助器具，如助行器、轮椅、抓取器等，以提升其行动能力和自理能力。

对于认知功能受限的患者，认知训练是提高日常生活自理能力的重要组成部分。通过一系列的认知训练活动，如记忆训练、注意力训练、问题解决训练等，患者的认知能力可以得到改善，从而更好地应对日常生活中的各种情境和任务。

在设定康复目标时，医护人员应与患者及其家属密切合作，并根据患者的个体特点和康复需求制定具体的目标。目标应该是可行的，即在患者能力范围内实现的目标；同时也要是可衡量的，以便在康复过程中进行跟踪和评估。这样可以确保康复护理计划的有效性和适应性，以最大限度地促进患者的康复和功能恢复。

（二）康复训练计划

康复训练计划是根据患者的评估结果和康复目标而设计的，旨在帮助患者恢复或提高功能能力。根据需要，康复训练计划可以涉及运动康复、语言康复、职业康复等各个领域的训练。

1.语言康复

语言康复是专门为受损语言能力的患者设计的训练计划。该计划旨在改善患者的言语理解和表达能力，以提高其沟通交流效果。语言康复涉及多种训练方法，包括言语疗法、语音练习、口腔肌肉训练和语言游戏等。

言语疗法是语言康复的核心方法之一。通过与专业的言语治疗师合作，患者将接受一系列的训练，其中包括语言理解和表达的技巧。这些技巧可能包括词汇和语法的学习，句子结构的训练以及特定场景下的语言应用。

除了言语疗法，语音练习也是提高患者语言能力的重要手段之一。通过发音练习和语音模仿，患者可以逐渐改善发音准确性和口腔肌肉协调性。这些练习可能包括舌头和嘴唇的锻炼，以及对不同音素的学习和模仿。

口腔肌肉训练是针对口腔肌肉功能受损的患者设计的训练计划。通过口腔肌肉的锻炼和调整，可以改善患者的发音能力和口腔运动协调性。这些训练可能包括张口、闭嘴、舌头运动和面部表情等。

此外，语言游戏也是促进语言康复的另一种有趣而有效的方法。通过各种语言游戏和交流活动，患者可以在轻松和愉快的氛围中提高语言能力，并增强对词汇、语法和语言结构的理解。

语言康复的重点是根据患者的具体情况和康复目标进行个性化调整。护理人员将根据患者的评估结果和进展制订相应的训练计划，并与患者密切合作，共同努力实现康复目标。

2. 职业康复

职业康复是专门为患者在职业或工作方面的功能改善而设计的训练计划。这项计划旨在帮助患者恢复或提高在工作场所中的能力，以便重新融入工作环境。职业康复涉及多个方面，包括职业技能培养和适应性调整。

医护人员会根据患者的职业需求和目标，制定相应的训练方案。这可能包括培训新技能或加强已有技能，以使患者能够胜任自己的工作。例如，对于失去了肢体功能的患者，他们可能需要学习使用辅助器具或适应性技术，以重新掌握特定的职业技能。

职业康复的关键在于个性化的训练计划和全面的支持。医护人员会与患者密切合作，根据患者的职业需求和能力制定相应的康复方案，并提供必要的培训、适应性调整和职业指导。同时，患者本身也需要积极参与康复过程，接受培训并努力恢复或提高自己的职业能力。

除了上述领域的训练外，康复训练计划还可能涉及其他方面的内容，如认知训练、社交技能训练等，根据患者的具体情况进行个性化调整。

在制定康复训练计划时，需要考虑患者的身体状况、康复目标、能力水平以及康复进展的评估结果。训练的内容、强度和频率将根据患者的情况进行调整。同时，康复训练计划也需要与患者和家属进行充分沟通和协商，确保他们理解和支持康复过程，并能积极参与其中。

（三）心理支持计划

心理支持计划是专门针对患者的心理状况而设计的一系列措施和方法。该计划旨在提供情绪上的支持，并帮助患者应对焦虑、抑郁等负面情绪，以提高其心理健康和生活质量。心理支持计划包括心理疏导、认知行为疗法、支持性心理治疗等多种方法。

1. 心理疏导

心理疏导是心理支持计划中的重要环节，通过与专业心理健康专家进行面对面或在线交流，患者可以主动表达自己的情绪和困扰，从而得到理解和支持。心理疏导的主要目的是帮助患者倾诉内心的压力和痛苦，减轻情绪负担，并寻找积极的应对策略。

在心理疏导过程中，专业心理健康专家会倾听患者的问题、感受和困惑，并表达出对他们的理解和同理。这种支持性的交流可以让患者感受到关怀和支持，从而减轻一部分心理负担。同时，心理疏导也为患者提供了一个安全的环境，让他们敞开心扉，表达内心的情感和痛苦。

在心理疏导的过程中，专业心理健康专家还会引导患者思考问题的根源和背后的原因。通过深入了解和分析患者的个人经历、家庭环境和社会压力等因素，专家可以帮助患者认识到造成问题的可能原因，并找到解决问题的途径。

此外，心理疏导还会帮助患者寻找积极的应对策略和解决方案。专业心理健康专家会在倾听和理解的基础上，向患者提供一些适当的建议和指导，帮助他们面对困难和挑战。这样，患者可以学习如何更好地应对压力、管理情绪，并培养积极的心态。

2. 认知行为疗法

认知行为疗法（Cognitive Behavioral Therapy, CBT）是一种常用的心理支持方法，旨在帮助患者认识和改变负面的思维模式和行为习惯，以促进积极的情绪和行为变化。

CBT 的核心理念是，我们的思维方式会影响我们的情绪和行为。当我们陷入困境或遇到挑战时，我们的思维会变得消极和扭曲，使我们更难应对问题并产生积极的结果。因此，CBT 通过帮助患者识别和改变这些负面思维模式，从而改善他们的情绪和行为反应。

CBT 通常由经过专门培训的心理治疗师提供。治疗过程中，治疗师与患者合作，探索患者的思维和行为，帮助患者认识到不合理思维的存在，并挑战这些思维的真实性和合理性。治疗师还会教授患者一系列技巧和策略，帮助他们建立更积极、健康的思维方式，并提供具体的行为改变方案。

在 CBT 中，患者需要主动参与并付诸行动。通过练习和实践新的思维模式和行为习惯，患者可以逐渐改变他们的心理反应，并获得更好的情绪调节能力、压力管理技巧和问题解决能力。

CBT广泛应用于各种心理健康问题的治疗中，包括焦虑障碍、抑郁障碍、创伤后应激障碍和强迫症等。它已被证明是一种有效的治疗方法，并且具有持久的效果。

3.支持性心理治疗

支持性心理治疗是心理支持计划中常用的一种方法，旨在与患者建立良好的关系，提供情感上的支持和理解。

支持性心理治疗的核心理念是，通过倾听、同理和鼓励，可以帮助患者表达情感，增强自我意识，并找到应对困境和挑战的内在资源。

在支持性心理治疗过程中，心理治疗师充当着患者的支持者和理解者的角色。他们会倾听患者的问题、感受和困扰，并通过非评判性的态度和回应来传达对患者的理解和同情。这种情感上的支持可以让患者感受到被接纳和被尊重，从而减轻情绪负担，获得安慰和安全感。

支持性心理治疗还有助于患者增强自我意识和自我理解。治疗师会引导患者探索自己的情感、价值观和信念，并帮助他们更好地了解自己。通过这个过程，患者可以更好地认识自己的需求和欲望，从而更好地应对困境和挑战。

支持性心理治疗还通过寻找患者内在的资源，帮助他们应对困难和挑战。治疗师会与患者一起探索他们的个人优势、技能和经验，并引导他们将这些资源运用到实际生活中。这样，患者可以增强自信心和应对能力，更好地面对生活的挑战。

除了上述方法外，心理支持计划还可以包括其他的心理干预措施，如放松训练、压力管理技巧和社交技能培训等。这些方法旨在帮助患者提高应对压力和情绪管理的能力，促进身心的平衡和稳定。

心理支持计划的成功实施需要专业的心理健康专家和患者之间的密切合作。心理治疗师将根据患者的具体需求和情况制定个性化的计划，并与患者共同制定目标和评估进展。患者也需要积极参与心理支持计划，配合治疗师的建议和指导，并在日常生活中应用所学技巧。

（四）营养调理计划

营养调理计划是根据患者的营养评估结果制定的，旨在通过合理的饮食安排，保证患者获得足够的营养物质，并解决营养缺乏或过剩的问题。

在制定营养调理计划时，需要考虑到患者的个人情况和特殊需求。这包括年龄、性别、体重、身高、活动水平、健康状况以及任何潜在的营养问题等因素。通过了解患者的个人情况，可以更准确地确定他们的营养需求和目标。

营养调理计划应考虑到各种营养素的摄入。这包括碳水化合物、蛋白质、脂肪、维生素、矿物质和纤维素等。根据患者的需要，可以调整不同营养素的比例和摄入量。例如，对于某些患有慢性疾病的患者，可能需要限制盐、糖或饱和脂肪的摄入量。

营养调理计划还需要关注饮食多样性和平衡。通过提供多样化的食物选择，可以确保患者摄入各种营养素，并避免可能存在的单一营养素不足。

营养调理计划还需要考虑到食物过敏、不耐受或特殊饮食需要。如果患者有特殊的饮食限制或偏好，例如素食主义、无麸质饮食或低盐饮食，那么计划中需要相应地进行调整，确保他们获得所需的营养物质。

最后，在实施营养调理计划时，与患者进行教育和指导也是至关重要的。患者需要了解他们的营养需求和目标，以及如何选择和准备健康的食物。通过提供相关的营养知识和实用的建议，可以帮助患者改善他们的饮食习惯，并在日常生活中持续地实施良好的营养调理计划。

（五）家庭与社交支持计划

家庭与社交支持计划是根据患者的家庭背景和社交环境制定的，旨在提供相应的支持和资源，以增加患者的社会支持和康复机会。

在制定家庭与社交支持计划时，需要了解患者当前的家庭状况和家庭成员的角色。这包括患者是否有亲属或伴侣，以及他们对患者的关注和支持程度。了解家庭成员的态度和理解水平对于确定如何最好地协助患者的康复非常重要。

通过培训家属，可以提高他们对患者康复过程的理解和参与度。家属可以学习如何提供情感上的支持，并协助患者进行康复训练。培训内容可以包括如何与患者沟通、鼓励和帮助他们建立健康生活方式和自理能力等。这样，家属可以积极参与患者的治疗过程，为患者提供更好的支持和监督。

提供社交活动的建议也是家庭与社交支持计划的一部分。社交活动可以帮助患者重新融入社会，增加他们的社交网络和支持系统。这些活动可以包括参加兴趣小组、加入志愿者组织等。通过参与这些活动，患者可以结识新朋友，分享经验，提高自信心，并获得来自社会的支持和鼓励。

此外，家庭与社交支持计划还可以协助患者寻找其他康复资源。这包括向患者介绍相关的社区组织、支持小组或专业机构，以便他们能够获取更多的康复服务和辅助设施。这些资源可能包括康复中心、职业培训机构、心理咨询师等。通过利用这些资源，患者可以得到更全面的康复支持，并增加他们康复的机会和可能性。

（六）康复进展评估与调整

康复进展评估与调整是在制定护理计划的同时考虑的重要环节。医护人员会设定评估时间点，定期对患者的康复进展进行评估，并根据评估结果及时调整护理计划中的治疗方案、训练内容和目标设定，以确保康复效果的最大化。

在康复进展评估中，医护人员将综合考虑患者的身体状况、功能改善情况、生活质量等方面的变化。通过使用有效的评估工具和方法，可以客观地测量和记录患者在康复过程中的进展。这可能包括进行身体功能测试、问卷调查、日常活动观察等。

基于康复进展的评估结果，医护人员将对护理计划进行调整和优化。他们会仔细分析评估数据，评估当前的治疗方案是否有效，是否需要进行修改或调整。例如，如果患者的某项功能仍存在困难，可能需要增加相应的康复训练或修改治疗方案。通过根据实际情况对护理计划进行灵活调整，可以更好地满足患者的康复需求。

医护人员还会根据患者的目标设定和个人需求，制定新的治疗目标或调整现有的目标。这些目标应该是具体、可测量和可实现的。通过确立明确的康复目标，可以为患者提供明确的方向和动力，并使他们更有动力去追求康复进展。

在康复进展评估与调整的过程中，医护人员还需要与患者进行有效的沟通和合作。他们会与患者讨论评估结果，解释任何改变或调整的原因，并共同制定康复目标和计划。患者的反馈和参与对于确定最佳的康复方案非常重要，因为他们了解自己的感受和需求，并能提供宝贵的信息来指导康复进程。

第三节 中西医结合康复护理的技术和方法

中西医结合康复护理技术和方法是指将传统的中医疗法与现代西医治疗方法相结合，以提高患者的康复效果和生活质量。下面将介绍一些常用的中西医结合康复护理技术和方法。

一、中药浴疗法

中药浴疗法是中医结合康复护理中常用的技术和方法之一。它通过使用中药制剂来进行浸泡，以达到治疗和预防疾病的目的。中药浴疗法有着悠久的历史，并在现代康复护理中得到广泛应用。

（一）原理

中药浴疗法是一种中医结合康复护理的技术和方法，它基于中医理论，通过使用中药制剂来进行浸泡，以达到治疗和预防疾病的目的。中药浴疗法的原理是通过中药的药性作用和热水浸泡的温热刺激，促进血液循环，调整气血运行，增强体质，并改善疾病症状。

在中药浴疗法中，中药的有效成分可以通过皮肤吸收进入人体内部。这些中药成分具有多种功效，如疏风散寒、活血化瘀、清热解毒和祛湿止痛等。不同的中药制剂具有不同的药性和功效，可以根据患者的具体情况选择合适的中药进行浸泡。

当患者坐进中药浸泡的温水中时，温热的水和中药成分可以通过皮肤渗透进入血液循环系统，从而产生治疗作用。温热的刺激可以扩张血管，增加血液供应，促进新陈代谢和细胞修复。中药成分则可以通过皮肤渗透，影响身体内部的生理过程，起到治疗和调节的作用。

需要注意的是，中药浴疗法在使用时需要控制好浸泡的时间和温度，避免过热或过冷对身体造成伤害。

（二）适应证

中药浴疗法是一种辅助治疗方法，适用于多种疾病的康复护理。下面列举了一些适应证：

风湿性疾病：中药浴疗法对风湿性关节炎、类风湿关节炎等风湿性疾病有一定的疗效。中药浴中的中药成分能够渗透皮肤，起到活血化瘀、祛风散寒的作用，可以缓解关节疼痛和僵硬。

骨骼肌肉系统疾病：对于腰椎间盘突出、颈椎病等骨骼肌肉系统疾病，中药浴疗法可以通过温热水和中药成分的双重作用，促进血液循环，缓解疼痛，舒缓紧张的肌肉，改善局部的营养供应，有助于康复治疗。

神经系统疾病：中药浴疗法在帕金森病、面瘫等神经系统疾病的康复护理中也有应用。中药浴中的中药成分能够通过经皮吸收，达到神经系统，起到舒缓神经压力，促进神经功能恢复的作用。

皮肤病：湿疹、银屑病等皮肤病患者常常伴有瘙痒、干燥等不适症状。中药浴疗法可以通过温热水和中药成分的滋养作用，改善皮肤的微循环和代谢，减轻瘙痒感，缓解皮肤炎症，促进皮肤康复。

（三）操作方法

中药制剂的选择：根据疾病的具体情况和治疗目的，选择适合的中药制剂。

中药浴水的准备：将选择好的中药加入适量的热水中，浸泡一段时间，使中药的有效成分充分释放出来。

中药浴疗法的操作：患者裸露身体，坐进中药浸泡的温水中，让中药浸泡全身或特定部位。可以根据需要进行局部浸泡或全身浸泡。

浸泡时间和频率：根据患者的具体情况，确定浸泡时间和频率。一般来说，每次浸泡的时间为20~30分钟，每周进行2~3次。

（四）注意事项

温度控制：中药浴水的温度应适中，不宜过高或过低，一般控制在40~45摄氏度之间。

个体差异：不同患者对中药浴疗法的反应可能有所不同，需要根据患者的具体情况进行调整。

过敏风险：部分患者可能对某些中药成分过敏，使用中药前需了解患者的过敏史，并避免使用有可能引起过敏的中药。

疾病情况：在使用中药浴疗法前，需要了解患者的具体疾病情况，并根据医生的建议进行操作。某些疾病可能不适合使用中药浴疗法或需要特殊注意。

二、西医物理疗法

西医物理疗法（Physical Therapy），也被称为物理医学疗法，是指通过物理手段来预防、评估、诊断和治疗多种疾病和损伤的一种医学专科。物理疗法在康复护理中有着重要的地位，它通过运用各种物理手段，如电疗、热疗、冷疗、光疗等来改善患者的生理功能和影响其社会功能的障碍。

（一）电疗

电疗（Electrotherapy）是利用电流对患者进行治疗的一种物理疗法。它通过将电流引入患者体内，对组织和器官进行刺激，从而改善症状和促进康复。常见的电疗方法包括电刺激疗法、电热疗法、紫外线照射等。

1.电刺激疗法

电刺激疗法（Electrical Stimulation Therapy）是一种通过电流的刺激来激活神经和肌肉组织的物理疗法。它被广泛应用于康复护理中，以改善肌肉力量和运动功能。

电刺激疗法的原理是通过电流对患者的身体发起刺激，从而激活神经和肌肉组织。这样可以促进肌肉收缩和放松，增加肌肉力量和运动功能。在电刺激疗法中，通常使用的是低频电流，如电针刺激、电波刺激和脉冲电流等。

在电刺激疗法中，医护人员会将电极贴在患者的皮肤上，并通过电刺激装置来调节电流的参数，如电流强度、频率和脉冲宽度等。患者会感受到电流的刺激和肌肉的震动感。

电刺激疗法在康复护理中有多种应用。对于肌肉无力或萎缩的患者，通过电刺激可以促进肌肉的收缩和增加肌肉力量。对于肌肉痉挛或痉挛性疼痛的患者，通过电刺激可以促进肌肉的放松和减轻疼痛。对于神经功能障碍的患者，通过电刺激可以促进神经的再生和改善神经传导。

电刺激疗法具有安全、无创伤和可重复使用等优点。然而，对于患者来说，电刺激疗法可能会引起轻微的不适或疼痛感。因此，在应用电刺激疗法时，医护人员需要根据患者的具体情况和症状来调整电流的参数，在确保疗效的同时最大限度地减少其不适感。

2. 电热疗法

电热疗法（Electrothermal Therapy）是一种通过电流产生热效应来治疗疾病和缓解症状的物理疗法。它被广泛应用于康复护理中，以促进血液循环、缓解疼痛和肌肉痉挛。

电热疗法的基本原理是将电流传递到患者的身体组织中，产生热量。这种热量可以渗透到深层组织，达到改善血液循环和促进组织恢复的效果。在电热疗法中，通常使用的是高频电流，如电灼疗法、射频热疗和超声热疗等。

在电热疗法中，医护人员会将电极或设备放置在患者的身体表面或内部，通过电流传递来产生热效应。热量可以直接作用于皮肤和表浅组织，也可以通过电流沿着神经或血管传播到深层组织。

电热疗法在康复护理中有多种应用。它可以促进血液循环，加速组织恢复和康复过程。对于患有肌肉疼痛、关节炎和软组织损伤的患者，电热疗法可以缓解疼痛和减轻肌肉痉挛。对于神经痛和神经功能障碍的患者，电热疗法可以减轻疼痛和恢复神经传导。

电热疗法的优点包括无创伤、无药物，以及能够精确控制热量的渗透深度和范围。但对于患者来说，电热疗法可能会引起皮肤灼热感或不适感。因此，在应用电热疗法时，医护人员需要根据患者的具体情况和症状来调整电流强度和治疗时间，在保证疗效的同时最大限度地减少患者的不适感。

3. 紫外线照射

紫外线照射（Ultraviolet Radiation Therapy）是一种利用紫外线辐射来治疗疾病和促进健康的疗法。它被广泛应用于医疗和美容护理中，具有促进伤口愈合、抗感染和消炎等作用。

紫外线照射的原理是利用紫外线的照射来刺激机体的免疫系统，提高机体对疾病和损伤的抵抗能力。在紫外线照射中，一般使用的是 UVA、UVB 或 UVC 等特定波长的紫外线。这些紫外线波长可以穿透皮肤表面，并具有杀死病菌、增强免疫功能和促进组织修复的作用。

紫外线照射在医疗中有多种应用。它可以用于治疗慢性皮肤病，如银屑病、湿疹和皮肤真菌感染等。通过照射紫外线，可以减轻病变区域的红肿、痒痛和脱屑等症状，促进皮肤的愈合和康复。

此外，紫外线照射还可以用于治疗光敏性疾病，如光过敏症和白塞病等。经过激活荧光物质或静脉注射光敏剂后，照射特定波长的紫外线可以有效地抑制异常免疫反应，减少病变发作并延缓疾病进展。

值得注意的是，紫外线照射需要在医护人员的指导下进行，并严格控制紫外线剂量和照射时间。过度的紫外线照射可能会导致皮肤烧伤、色素沉着和皮肤癌的风险增加。因此，在使用紫外线照射治疗时，医护人员需要根据患者的具体情况和症状来确定适当的照射剂量和照射时间，以确保疗效和安全。

（二）热疗

热疗（Thermotherapy）是利用不同的热能来治疗疾病的一种物理疗法。它可以通过改变组织的温度，改善血液循环、放松肌肉、减轻疼痛和促进康复。常见的热疗方法包括热敷、热包、热气疗法等。

1.热敷

热敷（Hot Compress）是一种常见的物理疗法，通过将热量传递到身体各部位，可以促进血液循环、缓解疼痛和放松肌肉。

热敷通常使用热湿毛巾、热水瓶或者将患处浸泡在温热的水中等方法来进行。这些方法能够将热量传递到皮肤表面，并通过热传导作用进一步渗透到深层组织。热敷过程中，热量可以刺激血管扩张，增加血液供应和氧气输送，从而促进新陈代谢的进行。这有助于加快伤口的愈合和康复过程，并减轻肌肉的痉挛。

热敷还可以通过刺激神经末梢来缓解疼痛。热量的应用可以抑制痛觉传导，减少神经末梢的敏感性，从而减轻疼痛的感觉。同时，热敷还可以促进肌肉放松，缓解紧张和痉挛引起的不适。

热敷适用于多种疾病和症状的缓解。例如，对于肌肉扭伤、关节炎和霉菌感染等，热敷能够有效减轻疼痛和炎症。此外，对于痛经、肠绞痛和疲劳等症状，热敷也被广泛应用。通过热敷的温热效果，可以舒缓子宫收缩，减少痛经的不适感，并促进消化道的放松。

热敷的时间和温度需要根据具体情况进行调整。一般来说，每次热敷的时间约为 15~20 分钟，每日可进行 2~3 次。在温度方面，应保持在温热的程度，避免过热引起烫伤。

2. 热包

热包（Hot Packs）是一种常见的物理疗法，常用于舒缓疼痛和缓解肌肉紧张。热包通常是将具有保温性能的袋子或包被浸泡在热水中，然后放置在患者身体部位进行治疗。

在使用热包之前，需要先将它们浸泡在热水中一段时间，以确保达到适当的温度。热包通常用于疼痛的部位，比如腰部、颈部、腹部和关节等。热包施加在皮肤表面，通过热传导的作用，将热量逐渐传递到深层组织。

热包的应用可以促进血液循环，增加血液供应和氧气输送，有助于缓解疼痛并促进康复。热包的热量可以刺激血管扩张，提高血管弹性，从而改善血液循环。这有助于减轻疼痛和炎症，促进伤口的愈合。

热包还可以放松紧张的肌肉。热量的应用可以促进血管扩张，减轻肌肉痉挛和紧张，缓解疲劳感。通过热包的舒缓效果，肌肉可以更好地放松和恢复，以减少不适感。

热包适用于多种疾病和症状的缓解。常见的使用情况包括肌肉疼痛、关节炎、腹部痉挛、痛经等。热包还可以在运动前后使用，减少肌肉损伤和疼痛。对于办公室的上班族来说，热包也是缓解颈椎、腰椎痛的好办法。

使用热包需要注意一些操作事项。在使用之前要确保热包的温度适中，避免过热引发烫伤。热包的时间应控制在适当的范围内，一般来说，每次使用热包的时间为 15~20 分钟。最后，对于特定疾病的患者，需遵循医生的建议，注意使用方法和时间。

3.热气疗法

热气疗法（Hot Air Therapy）是一种常用的物理疗法，它是利用热气流来刺激皮肤和深层组织，以增加血液循环和促进康复。这种疗法可以通过热量的传导作用，舒缓疼痛，减轻肌肉紧张，并促进组织的愈合。

热气疗法通常使用专门的热气机或设备来产生热气流。将热气喷洒在患者的身体部位，如腰部、颈部、关节等。热气穿过皮肤进入体内，通过扩张血管促进血液循环，增加血液供应和氧气输送。

热气的刺激可以促进血管扩张，改善血液循环，从而减轻疼痛和炎症。热气还可以加速代谢和淋巴流动，有助于清除废物和代谢产物，促进组织修复和康复。

热气疗法适用于多种病症和症状的缓解。它可以帮助患者缓解肌肉疼痛、关节炎、腰椎间盘突出、肩颈痛等问题。对于体育运动员或受过伤的人来说，热气疗法可以加速其康复过程，减少肌肉损伤和炎症。

使用热气疗法时需要注意设备和操作的安全性，以避免烫伤或其他意外伤害。还要控制热气的温度和时间，避免过度热处理或过长时间的暴露。

（三）冷疗

冷疗（Cryotherapy）是利用低温来治疗患者的一种物理疗法。它可以通过降低组织的温度，减少炎症反应、舒缓疼痛和肿胀，促进康复。常见的冷疗方法包括冰敷、冷气疗法等。

1.冰敷

冰敷（Ice Pack）是一种常用的物理疗法，通过将冰袋或冷凝胶袋直接放置在患者的身体部位，可以收缩血管、减轻炎症和缓解疼痛。冰敷通过冷却皮肤，减少血液流量，从而降低组织的代谢需求和炎症反应。

冰敷的过程非常简单。将冰袋或冷凝胶袋用织物或毛巾包裹起来，然后将其应用在患者的身体部位，如肌肉、关节、韧带等外。冰袋应保持放在患者的皮肤表面，每次持续时间一般为15~20分钟。冰敷的频率可以根据需要进行调整。特别是在创伤或急性炎症时，冰敷应该尽早进行。

冰敷的主要机制是通过收缩血管来降低血液流量。冷温度降低了血管的扩张和通透性，从而减少了组织的渗出和炎症反应。此外，冰敷还可以减少神经末梢的传导速度，从而缓解疼痛。

冰敷适用于多种情况，特别适用于急性创伤、扭伤、肌肉拉伤等疼痛和炎症的缓解。它可以在运动员的训练过程中预防或减轻肌肉损伤。对于肌肉或关节疼痛的患者，冰敷可以减轻不适、肿胀和炎症，促进其康复。

使用冰敷时需要注意冰袋或冷凝胶袋应该用织物或毛巾包裹起来，以避免直接接触皮肤。还应适当控制冰敷的时间和频率，冰敷时间不宜过长，以免损伤皮肤组织。此外，对于糖尿病患者、冻疮或血液循环不畅的患者，冰敷应谨慎使用。

2.冷气疗法

冷气疗法（Cold Air Therapy）是一种利用低温气流来刺激皮肤和深层组织，缓解疼痛和肌肉痉挛的物理疗法。它通过将低温空气吹向患处来产生治疗效果。

冷气疗法的实施相对简单。在治疗区域上方放置冷气喷嘴或者利用专门的冷气装置，向患处释放低温气流。低温气流的温度可以根据需要进行调整，但通常介于0~10摄氏度之间。一次冷气疗法的持续时间通常为15~20分钟，可以根据情况适当调整治疗次数和频率。

冷气疗法主要通过低温气流的刺激作用来缓解疼痛和肌肉痉挛。低温刺激能够使皮肤和深层组织的感觉神经末梢受到刺激，从而引发对疼痛和痉挛的反应。此外，冷气疗法还能够通过收缩血管、降低血液流量和组织代谢，达到减少炎症和缓解肌肉痉挛的作用。

冷气疗法适用于多种情况，如颈椎病、肩周炎、肌肉损伤和关节炎等症状。它可以缓解疼痛、减轻肌肉痉挛，增强组织的康复和恢复。冷气疗法还被广泛应用于运动损伤的预防和康复中。

在使用冷气疗法时需要注意：低温气流的温度要谨慎控制，以免引起过度寒冷或者冻伤。同时，一些特定人群，如血液循环不良、感染性皮肤病或低体温的患者，应慎重使用冷气疗法。

（四）光疗

光疗（Light Therapy）是用特定波长的光来治疗患者的一种物理疗法。它可以通过改变细胞的新陈代谢，促进组织修复和增强免疫功能。常见的光疗方法包括激光疗法、红外线照射等。

1.激光疗法

激光疗法（Laser Therapy）是一种利用激光器发出的高能量激光照射患者的身体部位，以加速伤口愈合、减轻炎症和刺激细胞再生的物理疗法。它被广泛应用于不同领域的医学治疗中，包括皮肤科、骨科、神经科和康复医学等。

激光疗法的实施相对简单。它是通过激光器发出的高能量激光束，将能量聚焦在患处。这些激光束可以穿透皮肤，直接作用于深层组织。在治疗期间，患者需要戴上特殊的护目镜来保护眼睛。

激光疗法主要通过激光束的能量作用来产生治疗效果。高能量激光可以刺激细胞代谢，促进组织修复和再生。它还可以缓解疼痛、减轻炎症和改善血液循环。此外，激光疗法还有促进伤口愈合、增加胶原蛋白产生和改善神经功能的作用。

激光疗法适用于多种情况，如创伤、疤痕和糖尿病足等。它可以加速创伤和手术伤口的愈合，减少疤痕形成，缓解疼痛和炎症。对于慢性伤病和疾病，激光疗法还可以促进细胞再生，改善症状和减轻疼痛。

在使用激光疗法时需要注意由专业医生或技师进行操作，以确保安全和有效的治疗效果。激光疗法对于一些特定人群，如孕妇、癌症患者和感染性皮肤病患者，可能不适用。

2.红外线照射

红外线照射（Infrared Radiation Therapy）是一种利用红外线辐射来促进血液循环、减轻疼痛和加速组织修复的物理疗法。红外线属于电磁波的一种，具有较长的波长，能够穿透皮肤和组织，直接作用于深层部位。

红外线照射的原理是利用红外线辐射的能量，温热皮肤和组织，以促进血液循环。热能的引入能够扩张血管，增加血液供应，提高组织氧气和营养的供应，加速皮肤修复和再生过程。此外，红外线的热能作用还可以缓解炎症、减轻肌肉紧张和痉挛，从而减轻疼痛和不适感。

红外线照射的具体操作相对简单。患者可以通过特殊的红外线仪器或设备来接受治疗。医生或技师会将红外线装置放置在需要治疗的部位上，以照射红外线。治疗时间和频率会根据患者的病情和治疗目标而定。

红外线照射适用于多种情况，如关节炎、肌肉损伤、骨折和神经疼痛等。在关节炎患者中，红外线照射可以减轻关节炎的症状，缓解炎症和肿胀。对于肌肉损伤和骨折，红外线照射可以促进血液循环，加速组织修复和再生。在神经疼痛的治疗中，红外线的热能作用可以缓解神经的压力，减轻疼痛感。

在进行红外线照射时，患者应该遵循医生或技师的建议，按照建议的时间和频率接受治疗，并且治疗时需要保持照射部位的清洁和干燥。此外，红外线照射有时可能会引起皮肤红斑、干燥或灼热感，患者需要与医生及时沟通并采取相应的措施。

三、中药熏蒸与康复训练结合

中西医结合康复护理技术和方法在康复治疗中发挥了重要作用。其中，中药熏蒸与康复训练结合是一种有效的治疗方式，将中医药的疗效与康复训练相结合，以促进患者体内的平衡，加速身体的康复过程。

中药熏蒸是中医药常用的治疗方法之一。它通过让患者吸入中药蒸汽，达到抗炎、祛湿、活血等效果。这一方法在慢性疾病康复中尤为常见，例如慢性支气管炎、过敏性鼻炎、慢性胃炎等。

（一）相辅相成

中药熏蒸与康复训练结合的相辅相成效果在慢性疾病康复治疗中发挥着重要作用。通过将中药的治疗功效与康复训练相结合，可以取得更好的康复效果。

中药熏蒸可以直接作用于呼吸系统，从而增强患者的肺功能。中药中具有抗炎、镇痛、祛湿、活血化瘀等功效的活性成分通过呼吸系统吸入，可以直接作用于呼吸道黏膜和肺组织，能减轻炎症反应，促进气道通畅，增强肺部排痰能力。这对于患有慢性呼吸系统疾病的患者来说具有重要作用，如慢性支气管炎、慢性阻塞性肺疾病等。通过中药熏蒸，可以减少炎症反应，缓解气道痉挛，改善气道通畅性，以减轻呼吸困难和咳嗽的症状。

在康复训练过程中，中药熏蒸可以发挥祛湿作用。湿气滞留在体内容易导致疲倦、乏力、关节肌肉疼痛等症状。中药熏蒸通过皮肤吸收和呼吸系统吸入，可以帮助患者排除体内多余的湿气，促进血液循环，提高新陈代谢，改善湿气引起的不适感，有助于康复训练的顺利进行。

（二）全身调理

中药熏蒸结合康复训练可通过皮肤吸收，进行全身调理。中药的活性成分可通过渗透皮肤进入循环系统，起到抗炎、镇痛、促进血液循环以及消除湿气等作用。这对于康复训练中的骨伤、肌肉拉伤和关节炎等患者尤其有益，可以加速受伤部位的恢复。

中药熏蒸的活性成分能够渗透皮肤，进入体内循环系统，并通过血液分布到受损组织中。中药的药性也可促进血液循环，增加受损区域的血液供应和氧气输送，有利于组织修复和康复训练的进行。

（三）改善精神状态

中药熏蒸对患者的精神状态有积极的影响。中药熏蒸释放出的香气中含有特殊的化学成分，这些成分能够通过呼吸进入人体，对大脑产生刺激作用。香气的刺激会激活嗅觉神经并与大脑中负责情绪调节的区域相连。这一过程可以令患者产生愉悦和放松的感觉，有助于舒缓患者的焦虑和紧张情绪。

科学研究表明，香气疗法能够刺激大脑中的多巴胺和 5- 羟色胺等神经递质的释放。这些神经递质与情绪密切相关。通过增加这些神经递质的水平，中药熏蒸可以提高患者的抗病能力，有助于更好地应对压力和困难。

除此之外，中药熏蒸的香气还具有疏肝理气的功效。中医理论认为，情绪问题常常与肝气郁结有关。中药熏蒸释放的香气能够疏通肝气，缓解情绪问题，改善患者的精神状态。

在中药熏蒸与康复训练结合的过程中，需要严格控制药物的剂量和熏蒸时间。中药的选择可以根据患者的具体病情而定，例如川贝、松节油、薰衣草等。同时，熏蒸的温度和湿度也需要根据患者的适应能力进行调节，以保证治疗的安全和有效。

需要注意的是，中药熏蒸与康复训练结合是一种辅助治疗方法，并不能取代传统的康复训练。中药熏蒸的目的是增强康复效果，缓解症状，而康复训练则是通过针对性的运动来进行肌肉力量、协调性和平衡性的训练。两者互为补充，共同促进患者康复。

第四节 中西医结合康复护理在神经系统康复中的应用

近年来，中西医结合康复护理在神经系统康复中的应用逐渐受到广泛关注。在神经系统康复中，中西医结合康复护理可以发挥重要作用。

一、神经系统康复的重要性

神经系统康复的重要性在于帮助患者恢复功能、提高生活质量，并促进他们重新融入社会。神经系统疾病，如中风、脑外伤和脊髓损伤，会导致运动、感觉、认知和语言等功能障碍，严重影响患者的日常生活能力。

神经系统康复旨在通过综合治疗手段来最大限度地恢复患者的身体功能。这包括物理疗法、职业疗法、言语疗法和心理支持等多种方法。通过定制个体化的康复计划，患者可以逐步恢复受损的功能，增强自主能力，并提高生活质量。

神经系统康复不仅仅是简单地让患者恢复基本的生活技能，更重要的是帮助他们尽可能地恢复到过去的水平或达到新的功能水平。这需要耐心、专业的康复团队以及患者本人的积极参与和努力。

中西医结合康复护理作为一种综合性、个体化的康复方式，发挥着重要作用。中医传统的针灸、推拿和中药疗法在神经功能恢复中具有一定的疗效。而西医的先进技术和治疗方法，如物理疗法和药物疗法，可以有效缓解患者的症状并促进康复。

二、中西医结合康复护理的应用范围

中西医结合康复护理在神经系统康复中广泛应用，包括但不限于以下疾病和症状：

（一）中风后遗症

中风（脑卒中）是一种常见的神经系统疾病，它是由于脑血管破裂或阻塞，导致大脑供血不足，而引起脑组织缺血性坏死。中风后遗症是中风患者长期受到的神经系统障碍，包括运动功能损害、感觉障碍、认知和语言障碍等。针对中风后遗症的康复，中西医结合康复护理是一种被广泛应用的康复方式。

中风后遗症通常会导致患者的运动能力受限。中西医结合康复护理通过综合利用中医和西医的治疗手段，可以有效地促进患者的运动功能恢复。中医的治疗方法包括针灸、推拿、按摩和中药治疗等。针灸是利用针刺穴位的方式，刺激经络来调整机体的平衡。推拿和按摩通过刺激肌肉和组织，促进血液循环和淋巴流动，增加关节的灵活性和肌肉的力量。中药治疗则是通过使用中药药物来调理患者的身体状况，促进康复。西医的治疗手段则包括物理治疗、药物治疗和康复训练等。物理治疗可以通过热、冷刺激和电流刺激，促进肌肉的放松和舒张，增加血液流动，防止肌肉萎缩。药物治疗旨在通过药物的神经保护作用，减轻脑损伤的程度，促进神经细胞的修复和再生。康复训练则包括床旁训练、各种物理运动和功能训练等，通过有针对性的训练，帮助患者恢复运动功能。

除了运动功能受限外，中风后遗症还常常导致感觉障碍。中西医结合康复护理可以通过感觉刺激的训练，帮助患者恢复感觉功能。

认知和语言障碍也是中风后遗症常见的问题。中西医结合康复护理可以通过认知和语言训练，帮助患者恢复和改善这些功能。中医可以通过药物的神经保护作用和针灸的刺激，促进患者认知功能的恢复。西医通过各种训练手段，帮助患者提高注意力，增强认知功能和语言表达能力。这些方法的综合应用，可以帮助患者恢复语言功能和改善认知能力。

在中风后遗症的康复中，中医和西医结合可以综合利用两种治疗手段的优势，增加康复效果。通过康复训练，患者可以进行有针对性的运动和功能训练，恢复运动能力和日常生活的独立性。

（二）脊髓损伤

中西医结合康复护理在神经系统康复中的广泛应用是一种综合性的治疗方法，结合了中医和西医的最佳实践。在脊髓损伤的康复中，这种综合治疗方法可以帮助患者增强肌力、改善协调性和平衡能力，提高他们的生活质量。

脊髓损伤是一种严重的神经系统疾病，它会导致肢体运动和感觉功能的障碍。传统的西医康复护理通常包括物理和作业治疗，以帮助患者恢复肌肉力量和运动能力，但这种方法对于某些患者来说可能效果有限。而中医的康复护理注重整体调理，通过调整身体的能量流动来促进神经系统的康复。因此，结合了中西医的康复护理可以更全面地满足患者的康复需求。

1.增强肌力

脊髓损伤是一种严重的神经系统疾病，常常导致肌肉萎缩和功能障碍，进而降低了患者的肌肉力量。传统的西医作业治疗通过锻炼肌肉来增强肌力，然而，与单一的西医康复护理相比，中西医结合康复护理在增强肌力方面可以提供更全面的支持。

中西医结合康复护理注重整体调理，通过中医的推拿和针灸等手段可以刺激肌肉，增加血液供应，从而改善肌力。推拿可以直接刺激肌肉，使其充血和营养供应增加，从而促进肌肉修复和增长。针灸可以调节肌肉的张力和协调性，增强肌肉的力量。

中西医结合康复护理还可以通过中药治疗来增强肌力。中药具有温通经络、引血活血、强壮筋骨和促进新陈代谢的作用。与传统西医疗法相比，中药具有较少的副作用，可以长期使用并产生显著的效果。

2.改善协调性和平衡能力

脊髓损伤使患者的协调性和平衡能力下降。中西医结合康复护理注重整体调理，通过中医的推拿和针灸等手段可以调整身体的能量流动，提高神经系统的功能，从而改善患者的协调性和平衡能力。推拿可以直接作用于肌肉、骨骼和关节，促进神经肌肉的协调性，提高身体的平衡能力。针灸是中医另一种常用疗法，通过在患者的经络穴位上插入细针，调节气血运行，平衡阴阳，从而改善神经系统的功能，提高协调性和平衡能力。

3.提高生活质量

脊髓损伤对患者的生活产生了较大的影响。除了影响肢体运动和感觉功能外，脊髓损伤还可能导致患者的自理能力下降，生活质量受到严重影响。因此，中西医结合康复护理被广泛应用于脊髓损伤患者的康复过程中，以提高他们的生活质量。

中西医结合康复护理注重整体调理，旨在综合利用传统的西医物理治疗和中医的特色疗法，以恢复患者的肌肉力量和活动能力，改善肢体功能。通过康复训练，患者的肌肉协调性和平衡能力逐渐得到提高，从而增强了其自理能力和生活质量。

（三）帕金森病

帕金森病是一种常见的神经系统退行性疾病，其主要特征是肌肉僵硬、震颤和运动缓慢。帕金森病患者生活质量较差，日常生活能力受到限制。中西医结合康复护理作为一种综合性康复疗法，可以帮助帕金森病患者减轻症状，提高生活质量。

1.缓解肌肉僵硬

帕金森病以肌肉僵硬、震颤和运动缓慢为特征。肌肉僵硬是帕金森病患者常见的症状之一，严重影响患者的生活质量和日常功能。中西医结合康复护理是一种综合性的康复疗法，可以通过中医药和物理治疗的方法，缓解帕金森病患者的肌肉僵硬问题。

中医认为，帕金森病的肌肉僵硬与肝肾阴虚、气血不足有关。中医药通过补肾益肝、活血化瘀的作用，可以改善患者的气血营养，减轻肌肉的紧张和僵硬。例如，一些具有滋阴补肾作用的中药如知母、熟地黄等可以调理肾脏功能，改善患者的阴虚症状。同时，一些活血化瘀的中药如三七、当归等可以促进血液循环，缓解肌肉的紧张和僵硬。

除了中医药的应用，中医的针灸疗法也可以作为缓解肌肉僵硬的有效方法。针灸可以通过刺激穴位，调理气血运行，促进患者的气血畅通。例如，针灸师可以选择涌泉穴、足三里穴等穴位，通过刺激这些穴位，改善患者的肌肉弹性和活动度。针灸疗法的疗效已经得到了广泛的认可，并且在帕金森病患者中也有良好的应用效果。

此外，物理治疗中的按摩和推拿也可以缓解帕金森病患者的肌肉僵硬问题。按摩和推拿可以通过调理肌肉组织，改善肌肉的血液循环和新陈代谢，减轻肌肉的紧张和僵硬。同时，按摩和推拿还可以促进淋巴液的排出，减轻炎症和水肿，缓解帕金森病患者的不适感。

2. 改善步态问题

帕金森病是一种常见的神经系统疾病，其特征之一是步态异常。步态问题包括步伐减慢、脚步变小、行走困难等，影响患者的行动能力和生活质量。中西医结合康复护理可改善帕金森病患者的步态问题。

物理治疗中的平衡训练和步态训练是改善帕金森病患者步态问题的重要手段。平衡训练主要是通过练习稳定身体的核心肌肉，提高患者的平衡能力和身体稳定性。步态训练则注重提高患者行走时的协调性和稳定性。这些训练包括步态平衡练习、桌椅辅助行走训练等，旨在改善患者的行走能力和步态稳定性。

3. 改善平衡问题

帕金森病经常伴随平衡问题。平衡障碍使得患者易于摔倒和受伤，严重制约了他们的生活能力和安全性。

物理治疗中的平衡训练是改善帕金森病患者平衡问题的重要手段。平衡训练的目标是通过练习核心肌群和提高下肢肌肉力量，增加患者的平衡能力。这些训练包括平衡板锻炼、单腿站立、倒数跟随等，旨在通过训练患者的协调性和身体控制能力，提高其平衡水平。物理治疗师会根据患者的具体情况，制定个性化的训练计划，并逐渐增加训练难度，以达到最佳的康复效果。

中西医结合康复护理还可以通过中医药物的应用来改善帕金森病患者的平衡问题。中医认为，帕金森病的平衡问题与气血不足、肌肉无力等因素密切相关。中药中的一些补气养血、壮阳固脱的药物可以改善患者的平衡能力。例如，黄芪、当归等中药被广泛用于调理气血，增强体质，促进神经系统的恢复。

（四）脑损伤

脑损伤后常出现认知、记忆和语言障碍，中西医结合康复护理在脑损伤康复中具有重要作用。

1. 中西药物治疗

中药在脑损伤康复中发挥着一定的作用,可以通过内服或外用的方式应用于治疗中。一些中药具有调节脑血液循环的作用,可以改善脑血管功能,增加血液流量,从而促进神经细胞的修复和再生。其中,一些中药还具有抗氧化、抗炎、抗血栓形成等作用,有助于减轻脑部组织的炎症反应、防止细胞氧化损伤和血栓形成,进而提升脑损伤患者的认知功能和记忆力。另外,一些中药还可以调节神经递质的水平,改善神经传导功能,促进受损神经的修复和再生。

除了中药,西药也广泛应用于脑损伤的治疗。例如,神经保护剂可以通过调节兴奋性神经递质的释放,减少神经元的细胞损伤和死亡,从而缓解脑损伤引起的症状,并促进神经功能的恢复。此外,抗抑郁药也常用于脑损伤患者的治疗,可以改善其情绪和睡眠障碍,缓解抑郁症状,提高患者的生活质量。

需要注意的是,中药和西药的使用应该在专业医师的指导下进行,根据患者的具体情况制定个性化的治疗方案。在应用中药时,应注意药材的来源、质量和炮制方法,以确保中药的安全性和有效性。此外,脑损伤的康复治疗是一个综合性的过程,中药和西药的使用应与康复训练等其他治疗方法相结合,共同推动脑损伤患者的康复进程。

2. 康复训练

康复训练是脑损伤患者康复的核心环节,能够有效地提高认知功能、记忆力和语言能力。通过认知训练、记忆训练和语言训练等康复方法,可以帮助患者恢复受损的大脑功能。

认知训练是指利用不同的认知任务来刺激脑部活动,促使大脑的神经连接重新建立和修复。例如,使用认知游戏、智力题目和问题解决等方式来锻炼患者的注意力、思维能力和解决问题的能力。通过不断训练,逐渐提高认知功能的恢复程度。

记忆训练是针对患者的记忆功能进行训练和恢复。常见的记忆训练方法包括记忆游戏、记忆卡片、通过重复记忆以巩固记忆的方式等。这些训练可以帮助患者提高记忆力,通过不断训练和巩固,患者的记忆能力逐渐恢复或改善。

语言训练是通过各种口语和书面形式的练习来帮助患者恢复或改善受损的语言能力。例如，通过朗读、听力理解、口语表达和书写练习来提高患者的语言组织能力、词汇量和语言表达能力。这些训练可以帮助患者在康复过程中逐步恢复正常的语言能力。

需要强调的是，康复训练应该根据患者的具体情况制定个性化的康复计划，并且在专业康复师的指导下进行。康复训练的效果需要长期坚持和不断的努力，患者和家人的支持和配合也十分重要。同时，康复训练还可以结合中药和西药等治疗方法，以达到更好的康复效果。

（五）其他神经系统疾病

除了脑损伤外，中西医结合康复护理也在其他神经系统疾病，如多发性硬化症、周围神经损伤等方面具有一定的应用价值。

1.多发性硬化症

多发性硬化症（Multiple Sclerosis，MS）是一种慢性的自身免疫疾病，主要累及中枢神经系统。它是一种破坏神经髓鞘的疾病，导致神经细胞之间的通信受到阻碍。这可能会导致广泛的身体症状，包括肢体无力、感觉异常、平衡障碍、视力问题和疲劳等。

多发性硬化症有研究表明，免疫系统的异常活动可能是一部分原因。免疫系统攻击和破坏中枢神经系统中的髓鞘，导致神经冲动传导受阻。此外，遗传、环境和感染等因素也可能与该病的发病有关。

由于多发性硬化症的症状和严重程度因人而异，治疗方案需要根据患者的具体情况制定。疾病修复性疗法旨在减轻症状、控制疾病进展并提高患者的生活质量。例如，免疫抑制剂和免疫调节剂可以减少免疫系统对神经髓鞘的攻击，从而减缓疾病进展。抗炎药物和解痉药物也可以用来缓解特定症状。

2.周围神经损伤

周围神经损伤是指周围神经受到外伤、压迫、切割等损害造成功能障碍的一类疾病。常见的原因包括事故、外伤、手术或慢性疾病等。

周围神经损伤导致神经纤维断裂和髓鞘破损，从而影响神经冲动的传导和神经肌肉的协调。这会导致一系列症状，包括疼痛、感觉异常、肌力减退、肌肉萎缩和功能障碍等。治疗周围神经损伤的方法主要包括保护受损神经和手术修复等。

保护受损神经是治疗的首要任务。这包括减少损伤部位的活动、保持局部环境干净、避免再次受伤等。及时的急救措施也能减少进一步的损伤，如固定骨折部位、止血和清创等。

对于严重的神经损伤，手术修复可能是必须的。常见的手术方法包括缝合切断的神经、移植神经或使用神经缝合器连接断裂的神经。手术对于修复神经完整性和提高功能恢复具有重要作用。

3. 神经退行性疾病

神经退行性疾病是一类以中枢神经系统或周围神经系统神经细胞退行性病变、失去功能为主要特征的疾病。常见的神经退行性疾病包括阿尔茨海默病、帕金森病、亨廷顿舞蹈症和肌萎缩性侧索硬化症等。

神经退行性疾病通常由于神经细胞内或周围发生变化，导致神经细胞的退化和死亡。这可能与遗传、环境因素、神经免疫炎症等多种因素有关。

这些疾病的症状和严重程度因病种而异。阿尔茨海默病主要表现为记忆力减退、认知功能损害和行为改变。帕金森病则表现为肌肉僵硬、震颤、运动缓慢等症状。亨廷顿舞蹈症则导致运动障碍、认知障碍和情绪失控等。肌萎缩性侧索硬化症则是由于运动神经元退化导致肌肉无力、萎缩和说话、吞咽困难等。

目前，对于这些神经退行性疾病尚无有效的治愈方法。早期诊断和综合治疗是可以延缓疾病进展和缓解症状的重要手段。

对于阿尔茨海默病等认知障碍疾病，医生通常会采用药物治疗、认知训练和康复治疗等方法。帕金森病的治疗主要包括药物控制和物理疗法等。亨廷顿舞蹈症的治疗则以缓解症状为目标。对于肌萎缩性侧索硬化症，目前仍缺乏有效的治疗方法，主要是通过症状控制和康复训练来改善患者的生活质量。

在面对神经退行性疾病时，家庭支持和社会支持也至关重要。患者和家属可以寻求专业医生的指导，加入支持团体，分享经验和情绪。同时，积极的心态和健康的生活方式也有助于患者应对和管理疾病。

第五节　中西医结合康复护理在运动损伤康复中的应用

运动损伤是人们在进行各种体育活动时常见的问题，它不仅会引起身体的疼痛和不适，还会严重影响运动能力和生活质量。为了帮助患者尽快恢复健康，中西医结合康复护理成为一种重要的康复治疗方法。

一、运动损伤康复的重要性

运动损伤是指在进行体育锻炼或其他活动过程中出现的伤害或损害，它是运动过程中非常常见的问题。对于运动损伤，特别是严重的运动损伤，及时有效的康复非常重要。

（一）帮助恢复受伤部位

运动损伤康复对于恢复受伤部位的功能至关重要。运动损伤通常会对骨骼、肌肉、韧带和关节等身体组织造成不同程度的伤害，导致受伤部位的功能障碍。康复训练可以恢复和改善受伤部位的功能，使其能够正常活动。

运动损伤的康复训练包括多个方面，如在肌肉损伤的康复过程中，可以通过逐渐增加负荷和运动强度，促进肌肉的修复和增长，进而提高力量和灵活性。为了避免重新伤害受伤部位，康复训练还应包括适当的体育运动技巧指导，以确保正确的姿势和动作。此外，康复训练还可以提供相应的指导和支持，帮助运动者了解受伤部位的病理生理变化，制定个性化的康复计划。

在关节受伤的康复过程中，可以采用适当的运动、理疗和拉伸等方法，恢复关节的稳定性和活动范围。康复训练的核心是根据受伤部位和个体情况，设计恰当的运动计划和康复方案。通过逐步增加运动强度和范围，关节周围的肌肉和韧带可以得到适度的拉伸和训练，从而加强关节的稳定性和灵活性。

运动损伤康复还包括疼痛管理和病情监测。康复过程中，疼痛控制和管理是至关重要的。医疗专家可以通过物理疗法、药物治疗等手段帮助减轻受伤部位的疼痛，以提高患者参与康复训练的舒适度。此外，定期的病情监测和康复评估的进行，可以帮助医疗专家追踪康复进展，调整康复计划，确保康复目标的达成。

（二）预防复发和二次伤害

运动损伤康复的一个重要目标是预防复发和二次伤害。如果运动损伤没有得到及时有效的康复，很容易导致受伤部位再次受伤或造成其他部位的损伤。因此，康复训练在恢复功能的同时，也应注重锻炼和加强受伤部位相关肌肉和组织，提高其承受能力和稳定性。

通过康复训练，可以帮助运动者逐渐恢复和增加运动负荷，促进肌肉、骨骼和韧带的修复和增长。这样可以增强受伤部位的结构支撑和稳定性，减少再次受伤的风险。运动训练方面，康复师会指导运动者正确的姿势和动作，纠正运动中的错误习惯，减少不良的力量传递和过度使用某些肌肉或关节的现象。通过提高运动技术和动作规范，能够减轻对受伤部位的额外压力和负荷，降低再次受伤的可能性。

康复训练还包括对全身其他相关部位进行综合训练。通过综合训练，可以促进全身肌肉的协调和平衡发展，减少对受伤部位的依赖。这样不仅可以有效减轻受伤部位的负荷，还可以提高身体的稳定性和耐力，从而降低二次伤害的风险。

此外，康复训练还包括预防措施的教育和指导。康复师会向运动者介绍一些日常生活和运动中的注意事项，如正确的热身和冷却运动、适当选择和使用运动装备、避免过度训练等。通过这些预防措施的实施，可以减少再次受伤的可能性，保护受伤部位的稳定和健康。

（三）有助于缩短康复时间

运动损伤康复的一个显著优势是它可以帮助患者缩短康复时间。运动损伤可能引起受伤部位的疼痛、肿胀、功能障碍等不适症状，影响运动者的日常生活和运动能力。康复训练通过一系列专业的方法和措施，能够促进损伤组织的修复和恢复，从而加速患者的康复进程。

康复训练中的物理治疗手段，能够促进血液循环，改善受伤区域的氧气和营养供应，加速损伤组织的修复和再生。此外，这些物理治疗手段还可以减轻肌肉疼痛和肿胀，缓解患者的不适感，提高运动者的舒适度。

康复训练还注重通过特定的运动和锻炼，逐步恢复和增强受伤部位的功能。康复师会根据损伤类型和程度，为运动者制定个性化的康复计划，包括各种层次的运动、力量训练等。通过这些训练，可以恢复受伤部位的力量、灵活性和稳定性，提高其负荷和运动能力。这样，运动者能够更快地回到正常的运动水平和日常生活中。

康复训练还重视饮食和营养的指导。适当的饮食和营养摄入对于损伤组织的修复和康复至关重要。康复师会向运动者提供相关的营养建议，如增加蛋白质摄入、合理补充维生素和矿物质等，以促进身体的新陈代谢和损伤组织的修复。通过改善身体的代谢水平和营养吸收，康复训练可以加快康复进程。

（四）有助于提高运动者的心理素质

运动损伤康复对于提高运动者的心理素质具有重要的作用。运动损伤不仅会对运动者的身体造成影响，同时也会对其心理健康带来负面影响。尤其对于职业运动员来说，受伤可能导致他们失去比赛机会和荣誉，对于缓解他们的心理压力更加明显。

在康复训练中，康复师会针对运动者的心理状况提供相关的心理支持和心理辅导。他们会以专业的方式与运动者进行交流，理解他们的情绪和心理困扰，并给予恰当的建议和指导。康复师将运用心理疏导的方法，帮助运动者排解不良情绪，如焦虑、恐惧和沮丧等，建立正确的康复心态，并增强自信心和毅力，从而更好地克服困难和挫折。

康复训练中的交流和合作也能够增强运动者的心理素质。与康复师和其他受伤的运动者一起康复，可以建立彼此之间的支持和鼓励，分享彼此的经验和困扰。这种团队合作和互动可以帮助运动者感受到团队的力量，实现共同进步，增强他们的自信心和积极性。

康复训练还可以帮助运动者制定康复目标，并给予他们适当的挑战，从而增强他们的毅力和决心。康复师会帮助运动者根据其受伤情况和康复进程，制定合理的康复计划和目标，鼓励他们通过积极的努力和持之以恒的训练完成恢复。这种挑战性的训练过程可以帮助运动者培养战胜困难和坚持不懈的心态，从而提高他们的心理素质。

（五）推动运动医学发展，提高健康水平

运动损伤康复不仅对于提高运动者的心理素质有帮助，同时对于推动运动医学的发展和提高运动健康水平也具有重要意义。在当今社会，随着人们对运动健康的重视程度不断增加，同时运动比赛的需求也日益旺盛，运动损伤的发生率呈逐年上升趋势。因此，康复训练作为运动医学中重要的一环，对于制定有效的康复方案和采取合适的治疗方法具有重要作用。

康复训练通过对运动损伤的研究和实践，不断探索和推广新的康复技术和方法。运动损伤康复领域的专家和研究者通过深入研究运动损伤的机理和康复原理，不断改进和完善现有的康复方案，为运动损伤患者提供更加有效的康复治疗。他们通过科学而系统的训练和康复指导，帮助运动者恢复受伤部位的功能和力量，最大程度地减少康复过程中的痛苦和不便。

康复训练也可以为运动者提供科学的训练指导和运动建议，从而预防运动损伤的发生。康复师会根据运动者的运动技能和身体状况，制定个性化的训练计划，帮助运动者改善运动技能和动作的正确性，提高身体的适应性和抗力，并避免不必要的运动损伤。同时，康复师还会向运动者传授正确的练习方法和健康的运动习惯，以保持身体的健康状态，提高运动能力和水平。

通过康复训练，不仅可以帮助运动者恢复受伤部位的功能和力量，还能促进其身体的康复和调节。康复训练注重综合性的康复，通过有针对性的训练和练习，促进身体上其他部位的协调和平衡能力，提高身体的整体功能。康复训练还强调肌肉平衡和柔韧性的训练，从而预防运动损伤的再次发生。

二、中西医结合康复护理的应用范围

中西医结合康复护理是一种综合运用中医和西医理论与技术的康复护理模式，旨在促进运动损伤康复的效果。它通过综合运用中医经络调理、中药疗法、针灸、推拿等中医疗法以及西医理疗、物理疗法、运动训练等手段，达到治疗和改善运动损伤的目的。

（一）关节损伤

关节损伤是指关节周围软组织或骨结构的损伤，包括滑膜炎、半月板撕裂、关节积液等。中西医结合康复护理在关节损伤康复中具有广泛的应用范围，以下将详细介绍其在关节损伤康复中的作用。

1.中医针灸疗法

中医针灸疗法在关节损伤康复中具有重要的作用。针灸是通过刺激人体特定的穴位，调整气血流通和身体的功能状态，从而达到治疗和康复的目的。

针灸可以通过刺激相关穴位来减轻关节疼痛。例如，在滑膜炎的治疗中，可以选择针刺足三里、阳陵泉等穴位。这些穴位与关节相关联，刺激后可以促进局部血液循环，改善气血运行，缓解炎症反应和肿胀，从而减轻关节疼痛。

针灸可以通过刺激穴位，调整关节周围的肌肉、韧带和软组织的张力，恢复正常的关节功能。例如，在半月板撕裂的康复中，可以选择针刺合谷、曲池等穴位，以促进关节周围肌肉的松弛和舒展，改善关节的稳定性和灵活性。

针灸对于促进局部血液循环和淋巴排毒也有一定的作用。通过刺激穴位，可以改善局部气血运行，加速废物代谢和排出，从而减轻炎症反应和肿胀。

针灸可以调整人体的免疫系统功能，增强机体的抗病能力。在关节损伤康复中，针灸可以提高患者的免疫力，促进组织修复和再生，加快康复进程。

需要注意的是，在进行中医针灸疗法时，需要由经验丰富的针灸师进行操作，确保操作的安全和有效性。在关节损伤康复中，中医针灸疗法作为一种辅助治疗手段，可以与其他西医康复手段相结合，综合发挥作用，提高康复效果。

2.西医物理疗法

西医的物理疗法是运动损伤康复中常用的治疗手段之一。不同的物理疗法可以针对不同的损伤类型和康复需求，具有不同的治疗效果。

（1）电疗

西医物理疗法中的电疗是一种利用电流来治疗和刺激神经肌肉的方法。它常用于关节损伤的康复中，以减轻疼痛、缓解肌肉痉挛、增加肌肉力量和促进神经肌肉的恢复。

电疗手段包括电刺激、电针和电灸等。电刺激是通过将电流传递到受损区域，来产生刺激作用。这种刺激可以调节疼痛感受、促进血液循环、增加肌肉张力，并刺激神经肌肉的恢复。电刺激常被用于治疗麻痹肌肉和减轻疼痛。

电针是将电流传递到针头中，通过插入特定的穴位来刺激神经和肌肉。电针在关节康复中被广泛应用，它可以促进血液循环、缓解肌肉痉挛、改善肌肉萎缩等。

电灸是在特定的穴位上用电热刺激来促进治疗效果。它可以调节神经兴奋性、改善血液循环、消除炎症，对于关节损伤的康复也有一定的辅助作用。

在关节损伤的康复中，电疗常用于肌肉的强化训练和神经功能的恢复。例如，对于肌肉麻痹的患者，通过电刺激可以激活麻痹肌肉，促进肌肉力量和功能的恢复。对于肌肉萎缩的患者，电针可以刺激神经肌肉，增强肌肉肌纤维和肌肉力量，帮助肌肉萎缩的逆转。

（2）超声波疗法

超声波疗法是一种利用高频超声波传导到人体组织中，以产生热能和机械效应来治疗损伤的物理疗法。超声波疗法在关节损伤康复中扮演了重要的角色，它可以促进血液循环、减轻炎症、促进组织修复和疼痛缓解。

超声波通过传导到人体组织中，产生机械效应和热能。机械效应包括声波在组织中的传导和机械振荡作用，这些作用可以改善细胞膜通透性，促进细胞的新陈代谢和组织的修复。热能则可以增加血液流动，促进氧气和营养物质的输送，加速组织的恢复和康复。

在关节损伤康复中，超声波常用于治疗肌肉拉伤、韧带损伤等软组织损伤。超声波通过温热效应可以放松肌肉和韧带，减轻肌肉痉挛和疼痛。此外，超声波还可以改善血液循环和淋巴循环，促进炎症的吸收和排出，缩短康复时间并减轻炎症反应。

超声波疗法的使用简便，且非侵入性，可以用于多种关节损伤的康复治疗。在治疗过程中，医护人员会将超声波设备贴近患者身体的受伤处，并以适当的频率和强度进行治疗。患者通常会感受到一些温热的感觉，但不会引起任何不适和疼痛。

3. 康复训练

康复训练是关节损伤康复的重要组成部分，通过运动训练来增强肌肉力量和关节稳定性。在中西医结合康复护理中，可以根据具体损伤情况制定个性化的康复训练方案，以帮助患者尽早恢复功能并减少再次受伤风险。

在关节损伤康复中，常见的康复训练包括肌力训练和柔韧性训练等。肌力训练旨在通过针对性的运动和锻炼来增强肌肉力量，以提供足够的支持和稳定性。这可以通过使用负重、弹力带等设备来进行，也可以通过进行各种体能训练来实现。

柔韧性训练旨在提高关节的灵活性和活动范围，减少肌肉紧张和僵硬。这可以通过进行拉伸运动和瑜伽等活动来实现。柔韧性训练有助于改善关节的运动品质，减轻关节的负担，并提高运动的效果和舒适性。

在进行康复训练时，需要根据患者的具体情况和康复阶段制定个性化的训练计划。训练的强度和频率应逐渐增加，以避免进一步损伤和疼痛。定期评估和调整康复训练方案是必要的，以确保训练的有效性和安全性。

4. 中医药物治疗

中医药物治疗在关节损伤康复中扮演着重要的角色。中药可以通过内服或外用的方式进行应用。在中医的理论体系中，关节损伤被视为气血瘀滞、经络阻塞等病理过程。中药可以通过消肿止痛、活血化瘀等作用改善这些病理问题，促进康复。

在中医药物的治疗中，可以使用一些调整气血、活血化瘀的中药方剂。这些方剂通常由多种中药组成，具有多种功效，如祛风除湿、理气活血、温通经络等。这些药物通过调整体内的体液环境，促进气血的循环和代谢，从而改善关节的症状和功能。

中医药物的外用方式也在关节损伤康复中应用广泛。例如，一些中药贴敷剂可通过渗透作用将药物直接输送到患处，达到散瘀活血、消肿止痛的效果。这种外用方式非常方便，并且可以避免一部分药物对肠胃的刺激，增加了患者的用药便利性和安全性。

在中医药物治疗时，需要根据患者的具体病情和体质类型制定方案。患者也需要在医师的指导下进行用药，并定期复诊，以便评估疗效和调整治疗方案。

（二）运动过度损伤

运动过度损伤是指由于运动量过大或训练不当而导致的身体损伤问题。这种损伤常见于跑步过度、长时间训练、缺乏时间恢复等情况。为了有效地治疗运动过度损伤，中西医结合的康复护理方法被广泛采用。

在中医方面，中药和针灸是主要的治疗手段。中药可以通过调理机体的气血平衡来促进身体的恢复和修复受损组织。根据患者的具体情况，医师可以开具适当的中药配方，以补益气血、促进新陈代谢、消除炎症等。针灸则可以刺激特定的穴位，调节气血循环，减轻疼痛和肌肉紧张，加速康复进程。

与此同时，西医的休息和康复训练也是非常重要的。休息是给受损的组织充分的时间来修复自身。对于运动过度损伤，患者需要停止或减少相关活动，并给予足够的休息时间。康复训练则是通过逐渐增加肌肉的负荷和运动强度，帮助身体适应并恢复。这些康复训练通常由专业的物理治疗师或康复师进行指导。

中西医结合的康复护理方法能够综合利用中医和西医两个领域的优势。中医强调整体调理，通过中药和针灸来促进气血平衡，改善身体的自愈能力；西医注重科学训练和康复，通过休息和适度的活动刺激身体的修复。两者结合可以更全面地治疗运动过度损伤，减轻症状，促进康复。

对于运动过度损伤的治疗，个体的差异很大，因此需要根据具体情况制定个性化的方案。建议运动者在遭受运动过度损伤后，及时就医，并寻求专业医生的指导和建议。同时，患者也要合理安排运动量，注意休息和康复训练，以预防运动过度损伤的发生。

参考文献

[1] 张明珍，马晶，申雅菁，等.急性脑梗死的中西医结合护理研究进展 [J].光明中医，2023,38(03):585-587.

[2] 张凌.中西医结合护理对老年高血压患者生活质量的改善评价 [J].中国社区医师，2021,37(26):164-165.

[3] 陈筱筱.分析中西医结合护理用于老年骨折患者中的效果及生活影响 [J].中西医结合心血管病电子杂志，2020,8(35):175-176.

[4] 赵亚，杨露，王旭东.中西医结合护理对高血压合并慢性心功能不全患者康复的影响 [J].齐鲁护理杂志，2020,26(23):65-67.

[5] 邱建英.中西医结合护理在脑出血患者中的应用 [J].中国中医药现代远程教育，2020,18(22):123-124.

[6] 黎伟珍.中西医结合护理对骨科患者术后疼痛的影响 [J].智慧健康，2020,6(20):130-132.

[7] 高英云.中西医结合护理对膝关节骨关节炎患者的影响研究 [J].中外女性健康研究，2020(13):132+176.

[8] 郭齐予.中西医结合护理对骨科疼痛患者护理效果观察 [J].临床医药文献电子杂志，2020,7(24):94.

[9] 刘玲玲，田娟.心血管疾病中西医结合护理进展 [J].中国中医药现代远程教育，2020,18(06):125-127.

[10] 赵彩凤.中西医结合护理对高血压脑出血患者生活质量的影响 [J].中西医结合心血管病电子杂志，2019,7(24):136.

[11] 孙伟光.中西医结合治疗创伤骨科疾病的效果 [J].中国社区医师，2019,35(20):98.

[12] 赵雪芹.中西医结合护理对活动期类风湿关节炎患者康复质量影响 [J].世界最新医学信息文摘，2019,19(32):274+277.

[13] 李勤.骨科疼痛的中西医结合护理管理体会 [J].中医药管理杂志，2018,26(23):88-89.

[14] 李红霞，唐素华.肾病综合征中西医结合护理干预分析 [J].世界最新医学信息文摘，2018,18(73):141+143.

[15] 常淑红.中西医结合护理在心血管内科患者护理中的应用[J].中西医结合心血管病电子杂志,2018,6(24):145.

[16] 张萍萍.中西医结合护理在骨科手术患者中的应用[J].天津护理,2018,26(03):346-348.

[17] 杨天容.中西医结合护理在风湿性关节炎患者护理中的应用[J].临床研究,2018,26(06):176-178.

[18] 张建华.中西医结合护理疗法在中风患者护理中的应用[J].中国医药指南,2017,15(36):214-215.

[19] 李靖.探讨中西医结合健康教育在心血管疾病患者中的护理方法与效果[J].中西医结合心血管病电子杂志,2015,3(34):113+115.

[20] 陈晓玲.研究中西医结合的健康教育在心血管疾病患者护理过程中的方法及效果[J].中西医结合心血管病电子杂志,2016,4(08):111+113.

[21] 王绍芳,陶愈艳.中西医结合护理在糖尿病患者治疗中的应用[J].深圳中西医结合杂志,2015,25(21):38-39.

[22] 梁伟艳.中西医结合护理在糖尿病合并高血压的应用效果观察[J].中西医结合心血管病电子杂志,2015,3(23):133-134.

[23] 宋炜炜.中西医结合护理用于膝关节骨关节炎康复治疗的效果观察[J].中西医结合心血管病电子杂志,2015,3(22):95+97.

[24] 李丽.高血压患者的中西医结合护理干预[J].航空航天医学杂志,2014,25(05):726-727.

[25] 李贝.冠心病中西医结合护理方法探讨[J].中国中医药现代远程教育,2013,11(11):108-109.

[26] 宋丽丽.冠心病的中西医结合护理[J].当代护理人员(下旬刊),2012(07):110-111.

[27] 马珍珍,刘艳.骨折术后中西医结合康复护理[J].河南外科学杂志,2011,17(05):118-119.

[28] 杨晓萍.应用中西医结合的方法对急性心肌梗死的护理[J].中国现代药物应用,2010,4(22):197-198.